Pflege zu Hause

So organisieren Sie die Hilfe

Sabine Keller

Die Deutsche Nationalbibliothek verzeichnet diese Publikation in der Deutschen Nationalbibliografie; detaillierte bibliografische Daten sind im Internet über http://dnb.d-nb.de abrufbar.

Stiftung Warentest
ISBN 978-3-86851-102-4

Quellennachweis für die Zitate auf den Seiten 16, 41, 186:
Katharina Gröning, Anne-Christin Kunstmann,
Elisabeth Rensing, Bianca Röwekamp (Hrsg.):
Pflegegeschichten. Pflegende Angehörige schildern
ihre Erfahrungen.

Zu diesem Buch

„Als unsere Mutter starb, ließen Vaters Kräfte in kürzester Zeit nach, und plötzlich standen wir vor der Frage, ob wir ihn zu uns nach Hause holen und für ihn sorgen können."

Hilfe- oder Pflegebedürftigkeit kann jeden (be)treffen. Sie kann von Geburt an bestehen, sich langsam entwickeln oder ganz unerwartet eintreten – durch eine Erkrankung, schwindende Kräfte im Alter oder einen Schlaganfall. Sie kann vorübergehend sein oder auf Dauer notwendig werden.

Dieses Buch leistet Hilfestellung und bietet Rat bei allen brennenden Fragen, die sich rund um eine Pflege zu Hause stellen: Wie man sich richtig vorbereitet und die Pflege so organisiert, dass sie allen Beteiligten gerecht wird. Welche vielfältigen täglichen Arbeiten bei einer häuslichen Pflege anfallen, welche Anforderungen und Probleme es zu beachten und zu bewältigen gilt.

Der Ratgeber informiert ausführlich über die Leistungen der Pflegeversicherung und andere finanzielle Hilfen sowie über die Möglichkeiten ambulanter Unterstützung durch Fachkräfte. Für den Fall, dass eine Betreuung zu Hause nicht (mehr) möglich ist, gibt er Entscheidungshilfen und Tipps zur Auswahl einer geeigneten stationären Einrichtung und stellt Alternativen zur Heimpflege vor.

Nicht zuletzt hilft das Buch, Überforderung zu vermeiden, Krisensituationen zu meistern und Ausgleich zu schaffen. Denn eine gute und einfühlsame Pflege kann nur gelingen, wenn Pflegende bei aller Sorge um den Betreuten auch auf sich selbst achten und das eigene Leben nicht aus den Augen verlieren.

→

203 Sterben, Tod und Trauer

217 Service

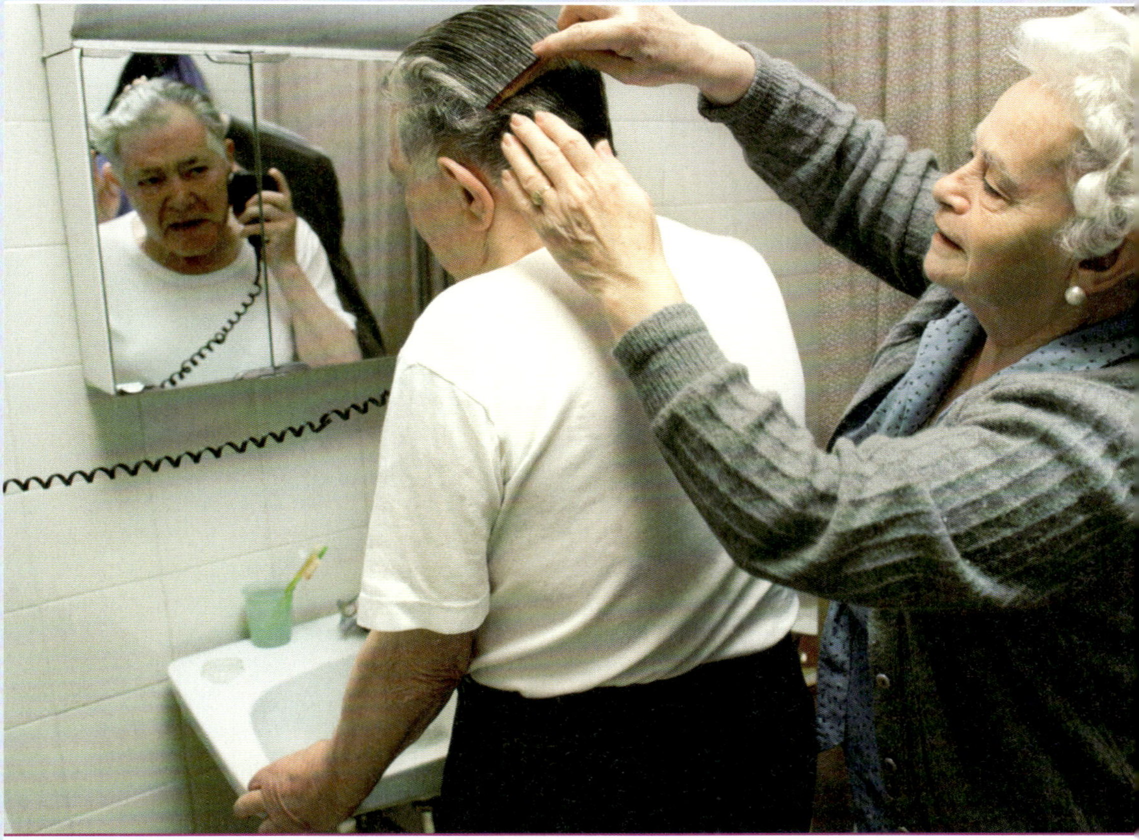

Pflege zu Hause

Der Entschluss, einen hilfebedürftigen Menschen zu pflegen, verändert das gewohnte Leben einschneidend und manchmal für einen langen Zeitraum. Er verändert auch die Lebensplanung. Wenn die Pflege länger dauert als vielleicht angenommen, muss die Verwirklichung der eigenen Wünsche und Vorstellungen immer wieder verschoben werden – zum Beispiel solche nach einem unabhängigeren Leben, nachdem die Kinder aus dem Haus sind, oder lang gehegte Pläne für den Ruhestand.

Die Entscheidung, eine häusliche Pflege zu übernehmen, will sehr gründlich durchdacht sein. Am besten ist dies möglich, solange Für und Wider ohne Zeitdruck abgewogen werden können. Wer sich allmählich darauf einstellen kann, eine Pflege zu übernehmen, hat die Chance, sich gut vorzubereiten, und wird sich von der Vielzahl der möglichen Schwierigkeiten nicht so leicht überwältigt fühlen. Pflegebedürftigkeit kann aber auch plötzlich und unerwartet zum Thema werden, zum Beispiel nach einem Unfall oder durch einen Schlaganfall. Deshalb ist es wichtig, sich möglichst frühzeitig Gedanken darüber zu machen, was geschehen soll, falls einmal eine Pflege nötig wird.

Bevor zum Beispiel die Eltern tatsächlich Hilfe brauchen, ist es sinnvoll, dieses Thema im Familienkreis anzusprechen und sich möglichst offen darüber auszutauschen. Die Eltern machen sich Gedanken darüber, wie sie im höheren Alter leben möchten, die erwachsenen Kinder setzen sich mit ihren eigenen Möglichkeiten und Grenzen auseinander. So lassen sich rechtzeitig gemeinsame Perspektiven und Ideen entwickeln.

Eine Entscheidung finden

Heute gibt es viele Möglichkeiten, sich bei einer Hauspflege von Fachkräften unterstützen zu lassen. Dennoch besteht die Gefahr, dass man seine Kräfte und die eigene Belastbarkeit überschätzt. Einen pflegebedürftigen Menschen zu Hause zu versorgen, kann zu einem anstrengenden und psychisch sehr belastenden Vollzeitjob werden. Guter Wille und Mitgefühl allein tragen nicht über die lange schwere Strecke, die eine Pflege zu Hause oft bedeutet. Dies gilt besonders für die Betreuung demenzkranker Menschen (→ Seite 86).

Der erste Schritt auf dem Weg zu einer realistischen, verantwortungsbewussten Entscheidung ist es zu klären, ob die Grundvoraussetzungen für eine Pflege zu Hause überhaupt gegeben sind (→ Seite 14). Neben einer geeigneten Wohnung sind dies eine ausreichende Absicherung der Pflegenden und ein funktionierendes Unterstützungsnetz.

Wer einen Pflegebedürftigen betreuen möchte, muss zudem bereit sein, sich gründlich weiterzubilden – durch spezielle Kurse, Literatur und Beratung. Denn „ein gutes Herz und eine ruhige Hand" (so Norbert Blüm, „Vater" der Pflegeversicherung) reichen für eine Hauspflege ebenso wenig wie jahrelange mütterliche Erfahrung im Pflegen und Verarzten von kranken Kindern und Lebenspartnern. Neben dem Erlernen der Grundpflege (von der Körperpflege über die Hilfe beim Toilettengang bis zur richtigen Ernährung) ist es wichtig, sich medizinische Grundkenntnisse anzueignen, um Erkrankungen vorbeugen und im Krankheitsfall die Behandlung pflegerisch

Pflege in Zahlen

Die Menschen werden immer älter, und viele Hochbetagte brauchen in ihren letzten Lebensjahren Hilfe, um im Alltag zurechtzukommen. Das Risiko der Pflegebedürftigkeit steigt vor allem nach dem 80sten Lebensjahr deutlich: Liegt es bei den 60- bis 80-Jährigen nur bei 4,2 Prozent, steigt es bei den über 80-Jährigen auf 28,4 Prozent an (Zahlen des Bundesministeriums für Gesundheit vom Mai 2008).

Insgesamt erhielten im Jahr 2008 rund 2,16 Millionen Menschen Leistungen aus der Pflegeversicherung, davon 0,71 Millionen Leistungen für stationäre Pflege. Gut zwei Drittel der hilfe- oder pflegebedürftigen älteren Menschen werden zu Hause betreut, meist von Angehörigen und nur zum Teil unterstützt von ambulanten Pflegediensten. Der weitaus größte Pflegedienst in Deutschland ist somit immer noch die Familie.

An der oft geäußerten Behauptung, dass es heute nicht mehr wie früher selbstverständlich sei, alte und behinderte Menschen im Kreise der Familie zu versorgen, ist also kaum etwas dran. Zumal ältere Menschen früher nur selten ein Alter erreichten, in dem sie völlig hilflos wurden – und wenn, dann starben sie meist sehr schnell. Eine „Schwerstpflege" zu Hause ist auch erst heute möglich, denn sie setzt neben speziellen Pflegekenntnissen technische Geräte, Pflegehilfsmittel und Medikamente voraus, die früher gar nicht zur Verfügung standen.

unterstützen zu können. So wird zum Beispiel bei Bettlägerigen das Wundliegen häufig zum Problem, weil Laien erste Anzeichen leicht übersehen. Wer dagegen weiß, wie sich einem Druckgeschwür (Dekubitus) vorbeugen lässt, kann dem erkrankten Menschen Schmerzen und eine langwierige Therapie ersparen. Um einen Pflegebedürftigen nicht nur gut versorgen zu können, sondern auch zu aktivieren und seine noch vorhandenen Fähigkeiten zu fördern (→ Seite 33), ist etwas Fachwissen ebenfalls hilfreich.

Nicht zuletzt muss bei einer guten Betreuung auch genug Zeit für Gespräche bleiben, sind Zuwendung und Verständnis, menschliche Nähe und Wärme sehr wichtig. Ein kranker oder pflegebedürftiger Mensch wird seine Situation sicherlich leichter ertragen und mehr Lebensmut verspüren, wenn er sich in einer vertrauten Atmosphäre liebevoll begleitet und geborgen fühlen kann.

Wenn Sie sich zutrauen, eine solch umfassende Aufgabe zu übernehmen, sollten Sie die Zeit der Pflege sehr bewusst gestalten. Je besser eine Hauspflege vorbereitet und organisiert ist, desto eher gelingt sie auch. Selbst die besten Pläne und Vorhaben wollen jedoch immer wieder an der Wirklichkeit gemessen und bei Bedarf korrigiert werden.

Pflegemotivation klären

Es gibt viele Motive für die Übernahme einer Pflege, aber nicht alle sind eine gute Voraussetzung für ihr Gelingen. Um die richtigen Entscheidungen treffen zu können, ist es hilfreich, sich die eigenen Beweggründe bewusst zu machen und sie selbstkritisch zu prüfen: Ist es wirklich mein freier Entschluss, die Eltern in ihren letzten Jahren und möglicherweise bis zu ihrem Tod zu begleiten, weil ich sie liebe und sie mir sehr nahe stehen? Oder fühle ich mich dazu verpflichtet oder gar gezwungen? Treffe ich die Entscheidung aus einem schlechten Gewissen oder einem Schuldgefühl heraus? Was erwarte ich selbst, was erwarten andere von mir? Habe ich Angst vor der Reaktion meiner Eltern oder anderer Verwandter, wenn ich eine Alternative zur Hauspflege suche?

Wer zu dem Ergebnis kommt, dass der Gedanke an die Übernahme der Pflege vor allem Abwehr und Ängste hervorruft, tut niemandem einen Gefallen, wenn er diesen Dienst trotzdem übernimmt. Eine ehrliche und klare Entscheidung gegen die häusliche Pflege ist dann die bessere Lösung für alle Beteiligten.

Aber auch allzu viel Optimismus birgt Gefahren: Wer übermotiviert an die Aufgabe herangeht, gelangt meist sehr schnell an seine persönlichen Grenzen. Pflegende, die in der Sorge um ihren Angehörigen völlig aufgehen oder die damit unbewusst den starken Wunsch nach persönlicher Anerkennung verbinden, bemerken häufig nicht, wann es für sie selbst wie für den Pflegebedürftigen nötig wäre, mehr Hilfe von anderen in Anspruch zu nehmen.

Viele Pflegende möchten ihren Eltern die Fürsorge zurückgeben, die sie selbst als Kinder bekommen haben oder die Unterstützung, die die Eltern vielleicht bei der Erziehung der Enkel geleistet haben. Manchmal fühlen sie sich an ein Versprechen gebunden, das sie einem bereits verstorbenen Elternteil gegeben haben, sich später um die Mutter oder den Vater zu kümmern. Oder sie haben sich dazu verpflichtet, zum Beispiel als Gegenleistung für das spätere Erbe des Elternhauses.

Der finanzielle Aspekt spielt nicht selten eine gewichtige Rolle bei dem Entschluss für eine häusliche Pflege – selbst

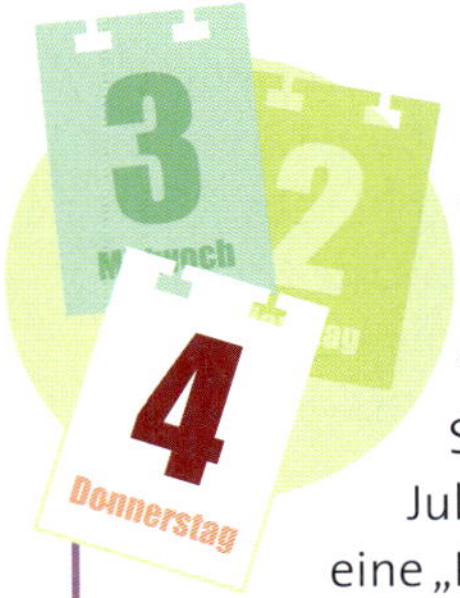

Pflegezeit

Seit der Pflegereform vom Juli 2008 können Berufstätige eine „Pflegezeit“ in Anspruch nehmen, um sich um pflegebedürftige nahe Angehörige zu kümmern. Alle angestellten Arbeitnehmer können sich für bis zu zehn Tage von der Arbeit freistellen lassen, um alles Nötige in die Wege zu leiten, wenn kurzfristig ein Pflegebedarf eingetreten ist (→ auch Seite 29). Eine Lohnfortzahlung ist für die Pflegezeit allerdings nicht vorgesehen.

Arbeitnehmer, die in Unternehmen mit mehr als 15 Beschäftigten arbeiten, können sich zur Betreuung pflegebedürftiger Angehöriger bis zu sechs Monate freistellen lassen. Dabei ist es möglich, die Berufstätigkeit ganz ruhen zu lassen oder eine „Pflegeteilzeit“ zu wählen.

Während der Zeit von der Ankündigung bis zum Ende der Pflegezeit oder kurzfristigen Freistellung besteht Kündigungsschutz. (Mindest-)Beiträge zur Kranken- und Pflegeversicherung übernimmt die Pflegekasse nach Antragstellung, soweit die oder der Pflegende nicht über die Familie mitversichert ist. Wer einen Angehörigen mindestens 14 Stunden pro Woche pflegt, ist über die Pflegekasse renten- und arbeitslosenversichert.

wenn die Haupt-Pflegeperson dann aufhören muss zu arbeiten. Denn die Kosten für einen Heimplatz können die Rente und das Vermögen des Betreuten leicht verschlingen. Bei einer Hauspflege wird dagegen Pflegegeld gezahlt, und das Erbe bleibt unangetastet.

Sich für ein Pflegeheim oder eine betreute Wohngemeinschaft (→ Seite 174) zu entscheiden und weiter berufstätig zu bleiben, kann dennoch sinnvoller sein als die Übernahme einer Hauspflege, wenn die Voraussetzungen dafür nicht stimmen.

Versuchen Sie, das Für und Wider möglichst unabhängig von äußeren Zwängen oder moralischem Druck abzuwägen. Wichtig ist, dass Sie für den Betreuten wie für sich selbst eine gute und unter den gegebenen persönlichen Voraussetzungen umsetzbare Lösung finden.

Grundvoraussetzungen

- *Hilft die Familie mit?* Eine Person allein ist, selbst wenn sie sich voll der Pflege widmen will und kann, mit der Übernahme einer häuslichen Rundum-Pflege auf Dauer überfordert. Die Familienmitglieder sollten daher bereit sein, ihren gewohnten Lebensrhythmus umzustellen und die Haupt-Pflegeperson zu unterstützen, wann immer sie können.
- *Ist die Wohnung groß genug?* Die Wohnung muss geräumig genug sein, um für die betreute Person ein eigenes Zimmer einzurichten, in dem sie sich wohlfühlen kann. Dies darf den Platz für die Familie nicht so stark einschränken, dass Konflikte programmiert sind.
- *Lässt sich die Wohnung alters- oder behindertengerecht anpassen?* Eine möglichst barrierefrei gestaltete Wohnung hilft, die Selbstständigkeit des Betreuten zu erhalten und erleichtert die Pflege (→ Seite 50).
- *Sind die Finanzen gesichert?* Die zur Verfügung stehende Summe aus Einkommen, Rente, Pflegegeld und etwaigen Zuschüssen sollte genügend Spielraum bieten, um auch unvorhergesehene Krisensituationen auffangen zu können –etwa, um zusätzliche professionelle Hilfe zu bezahlen.
- *Ist die Pflegeperson ausreichend versichert?* Neben Kranken- und Rentenversicherung sind auch der Unfallschutz und eine Haftpflichtversicherung wichtig (→ Seite 122).

- *Sind Pflegekenntnisse vorhanden?* Ohne ausreichende Kenntnisse oder Bereitschaft zur Weiterbildung kann eine häusliche Pflege nicht verantwortungsvoll geleistet werden. Neben Pflegewissen sind auch medizinische Grundkenntnisse nötig, wenn der Betreute unter einer chronischen Erkrankung wie Diabetes oder Demenz leidet. Unwissen und Unsicherheit schaden den Pflegebedürftigen und lassen die Pflegenden leicht in Situationen geraten, die sie nicht bewältigen können (Beratung und Fortbildung → Seite 43).
- *Ist professionelle Hilfe verfügbar?* Das vor Ort vorhandene Netz ambulanter Hilfen – mobile soziale Hilfen, Pflegedienste, Ärzte, teilstationäre Einrichtungen – muss den Pflegenden bekannt sein und, wenn es nicht ohnehin fest in die Pflege einbezogen ist, sie im Bedarfsfall schnell unterstützen können.
- Sind genügend *Erholungszeiten* eingeplant, gibt es für Urlaub und unvorhergesehene Ausfallzeiten verlässliche Helfer, die einspringen können?

Chancen der Pflegeerfahrung

Wer einen anderen Menschen pflegt, hat nicht nur Lasten zu tragen, sondern schafft auch Freude. Es ist befriedigend zu erleben, dass man einem nahestehenden Menschen wirklich helfen kann, und wenn es gelingt, ihm trotz aller Einschränkungen einen angenehmen Alltag, schöne Tage und Momente zu ermöglichen und Lebensfreude zu vermitteln.

Die Begleitung eines vertrauten Menschen in seinen letzten Lebensjahren kann eine intensive und bereichernde Erfahrung bedeuten. Eine Erfahrung, die an die eigenen Grenzen gehen, sie erweitern, aber auch Ängste wecken kann.

Zu erleben, wie ein alter Mensch gebrechlich wird, wenn man als Pflegender selbst zwar nicht mehr jung, aber noch im Vollbesitz seiner Kräfte ist, kann bedrohlich erscheinen. Die Situation des Betreuten wird zum Beispiel dafür, wie es einem selbst vielleicht ergehen könnte. Besonders belastend ist diese Erfahrung, wenn der betreute Mensch auch geistig abbaut.

Auf der anderen Seite kann die Pflegesituation Anlass sein, sich ganz bewusst damit auseinanderzusetzen, wie man selbst als alter Mensch leben will, und entsprechend vorzusorgen. Schließlich kann das Beispiel dafür, wie Pflegebedürftige ihre Beschwerden bewältigen und dem Leben trotz aller Einschränkungen noch Freuden und schöne Seiten abgewinnen, Mut machen und helfen, dem eigenen Alter gelassener entgegenzusehen.

„Im Rückblick war die Pflege trotz aller Mühen und Opfer auch ein Gewinn. Die Sicht des Lebens wird eine andere und vertieft sich. Vieles wird nebensächlich auf Dauer."

Frau I.: Erkenntnisse einer pflegenden Angehörigen, aus: Gröning u. a.: Pflegegeschichten

Die Pflege eines alten Menschen führt nicht in die Zukunft wie die eines Kindes, das sich entwickelt und immer selbstständiger wird. Die Pflege führt auf einen Endpunkt hin, auf den Tod. Insofern setzt sich jeder Pflegende stets auch mit dem Sterben auseinander. Bleibt dieses Auseinandersetzen unbewusst, ist sie meistens von Ängsten beherrscht. Auch hier liegt in der Beschäftigung mit dem Sterben die Chance, das Unabänderliche annehmen zu lernen und besser zu bewältigen (→ Seite 204).

Es ist hilfreich, wenn Sie die Zeit der Pflege trotz aller wahrscheinlichen Belastungen auch als positive Herausforderung und mit Neugier betrachten können. Sie bietet die Chance, Fähigkeiten und Kräfte zu entwickeln, die auch im späteren Leben hilfreich sind. In viele Aufgaben werden Sie mit der Zeit „hineinwachsen". Sie können viel lernen – rund um die verschiedenen Pflegetätigkeiten, über Krankheiten und Therapien, Lebensrhythmen und -phasen, die Zusammenarbeit mit anderen, nicht zuletzt über sich selbst und Ihre Nächsten.

Pflegebeziehungen

Eines der wichtigsten Kriterien bei der Entscheidung für eine Hauspflege ist die Qualität der Beziehung zwischen Pflegenden und Betreuten. Auch wenn sich diese im Laufe der Zeit möglicherweise verändert: Ein von vornherein kompliziertes Verhältnis zueinander kann die Pflege für beide Beteiligten schwierig, wenn nicht gar unmöglich machen. Ein brüchiges Fundament hält starken Belastungen, wie sie die Pflege meist mit sich bringt, nicht stand. Ungelöste Konflikte brechen in angespannten Situationen sehr leicht auf und können im Extremfall zu Vernachlässigung und Gewalt führen. Wenn die Beziehung von häufigen Auseinandersetzungen und negativen Gefühlen bestimmt wird, sollte man den Mut finden, sich dies einzugestehen und nach Alternativen suchen.
Umgekehrt kann ein starkes Zusammengehörigkeits- und Nähegefühl helfen, selbst große Belastungen zu meistern. Auch in diesem Fall ist es jedoch nicht immer einfach, das rich-

tige Maß an Fürsorge zu finden: Überfürsorglichkeit zum Beispiel führt auf Dauer leicht zu Abhängigkeiten, die das Verhältnis zueinander ebenfalls strapazieren können. Nicht zuletzt müssen Sie damit rechnen, dass auch ein gutes Verhältnis zum Pflegebedürftigen durch das enge Miteinander während der Pflege oder durch Persönlichkeitsveränderungen des Betreuten problematischer wird.

Viele Pflegeprobleme sind Beziehungsprobleme. Auch die Pflegesituation selbst kann das Verhältnis zueinander belasten.

Der Wunsch nach einer liebevollen Beziehung allein hilft nicht weiter, wenn die Realität – aus welchen Gründen auch immer – eine andere ist. So sollten Eltern auch in ihrem eigenen Interesse von ihren Kindern keinen „Liebesdienst" einfordern, den diese nicht erfüllen können oder möchten. Wenn es dagegen schon im Vorfeld gelingt, heikle Probleme zu lösen und alte Streitpunkte beizulegen, stärkt das die Vertrauensbasis und ist für beide Seiten eine sehr wertvolle „Pflegevorsorge".

Kinder betreuen Eltern

Früher hat die Mutter die Kinder gewickelt, gebadet, sie gefüttert und ihnen gut zugeredet. Sie war der starke, ruhende Pol in der kleinen Welt der Kinder, die sich erst ganz allmählich erweiterte.

Verkehrte Welt: Die Mutter ist nun bettlägerig geworden und kann ohne Hilfe nicht mehr essen, nicht auf die Toilette gehen, sich nicht waschen. Fast nur noch eine Stütze ist ihr geblieben, die gleichzeitig Verbindung zur immer enger werdenden Welt um sie herum ist: ihre Tochter oder ihr Sohn.

Diese Umkehr der Verhältnisse spielt sich in vielen Pflegebeziehungen ab. Die Eltern werden allmählich abhängiger von ihren Kindern, die ihre Eltern schließlich so umfassend betreuen, wie diese sie früher selbst umsorgt haben. Doch erwachsene Menschen, die ihre Selbstständigkeit verlieren, fühlen nicht wie vertrauensvolle Kleinkinder. Auf die tatkräftige Unterstützung ihrer Kinder angewiesen zu sein, ist für die Eltern manchmal nur schlecht zu verkraften.

Für die erwachsenen Kinder wie für die betagten Eltern ist diese „Umkehr" ein besonders zu Beginn nur schwer annehmbarer Prozess. Viele alte Menschen verheimlichen ihre wachsenden Schwierigkeiten so lange, wie es irgend geht. Sie signalisieren oft nur indirekt, dass sie Unterstützung brauchen, zum Beispiel indem sie öfter Kontakt zu ihren Kindern suchen. Sie rufen plötzlich viel häufiger als früher an, ohne dass der

Grund zunächst erkennbar wäre. Sie flechten in Gespräche beiläufig ein, dass ihre Kräfte nachlassen. Zuerst geben sie einige ihrer Freizeitaktivitäten auf, später wird deutlich, dass Alltagsdinge beschwerlich werden. Sie benötigen Hilfe, zum Beispiel bei Besorgungen oder beim Wohnungsputz. Wenn sie krank sind, springen die Kinder ein, um sie gesund zu pflegen – erste Proben für eine später vielleicht dauerhafte Pflege.

Den Kindern zu offenbaren, dass man nicht mehr rüstig und agil ist, fällt schwer. Manche Eltern können sich nicht mit ihrer plötzlichen „Machtlosigkeit“ abfinden und wehren sich gegen die Fürsorge der Kinder, indem sie nörgelig werden, leicht beleidigt, aggressiv oder starrköpfig reagieren.
Für die Kinder ist diese Entwicklung oft mit großer Trauer verbunden: Das vertraute und beruhigende Bild der erfahrenen und lebenstüchtigen Eltern verblasst. Besonders belastend

Konflikte bewusst machen

Nicht immer ist Zuneigung das vorherrschende Gefühl im Eltern-Kind-Verhältnis. Aber auch wenn die Liebe zu den Eltern groß ist, kann es sein, dass das Verhältnis zu ihnen nicht „erwachsen“ geworden ist. Die pflegenden Kinder finden sich durch die Pflegesituation dann plötzlich in einer Rolle wieder, in der sie zwar von außen betrachtet die Aktiven sind, sich aber dennoch dem Willen der Eltern unterordnen. Wenn eine Loslösung nicht wirklich gelungen ist, ist es für beide Seiten schwer, die neue Rollenverteilung zu akzeptieren.

Oft kehren mit der Sorge um die Eltern die Konflikte der Kindheit zurück. Wenn die Eltern zum Beispiel schon immer sehr dominant waren, kann es schwierig werden, sich ohne „kindliche“ Schuldgefühle gegenüber den hilfebedürftigen Eltern zu behaupten, wenn es angemessen wäre. Oder es äußern sich unterschwellig vorhandene Rachegefühle des pflegenden Kindes in einer Unterdrückung und Bevormundung der jetzt hilflosen Eltern.

Überdenken Sie bei einer Entscheidung für eine mögliche Hauspflege auf jeden Fall auch die unliebsamen Gefühle im Verhältnis zu Ihren Eltern und prüfen Sie selbstkritisch, ob Sie sich zutrauen, die nötige Gelassenheit im Umgang mit ihnen aufzubringen. Eine Möglichkeit, die Pflegebeziehung etwas abzupuffern ist, ausreichend Hilfe von außen einzuplanen – ob von professionellen Kräften, Geschwistern, Verwandten oder Freunden. Denken Sie daran: Von selbst oder mit der Zeit verblassen Konflikte nur, wenn man sich aus dem Weg gehen kann. Das ist in einer Pflegebeziehung aber nicht möglich.

ist es zu erleben, wenn sich die Persönlichkeit eines geliebten Menschen aufgrund einer Demenzerkrankung vollkommen verändert und er am Ende nur noch ein „Schatten seiner selbst" ist. Die Zeit der Pflege ist dann wie ein langsamer, vorgezogener Abschied.

In der Pflegesituation können manchmal lange verdrängte Gefühle und Wünsche wieder eine Rolle spielen: die Hoffnung auf späte Einsichten und Wiedergutmachung, der Wunsch nach Anerkennung oder nach Versöhnung. Meist wird irgendwann deutlich, dass die alten Erwartungen nicht mehr eingelöst werden können, und dass es wichtiger ist, Gelassenheit zu entwickeln. Ziel sollte sein, den anderen schließlich so zu akzeptieren, wie er ist – einzusehen, dass sich die Eltern nicht mehr ändern und dass die Kinder eine eigene Persönlichkeit entwickelt haben.

Pflegende (Ehe-)Partner

Wenn der Partner pflegebedürftig wird, ist die oder (seltener) der Pflegende meist selbst schon älter. In diesem Fall ist die Selbstverständlichkeit, mit der gepflegt wird, viel größer als bei pflegenden Kindern. Die Bereitschaft, auf Hilfen von außen zurückzugreifen, ist meist geringer, obwohl Unterstützung hier oft noch dringender nötig wäre. Was für jeden Pflegenden ratsam ist, nämlich zeitweise Abstand zum Betreuten zu schaffen, sich Pflegepausen zu gönnen, um die eigenen Reserven wieder aufzutanken, gestehen sich pflegende Lebenspartner nur selten zu. Die Gefahr zu vereinsamen ist groß, wenn Außenkontakte vernachlässigt werden und die Pflege zum einzigen Lebensinhalt wird.

Auch in der Pflegebeziehung zwischen Eheleuten kann es zur Umkehrung eines früher nicht gleichberechtigten Verhältnisses kommen, klassischerweise, wenn der früher tonangebende Ehemann pflegebedürftig und gänzlich von seiner Frau abhängig wird. Dass viele Pflegeprobleme Beziehungsprobleme sind, kommt in „alten Ehen" besonders zum Tragen. Eine Pflegebeziehung, die auf Liebe und partnerschaftliche Fürsorge baut, ist kaum je so belastend wie eine, die den traurigen Endpunkt einer auch ansonsten problematischen Verbindung bedeutet. Selten nur gelingt nach einer schwierigen Ehe eine versöhnliche Zeit der Pflege. Meist ist die Pflege schon für eine gute Partnerschaft eine Belastungsprobe.

Wer seinen Lebensgefährten pflegt, muss neben der Beanspruchung durch die Pflege auch mit der Trauer über den allmählichen Verlust des geliebten Menschen leben; besonders, wenn dieser unter einer Demenzerkrankung leidet. Umso wichtiger ist es, in einer solchen Situation die Hilfe und den Beistand anderer Menschen zu suchen – und zuzulassen.

Die Hauspflege organisieren

Wenn Sie sich nach gründlicher Überlegung sicher sind, dass Sie eine Hauspflege übernehmen wollen und können, beginnt die Phase der Vorbereitung und Organisation. Achten Sie dabei von Anfang an darauf, die anstehende Arbeit auf mehrere verlässliche Schultern zu verteilen. Das macht die Belastung für alle erträglicher, und der Betreute kann sich über mehrere Ansprechpartner freuen. Glauben Sie nicht, dass Sie es ohne Hilfe von anderen „schon irgendwie schaffen". Das ist unrealistisch und eine schlechte Voraussetzung für die Pflege. Scheuen Sie sich also nicht, klar und deutlich die notwendige Unterstützung von anderen einzufordern – am besten auf einer Familienkonferenz (→ Kasten).

Wenn die Pflegeverantwortung hauptsächlich bei Ihnen liegt, kann es auch im Fall einer funktionierenden Arbeitsteilung nötig werden, Ihre Berufstätigkeit aufzugeben. Sie müssen auch damit rechnen, dass die Pflege zu Hause irgendwann nicht mehr möglich ist. Informieren Sie sich deshalb schon frühzeitig, welche engagierten Einrichtungen der ambulanten, teil- oder vollstationären Betreuung es in Ihrer Nähe gibt (→ Seite 168).

Neben der Organisation innerhalb der Familie oder mit Freunden, Verwandten, Nachbarn und Bekannten ist die Abstimmung mit professionellen Pflegekräften wichtig. Prüfen Sie die Möglichkeiten ambulanter Hilfe gründlich, damit Sie wissen, mit welcher Unterstützung Sie rechnen können (→ Seite 140). Ein gut organisiertes und eingespieltes Team aus Laienhelfern und Fachkräften schafft eine entspanntere Situation für Betreute wie für Pflegende – im Alltag wie im Notfall. Es ist viel schwieriger, erst dann unterstützende Hilfe hinzuzuziehen, wenn man bereits an seine Grenzen gestoßen ist. Eine wertvolle Hilfe ist auch der regelmäßige Erfahrungsaustausch mit anderen Pflegenden, zum Beispiel in Angehörigengruppen (→ Seite 41).

In mancher Hinsicht ähnelt die Pflegesituation einer Lebensphase mit kleinen Kindern, die betreut werden müssen – mit dem entscheidenden Unterschied, dass Kinder zunehmend selbstständiger werden. Der Familienalltag ändert sich: Die Zeit muss anders eingeteilt, die Rollen wollen neu verteilt, die Prioritäten anders gesetzt werden. Ein neuer Rhythmus muss sich erst einspielen. Wichtig ist dabei, die Pflege nicht zum alles dominierenden Faktor werden zu lassen, sondern Wege zu finden, sie ins tägliche Leben zu integrieren.

Betrachten Sie diesen Aspekt auf keinen Fall als zweitrangig, wenn Sie sich auf die Pflege vorbereiten. Die Voraussetzungen für eine gelungene Hauspflege zu schaffen, heißt nicht nur pflegen zu lernen, sondern auch ein stimmiges Umfeld dafür

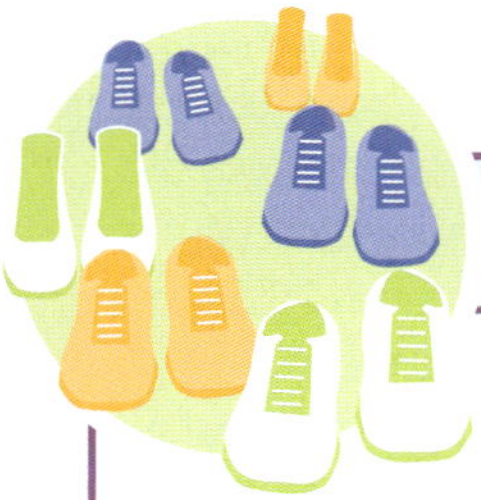

Die Familienkonferenz

Ein wichtiger Schritt auf dem Weg zu einer funktionierenden Arbeitsteilung in der häuslichen Pflege ist das gemeinsame Gespräch in Form einer „Familienkonferenz". Sprechen Sie einen Termin ab, zu dem sich alle einfinden können, die dem Pflegebedürftigen nahe stehen und die bei der Betreuung eine Rolle spielen. Der Pflegebedürftige selbst sollte möglichst ebenfalls am Gespräch teilnehmen. Ist allerdings absehbar, dass dies den Angehörigen einen offenen Austausch erschwert, können Sie auch zwei Termine vereinbaren.

Bitten Sie alle Teilnehmer, sich auf das Gespräch vorzubereiten, indem sie die eigenen Vorstellungen, Möglichkeiten und Grenzen klären. Leidet der Pflegebedürftige an einer bestimmten Erkrankung wie zum Beispiel einer Demenz, ist es hilfreich, wenn alle Beteiligten zumindest in groben Zügen über das Krankheitsbild und seine wahrscheinlichen Folgen informiert sind.

Im Verlauf des Gesprächs sollte jeder seine Sichtweise der Dinge ungehindert vortragen können, dabei aber möglichst bei dem bleiben, was er selbst zur Lösung der Situation beitragen kann. Sind alle Vorschläge und Wünsche zusammengetragen, wird meist deutlich, wer für welche Aufgaben infrage kommt. Auf dieser Basis können Sie dann für einen überschaubaren Zeitraum gemeinsam einen verbindlichen „Betreuungsplan" verabreden. Damit dieser Prozess gelingt, ist die Moderation des Gesprächs durch eine außenstehende Person, zum Beispiel einen Mitarbeiter einer (Pflege-)Beratungsstelle, sehr zu empfehlen (→ Seite 26).

zu bereiten. Das schließt Ihre persönlichen Bedürfnisse und die Ihrer Familie ein. Auf die eigenen Bedürfnisse zu achten, ist weder Egoismus noch Grund für ein schlechtes Gewissen. Es ist im Gegenteil die notwendige Basis dafür, dass Sie den Pflegebedürftigen auch tatsächlich so gut und liebevoll wie möglich betreuen können.

Das familiäre Pflegeteam

Im Idealfall helfen alle Familienmitglieder mit. Jeder übernimmt die Aufgaben, zu denen er sich am besten in der Lage fühlt. Selbst jüngere Kinder können kleine Aufgaben übernehmen, die ihnen helfen zu verstehen, dass die Pflege – zum Beispiel der Großmutter – die Sache der ganzen Familie ist. Ältere Kinder können sich verstärkt im Haushalt nützlich machen, der Oma vorlesen, ihr vielleicht beim Essen oder Ankleiden helfen – genauso verlässlich wie die erwachsenen Familienmitglieder. Wenn eine Pflegeperson hauptsächlich verantwortlich ist, laufen bei ihr alle Fäden zusammen. Wichtig ist, dass ihr trotzdem genügend freie Zeit bleibt, in der sie sich erholen und Abstand gewinnen kann. Wenn sie neben der Pflege berufstätig ist, muss ein entsprechend arbeitsteiliges Modell gefunden werden.

Je weniger Unterstützung die Familie für eine Pflegeperson leisten kann, desto mehr ist es nötig, sich frühzeitig auf die Aufgabe der Pflege vorzubereiten, sich bewusst mit ihr auseinanderzusetzen und möglichst viel Beratung, konkrete Hilfe von außen in Anspruch zu nehmen.

Ein funktionierendes familiäres Pflegeteam ist bisher äußerst selten. Viel häufiger bleibt es bei guten Vorsätzen, aber eine verantwortungsvolle Hilfe wird nicht geleistet. Deshalb kann die Haupt-Pflegeperson im „Familienrat" gar nicht oft genug deutlich machen, dass sie als Pflegende umso mehr Zeit für die Familie haben wird, je mehr Unterstützung sie von dieser bekommt.

Allerdings sollte niemand zwangsverpflichtet werden. Wer partout nicht helfen will, ist auch keine wirkliche Unterstützung. Dann ist es besser, klare Grenzen zu ziehen, nichts zu erwarten (und auch nichts vorzuwerfen!) und sich statt dessen um anderweitige Hilfe zu bemühen. Auch wenn kein Partner bei der Pflege helfen kann, keine Kinder (mehr) im Haushalt leben und die Pflegende selbst schon älter ist, muss Unterstützung von außen organisiert werden. Das können außer professionellen Hilfen die erwachsenen Kinder sein, Verwandte, Freunde, Bekannte, Nachbarn und auch ehrenamtliche Helfer (→ Seite 167).

Partnerschaftlich pflegen

Eigentlich sollte es selbstverständlich sein, dass Pflegende von ihren Lebenspartnern zu Hause unterstützt werden – die Realität sieht aber meist anders aus. Dabei wird die „klassische" Situation, in der die Ehefrau die Pflege allein bewältigt, wegen ihrer einseitigen Dauerbelastung sowie zunehmender Anspannung und Erschöpfung oft genug zur Zerreißprobe für die Partnerschaft: Der Ehemann fühlt sich vernachlässigt, die Frau unverstanden. Dieser Gefahr sollten Sie unbedingt vorbeugen:

- Organisieren Sie die Pflege von Anfang an partnerschaftlich – das heißt arbeitsteilig, wo immer es geht. Das dient nicht nur Ihrer Entlastung, sondern fördert auch das Verständnis Ihres Partners für die Anforderungen der Pflege.
- Pflegen Sie auch Ihre Beziehung, lassen Sie der Liebe Raum. Nehmen Sie sich regelmäßige Auszeiten: einen festen freien Abend in der Woche, an dem Sie zusammen ausgehen und ab und zu ein gemeinsames Wochenende, das Sie außerhalb Ihrer vier Wände verbringen. Für diese Termine brauchen Sie eine Ersatzbetreuung, um die Sie sich schon im Vorfeld Ihrer Pflegeplanung bemühen sollten. Wenn Sie früher kleine Kinder zu versorgen hatten, erinnern Sie sich sicherlich, wie schwer es schon damals war, nicht in der Alltagsroutine zu versinken – und wissen, wie nötig es ist, aktiv etwas dagegen zu tun.
- Lassen Sie Ihre gemeinsamen Interessen nicht verkümmern. Auch wenn Sie wegen der Pflege weniger Freizeit haben und Ihre Aktivitäten einschränken müssen: Geben Sie das, was Ihnen Freude macht, nicht auf. Sie benötigen Kraftquellen für sich selbst und Ihre Partnerschaft.
- So wichtig es ist, sich über das Erlebte auszutauschen: Wenn Sie sich mit Ihrem Partner außerhalb des Alltags Zeit füreinander nehmen, sollten Sie es möglichst vermeiden, über die Pflegesituation zu Hause zu reden.
- Trotz aller guten Vorsätze werden Spannungen durch die Pflegebelastung nicht ausbleiben. Wichtig ist, sich darüber vorher im Klaren zu sein und sich innerlich darauf einzustellen. Wenn Sie den Zeitraum der Pflege als eine Phase Ihres Lebens ansehen können, die Sie gemeinsam angehen und bewältigen wollen – das bedeutet, manchmal auch durchhalten zu müssen –, kann Sie dieses Bewusstsein über manche Krise tragen.

- Wenn die Belastungen Ihnen über den Kopf zu wachsen drohen, sollten Sie unbedingt mehr Hilfe von außen in Anspruch nehmen (→ Seite 46).
- Sprechen Sie frühzeitig miteinander, wenn Konflikte entstehen. Falls Sie sie nicht gemeinsam lösen können, kann eine Paarberatung helfen, die Dinge klarer zu sehen und eingefahrene Muster zu erkennen und zu ändern.

Wenn Sie eine Pflege übernehmen, obwohl Sie wissen, dass Ihr Partner Ihnen nicht oder nur wenig beistehen kann oder will, sollten Sie sich rechtzeitig und aktiv um die Unterstützung anderer Menschen bemühen.

Es nützt nichts, immer wieder etwas zu erwarten, das man doch nicht bekommt. Vorwürfe und Bitterkeit bringen nichts voran, sondern höhlen die Beziehung weiter aus. Finden Sie zu Hause keine Unterstützung, müssen Sie sie „draußen" suchen – wie Pflegende ohne Partner auch.

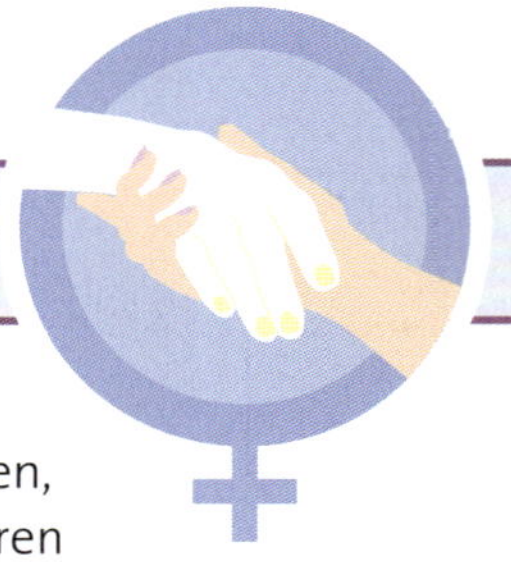

Familienpflicht = Frauenpflicht?

Der Ehemann, der wie selbstverständlich seine hilfebedürftige Frau pflegt, ist selten. Noch seltener sind die Söhne, die ihre alten Eltern pflegen. Der Löwenanteil der häuslichen Pflege – nämlich 73 Prozent – wird nach wie vor von Frauen geleistet, von Ehefrauen, Lebensgefährtinnen, Schwestern, Töchtern und Schwiegertöchtern. Sind sie am Anfang ihrer Ehe der Kinder wegen zu Hause geblieben, tun sie es später oft, um ihre Eltern oder Schwiegereltern zu pflegen.

Die Selbstverständlichkeit, mit der dies bei der älteren Generation geschieht, beruht auf der nur selten infrage gestellten klassischen Rollenverteilung.

So lassen sich ältere Frauen, wenn sie zum Beispiel ihren Ehemann pflegen, oft nur äußerst ungern von „Fremden" helfen, weil sie die Pflege als ihre ureigene Pflicht ansehen – auch, wenn diese schon längst über ihre eigenen Kräfte geht. Mit der gleichen Selbstverständlichkeit erwarten sie später, von ihren Töchtern gepflegt zu werden. Diese haben es oft sehr schwer, wenn sie solchen Erwartungen nicht nachkommen können oder wollen: Wenn sie die Mutter enttäuschen müssen, plagen sie sich oft jahrelang mit schweren Schuldgefühlen.

Kinder einbeziehen

Wenn in einer pflegenden Familie noch (gesunde) Kinder leben, bleibt für diese natürlich ebenfalls weniger Zeit. Darüber sollten Sie mit Ihren Kindern immer wieder sprechen und deren Verständnis dafür wecken, warum die Oma, der Opa oder das pflegebedürftige Geschwisterkind besonders viel Zuwendung braucht. Wichtig ist, darauf zu achten, dass ein Kind sich nicht zurückgesetzt fühlt. Bekommt ihr Grundgefühl von Liebe und Geborgenheit keine Risse, haben Kinder meistens wenig Probleme, sich auf neue Situationen einzustellen. Sie gehen oft sehr unbefangen damit um, wenn jemand „anders" ist – sei es durch Krankheit, Altersverwirrtheit, körperliche oder geistige Behinderung.

Die Anwesenheit von Kindern, ihre Zuwendung und Zärtlichkeit ist für Pflegebedürftige oft wie ein Geschenk. Sie als Pflegende können versuchen, die Kinder spielerisch in die Betreuung einzubeziehen. Das verhindert, dass sie sich ausgeschlossen fühlen. Es kann sie mit Stolz erfüllen, sich nützlich zu machen. Ganz nebenbei können sie dabei lernen, Verantwortung zu übernehmen und begreifen, was es heißt, mit Behinderungen zu leben. Geeignete Aufgaben und Tätigkeiten, bei

Allmählich wandelt sich jedoch das Bild: Es gibt immer mehr voll berufstätige Frauen, die auf einer Verteilung der Aufgaben bestehen (müssen). Immer mehr Menschen um die sechzig können sich eine eventuelle spätere Betreuung durchaus anders vorstellen als die Generation vor ihnen. Eine partnerschaftliche Arbeitsteilung in der Familie ist inzwischen hier und da zu finden. Die Pflegeversicherung hat ins Bewusstsein gerückt, dass es möglich ist, sich von Fachkräften und Dienstleistern unterstützen zu lassen. Nicht zuletzt sind mittlerweile neue Formen betreuten Wohnens entstanden, gibt es Alternativen zur stationären Versorgung in Heimen.

Trotz aller positiven Veränderungen ruht die Hauptlast der Pflege nach wie vor auf den Schultern der Frauen. Der Lohn dafür ist oft genug bitter: Viele Pflegende verzichten auf ihren Beruf und damit auch auf eine ausreichende eigene Rente.

Statt Mithilfe und Verständnis erwartet sie von ihren „Lieben" zu Hause zusätzlicher Druck. Die Kinder werden schwierig, wenn sie sich zurückgesetzt fühlen. Nicht selten geraten Ehen in die Krise, weil der Partner nicht mithilft, weil kaum mehr Zeit für die Beziehung bleibt und die Frau zu erschöpft ist, um allen Ansprüchen zu genügen.

denen sie helfen können, lassen sich im Tagesablauf genug finden: vom Haare kämmen über Essen bringen bis zum Vorlesen oder gemeinsamem Spiel.

Verantwortung mit den Geschwistern teilen

Die Beziehung zwischen Geschwistern, auch wenn sie sich über die Jahre vielleicht auseinandergelebt haben, bekommt oft noch einmal eine besondere Bedeutung, wenn die Eltern hilfebedürftig werden. Im Familienrat muss dann besprochen werden, wie die Hilfe aufgeteilt werden kann, wer bereit und in der Lage ist, welche Verantwortung zu tragen. Wenn eines der Geschwister zum Beispiel die Eltern bei sich zu Hause aufnimmt, sollte geklärt werden, inwieweit die anderen zur Entlastung beitragen können, etwa durch regelmäßige stundenweise Mithilfe, Übernahme des Schriftverkehrs mit Pflege- und Krankenkassen und andere eher organisatorische Tätigkeiten, finanzielle Unterstützung oder Einspringen in Urlaubs- oder Krisenzeiten.

Es ist in den meisten Familien schwierig, sich offen miteinander zu verständigen und gemeinsame, von sachlichen Kriterien getragene Entscheidungen zu treffen. Die Auseinandersetzung um die Hilfe für die Eltern kann zu Konflikten führen, bei denen alte Verletzungen wieder zum Tragen kommen, zum Beispiel Konkurrenz- und Neidgefühle. So kann es vorkommen, dass wie selbstverständlich davon ausgegangen

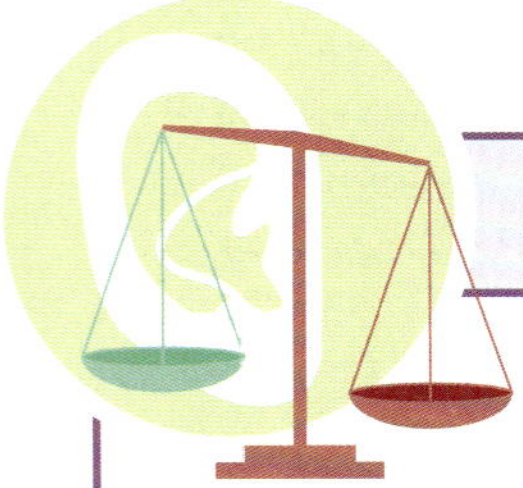

Streitschlichtung

Neben der Beratung zum Beispiel in Familienberatungsstellen ist die sogenannte lösungsorientierte Leitung von Konfliktgesprächen (Mediation) eine Möglichkeit, aus festgefahrenem Streit herauszufinden. Dabei lernen die Familienmitglieder mit professioneller Unterstützung, ihre Probleme fair zu lösen, abweichenden Meinungen respektvoll zu begegnen und konstruktiv zu streiten. Der Mediator sollte in jedem Fall in Gesprächsführung ausgebildet sein.

Kontakt:
Bundesverband Mediation e. V.
Kirchweg 80
34119 Kassel
Tel. 05 61/7 39 64 13
info@bmev.de
www.bmev.de

wird, dass das „Lieblingskind" die Pflege übernimmt, oder das älteste oder jüngste – je nachdem, wie hierarchisch die Beziehungen innerhalb der Familie strukturiert sind oder waren. Häufig fühlen sich zudem die Brüder nicht zuständig und erwarten, dass sich die Schwestern um die Eltern kümmern. Die Hauptlast der Pflege tragen schließlich meistens diejenigen, die sich – aus welchen Gründen auch immer – am stärksten verantwortlich fühlen. Das sind nicht immer auch jene, die von ihren Lebensumständen und persönlichen Voraussetzungen dazu am besten in der Lage wären.

Wer sich über solche Mechanismen im Klaren ist, hat es leichter, sie offen anzusprechen und zu versuchen, sie zu überwinden. Wenn es unmöglich scheint sich zu einigen, ist es hilfreich, eine neutrale Person hinzuzuziehen, beziehungsweise sich beraten zu lassen. Dabei geht es nicht darum, die vorhandenen Konflikte familientherapeutisch zu bearbeiten, sondern eine faire Lösung zu finden, mit der alle Geschwister und die Eltern wirklich einverstanden sind.

Für Einzelkinder wiegt die Sorge um die pflegebedürftigen Eltern meistens schwerer als für Geschwisterkinder. Sie müssen sich zwar nicht mit ihren Geschwistern auseinandersetzen, dafür aber die Verantwortung ganz allein übernehmen. Sie haben weniger Möglichkeiten, die Last zu teilen.

Dazu kommen oft eine besonders starke Bindung (ob im positiven oder negativen Sinne) zu den Eltern, ausgeprägte Gefühle der Verpflichtung und vielleicht auch der Schuld. Es kann schwieriger für sie sein, sich gegenüber den Wünschen der Eltern zu behaupten, wenn dies notwendig wird. Es kann auch schwieriger sein, die veränderten Rollen (→ Seite 17) zu akzeptieren: damit umgehen zu lernen, dass die Eltern nicht mehr alles für das geliebte einzige Kind tun können, es nie mehr tun werden.

Alternative Pflegeteams

Ein häusliches Pflegeteam muss nicht unbedingt eine Familie sein. Noch sind zwar Haus- oder Wohngemeinschaften älterer Menschen oder Wohnprojekte, in denen Alt und Jung zusammenleben und sich gegenseitig unterstützen, selten. Noch seltener sind Projekte, die bereits pflegebedürftige Mitbewohner haben – es sei denn, es handelt sich um betreute Wohngemeinschaften (→ Seite 174). Es gibt jedoch immer mehr Menschen, die sich für ihr Alter solche Alternativen zum Familienleben gut vorstellen können und sich aktiv dafür einsetzen.

Was für die Organisation der Pflege in der Familie gilt, trifft grundsätzlich auch für eine Wohn- oder Hausgemeinschaft zu: Jede Gruppe, in der ein hilfebedürftiger Mensch lebt, sollte die Betreuungsarbeit auf mehrere Personen verteilen. Dies kann in Wohngemeinschaften leichter durchführbar sein, weil zum Beispiel traditionelle Rollenbilder hier eine geringere Bedeutung haben. Die Beziehungen zueinander sind meist unkomplizierter, wenn auch weniger verbindlich.

Der Kreis der Menschen, die helfen können, ist in der Regel größer: Abgesehen von den Mitbewohnern kommen auch deren Freunde und Verwandte ins Haus. Unterstützende Dienstleistungen können gemeinsam bezahlt werden. Einer vier- oder sechsköpfigen Wohngemeinschaft fällt es finanziell meist leichter als einer Einzelperson oder Familie, zum Beispiel eine Haushaltshilfe zu engagieren, die kräftezehrende Hausarbeiten erledigt. Dies gilt auch für den Einsatz professioneller Pflegekräfte, soweit die Kosten dafür nicht von der Pflegeversicherung übernommen werden.

Nachbarschaftshilfe

Einen guten Draht zu den Nachbarn zu haben, ist besonders für ältere Menschen wichtig. Aber auch für Pflegende ist es beruhigend, Menschen in der Nähe zu wissen, denen man vertraut und von denen man weiß, dass sie einem helfen, wenn es nötig ist. Dazu braucht es kein enges freundschaftliches Verhältnis, wohl aber gegenseitige Sympathie.

Zum Beginn einer guten Nachbarschaft gehört es zunächst einmal, aufeinander zuzugehen. Das ist zwar heutzutage nicht mehr selbstverständlich, aber durchaus möglich. Anonymität zu beklagen, hilft nicht weiter – es kommt darauf an, Initiative zu ergreifen. Ein gutes nachbarschaftliches Verhältnis will gepflegt sein. Dazu trägt der kleine Schwatz auf der Treppe oder von Balkon zu Balkon ebenso bei wie die gegenseitige Hilfsbereitschaft.

Sich umeinander zu kümmern kann heißen, in der Urlaubszeit die Blumen der Nachbarn zu gießen oder die Katze zu füttern, aber auch, nach den Nachbarn zu schauen, wenn sie sich nicht wohl fühlen, kleine Besorgungen für sie zu machen, wenn sie krank sind, oder Hilfe zu organisieren, wenn es nötig ist. Vorausgesetzt, das Interesse am anderen ist keine Einbahnstraße, brauchen Sie sich dann nicht zu scheuen, die Nachbarn um Hilfe zu bitten, wenn Sie sie einmal nötig haben.

Nachbarschaftshilfe im erweiterten Sinne meint auch das Umfeld der Wohnung: die Lebensmittelgeschäfte, die Bestellungen nach Hause liefern, die Reinigung mit dem Wäschebringservice, die Friseurin, die Hausbesuche anbietet, oder der Getränkehändler, der die Wasserkästen in die Wohnung bringt.

Wenn Pflege unerwartet nötig wird

Wenn ein alter Mensch ganz allmählich seine Kräfte verliert und immer mehr Unterstützung braucht, ist in der Regel genug Spielraum für eine gute Vorbereitung auf die Zeit der Pflege. Anders sieht es aus, wenn ein Mensch „aus dem Leben gerissen wird", aus bester Gesundheit und Selbstständigkeit heraus durch einen Unfall oder eine Krankheit plötzlich pflegebedürftig wird. Dann ist Eile geboten, es muss sehr rasch geklärt werden, ob und unter welchen Umständen eine häusliche Pflege möglich ist. Der Pflegebedürftigkeit geht in diesem Fall oft ein mehr oder weniger langer Krankenhausaufenthalt voraus – eine Phase, die Sie unbedingt nutzen sollten, um alles Notwendige in die Wege zu leiten. Wenn die Dauer des Krankenhausaufenthalts nicht ausreicht, um zu Hause die erforderlichen Vorbereitungen zu treffen, sollten Sie eine anschließende stationäre Kurzzeitpflege in Betracht ziehen (→ Seite 161).

Die meisten Krankenhäuser bieten einen Sozialdienst, dessen Mitarbeiter Patienten und Angehörigen bei der Organisation einer häuslichen Pflege hilfreich zur Seite stehen.

1. *Vermeiden Sie es, unvorbereitet in die Pflege zu gehen.* Nehmen Sie sich die nötige Zeit für grundlegende Entscheidungen und die Organisation der Pflege. Falls Sie berufstätig sind: Beanspruchen Sie die bis zu zehntägige „Pflegezeit" (→ Seite 13) oder lassen Sie sich mindestens eine Woche beurlauben, um die wichtigsten Dinge in Angriff nehmen zu können.
2. *Informieren Sie sich so gut wie möglich:* Wichtige Ansprechpartner sind die behandelnden Ärztinnen und Ärzte im Krankenhaus sowie das betreuende Pflegepersonal. Lassen Sie sich ausführlich über die absehbare Entwicklung des Zustands des Patienten informieren und über den wahrscheinlich nötigen Pflegeaufwand. Beraten Sie sich auch mit dem Hausarzt.

3. *Organisieren Sie die familiäre Hilfe:* Trommeln Sie den Familienrat zusammen, reden Sie mit Freunden und Verwandten, Bekannten und Nachbarn und suchen Sie gemeinsam nach praktikablen und flexiblen Lösungen für die neue Situation.
4. *Nehmen Sie Beratung und Hilfe in Anspruch:* Die meisten Krankenhäuser beschäftigen Sozialarbeiter oder Pflegefachkräfte, die Patienten und Angehörigen in solchen Situationen hilfreich zur Seite stehen. Häufig ist der Sozialdienst des Krankenhauses jedoch kaum bekannt, und es wird nicht immer deutlich genug darauf hingewiesen. Die Mitarbeiter des Sozialdienstes beraten in jedem konkreten Fall, was als Erstes zu tun ist und informieren über Hilfen vor Ort. Sie vermitteln die entsprechenden Dienste und helfen bei Formalitäten wie dem Beantragen von Pflegeleistungen bei den infrage kommenden Kostenträgern.
5. *Stellen Sie so früh wie möglich einen Antrag auf Leistungen aus der Pflegeversicherung.*
6. *Nehmen Sie Kontakt mit einem ambulanten Pflegedienst auf* (→ Seite 139). Sie können Pflegedienst-Mitarbeiter auch im Rahmen eines unverbindlichen Beratungsgesprächs bitten, Sie ins Krankenhaus zu begleiten und sich anschließend ein Bild von der Situation zu Hause zu machen.

Vorsorgende Verfügungen

Wenn ein Mensch seine Angelegenheiten und Alltagsgeschäfte nicht mehr selbst regeln kann, kann das Vormundschaftsgericht einen Betreuer als seine gesetzliche Vertretung bestimmen. Ein gerichtlich bestellter Betreuer ist dem Gericht gegenüber rechenschaftspflichtig. Wer es seinen Angehörigen oder nahestehenden Vertrauenspersonen leichter machen will, im Eventualfall diese Aufgabe zu übernehmen, sollte rechtzeitig in einer *Betreuungsverfügung* festlegen, wen er als Betreuer wünscht – und wen nicht. Eine Betreuungsverfügung ist so gut wie bindend für das Vormundschaftsgericht.

Auch den Aufgabenkreis eines Betreuers kann man in der Verfügung festlegen, zum Beispiel die Regelung von Vermögens-, Erbschafts- und Rentenangelegenheiten oder die Entscheidung in Fragen der pflegerischen Betreuung und medizinischen Behandlung.

Eine *Vorsorgevollmacht* kann die Bestellung eines Betreuers durch das Vormundschaftsgericht überflüssig machen. Auch durch sie lässt sich eine Person des Vertrauens (oder mehrere) ermächtigen, bestimmte Angelegenheiten oder „Geschäftsbereiche" zu regeln, falls man selbst einmal nicht mehr dazu in der Lage sein sollte. Eine Vorsorgevollmacht sollte möglichst detailliert abgefasst werden, damit die Bevollmächtigten im Ernstfall den Willen des Vollmachtgebers auch umsetzen können.

In einer *Patientenverfügung* kann man seinen Willen für den Fall ausdrücken, dass man im Verlauf einer schweren Krankheit nicht mehr selbst über den Fortgang der Behandlung entscheiden kann – zum Beispiel darüber, unter welchen Bedingungen lebensverlängernde oder -erhaltende Maßnahmen unterlassen werden sollen. Eine solche Verfügung wird von den behandelnden Ärzten in der Regel respektiert, auch wenn sie nicht immer bindend sein kann.

Es ist generell ratsam, bei der Abfassung von Vollmachten und Verfügungen den Hausarzt, eine Verbraucherzentrale (**www.verbraucherzentralen.de**) oder einen Notar zurate zu ziehen. Fachkräfte beraten über wichtige Details, und es ist sicher, dass die Schriftstücke rechtlich korrekt abgefasst werden. Als neutrale Personen können sie zudem jederzeit bezeugen, dass der Verfasser des Schriftstücks zum Zeitpunkt seiner Abfassung im „Vollbesitz der geistigen Kräfte" war. Dies lässt sich aber auch durch einen anderen Zeugen per Zweitunterschrift bestätigen.

Weitreichende Verfügungen sollten Sie regelmäßig (etwa alle zwei Jahre) aktualisieren. Einfache Vollmachten können Sie auch handschriftlich abfassen und bei einer Person Ihres Vertrauens hinterlegen. Es empfiehlt sich, einen Hinweis auf die Existenz der Schriftstücke und ihren Aufbewahrungsort bei sich zu tragen. Bei einem Umzug in ein Pflegeheim ist es wichtig, der Heimleitung Kopien der hinterlegten Vollmachten und Verfügungen zu übergeben.

TIPP

Weitere Informationen

- Die Verbraucherzentrale Nordrhein-Westfalen (NRW) hat den Ratgeber „Patientenverfügung – Vorsorgevollmacht und Betreuungsverfügung" herausgegeben. Er informiert umfassend über die verschiedenen Möglichkeiten der Vorsorge und darüber, was bei der Abfassung und Hinterlegung zu beachten ist (Bezugsadresse → Seite 219).
- Gratis ist die Broschüre „Patientenverfügung" des Justizministeriums. Sie können sie als pdf-Datei von **www.bmj.bund.de** herunterladen oder unter 0 180 5 / 77 80 90 (14 Cent/Min.) telefonisch anfordern.

Einfühlsame Betreuung

Pflege bedeutet nur zu einem Teil praktische, körperliche Pflegetätigkeit. Die menschliche Dimension, die Nähe zueinander und die Qualität des gemeinsamen Lebens macht den anderen, nicht weniger wichtigen Teil aus. Viele Probleme in der Pflege entstehen durch ein gestörtes Verhältnis oder eine schlechte Kommunikation zwischen Pflegenden und Betreuten.

Verständnis für die Situation des Hilfebedürftigen und viel Einfühlungsvermögen sind nötig, um ihn gut betreuen und begleiten zu können. Viele Probleme im alltäglichen Umgang mit Pflegebedürftigen haben ihren Grund in der oft unglücklichen Lage, in der sie sich befinden. Zwar erleben nicht alle Betreuten ihre Situation so negativ, wie es in der folgenden Schilderung erscheinen mag. Viele schaffen es auch mit der Zeit, Verluste zu bewältigen, gelassen mit den Einschränkungen ihrer Lebenssituation umzugehen und das, was ihnen bleibt zu genießen. Trotzdem hat wohl jeder Betreute zeitweise mit ähnlichen Schwierigkeiten zu kämpfen:

Pflegebedürftige leiden körperlich an ihren Gebrechen, an Krankheitsfolgen und Schmerzen. Ihre seelischen Belastungen wiegen mindestens ebenso schwer und erscheinen besonders anfangs als kaum zu bewältigen: Gefühle von Abhängigkeit, Hilflosigkeit und Ausgeliefertsein stellen sich ein. Sie fühlen, wie ihnen die Kontrolle über das eigene Leben zusehends entgleitet. Sie empfinden oft Scham und Wut über ihre Lage, die ihnen würdelos vorkommt. Sie haben Angst, anderen eine Last zu sein; Schuldgefühle, weil sie sich nicht mehr für die Hilfe der Pflegenden revanchieren können. Sie sind vielleicht zutiefst dankbar; gleichzeitig ist es ihnen höchst unangenehm, ständig für die Unterstützung dankbar sein zu müssen, ohne die sie doch viel lieber auskommen würden. Es deprimiert sie, sich immer in der schwächeren Position zu befinden, und sie protestieren manchmal auf eigene Weise: Sie werden schwierig, anspruchsvoll, neidisch auf Jüngere und Gesündere. Häufig haben sie mit Langeweile und dem Gefühl von Sinnlosigkeit zu kämpfen. Hinzu kommen vielleicht die Angst vor dem Tod und die Trauer um Verstorbene und Vergangenes.

Viele für Pflegende störende oder auch verletzende Verhaltensweisen und Äußerungen von Pflegebedürftigen entstehen aus solchen Gefühlslagen heraus. Sich dies immer wieder vor Augen zu führen hilft, die Probleme nicht persönlich zu nehmen und einen gelassenen Umgang mit ihnen zu finden – auch wenn das nicht immer möglich sein wird.

Fördernde Pflege

Fördernde Pflege: All das, wozu Pflegebedürftige alleine fähig sind, sollten sie ohne Hilfe tun können.

Auch als Laie ist es möglich, auf eine „fördernde" Pflege zu achten. Fördernd zu pflegen bedeutet, den Hilfebedürftigen nicht lediglich zu versorgen, sondern alles das, was ihm noch selbstständig gelingt, zu berücksichtigen, zu fördern und zu versuchen, dass er bereits verloren gegangene Fähigkeiten wiedererlangt. Konsequentes Üben ist dabei genauso wichtig wie der Grundsatz: Was alleine oder mit leichter Unterstützung möglich ist, sollte auch ohne oder mit wenig Hilfestellung gemacht werden – ob es sich um Waschen und Anziehen oder das gemeinsame Zubereiten von Mahlzeiten handelt.

Eine Überfürsorglichkeit der Pflegenden kann dazu führen, dass die Betreuten vieles aufgeben, was sie noch alleine bewältigen könnten. Es gehört zum Respekt vor einem hilfebedürftigen Menschen, ihm so wenig wie möglich „abzunehmen" – denn allzu leicht wird dies zu einem „Wegnehmen". Im gleichen Maße, in der die Selbstständigkeit verloren geht, vergrößert sich die Abhängigkeit.

Die meisten Pflegebedürftigen verfügen noch über viele Fähigkeiten, die sie auch gern einsetzen, beispielsweise im Haushalt. Selbst an Demenz erkrankte Frauen vergessen nur selten, wie man zum Beispiel Kartoffeln schält oder Wäsche legt, und finden bei diesen von früher so vertrauten Tätigkeiten für Momente Halt. Wenn solche Fähigkeiten aber nicht mehr gefragt sind, gehen sie über kurz oder lang verloren.

Aktivität und eigene Bereiche – und sei es „nur" das Gießen der Balkonpflanzen – wirken gegen das Gefühl von Sinnlosigkeit, mit dem Pflegebedürftige oft zu kämpfen haben. Eine fördernde Pflege ist aber auch für die Pflegenden befriedigend, weil sie Fortschritte ermöglicht und Erfolgserlebnisse vermittelt.

Einsamkeit und Isolation durch häusliche Betreuung sind nicht nur für Pflegende eine Gefahr. Pflegebedürftige haben häufig kaum noch eigene Kontakte außerhalb der Familie. Je kleiner der Kreis, der sie betreut, desto weniger Zuspruch und Austauschmöglichkeiten erfahren sie. Von selbst können Pflegebedürftige kaum noch auf andere zugehen. Vielleicht ist es Ihnen als Pflegender möglich, den Kontakt zu alten Bekannten zu erhalten, diese zu Besuchen zu ermuntern und einzuladen – natürlich nur, wenn dies vom Betreuten gewünscht wird. Besuche ehrenamtlicher Helfer sind ebenfalls eine gute Möglichkeit, etwas Abwechslung ins Leben des Betreuten zu bringen (→ Seite 167). Nicht zuletzt bieten viele Alteneinrichtungen Freizeitangebote auch für hilfebedürftige Senioren, organisieren Gruppenaktivitäten und Ausflüge.

Schwerkranke Pflegebedürftige haben manchmal allerdings gar nicht mehr den Wunsch nach Anregungen und Abwechslung von außen. Wenn das Bedürfnis nach Ruhe und Stille dominiert, ist dies natürlich zu respektieren.

Grenzen erkennen

Viele Frauen geraten bei einer lange andauernden Pflegetätigkeit allmählich und fast unbemerkt in eine Erschöpfungskrise, weil sie nicht gelernt haben, Grenzen zu setzen. Häufig sind sie nicht in der Lage, ihre eigenen Bedürfnisse zu erkennen, sie zu beachten und auch durchzusetzen. Sie glauben, sie müssten jederzeit verfügbar sein, und neigen dazu, bei jeder Regung eigener Bedürfnisse ein schlechtes Gewissen zu bekommen. Sie unterdrücken letztlich ihre selbsterhaltenden Impulse und bringen sich damit in Gefahr, Warnzeichen ihres Körpers und ihrer Psyche zu übersehen. Sie werden eher krank, als an ihrer Situation etwas zu ändern. Wenn sie an ihren persönlichen Grenzen angelangt sind, fühlen sie sich oft als Versagerinnen und entwickeln starke Schuldgefühle.

Auch Pflegebedürftige sind vielfach belastet, aber sie haben deshalb kein Recht, ihren Betreuern das Äußerste abzuverlangen oder zu erwarten, dass ständig jemand für sie da ist. Dass das Bedürfnis nach Nähe und Zuwendung mit zunehmender Hilflosigkeit steigen kann, ist nachvollziehbar. Es darf jedoch nicht ausufern. Hinter „Zumutungen“ vonseiten der Pflegebedürftigen können sich Gefühlsregungen verbergen, die gar nichts mit den Pflegenden zu tun haben und die diese auch gar nicht auffangen können: Bitterkeit über Vergangenes, Verlustgefühle, Ängste, Trauer, der Wunsch nach einem Restchen Kontrolle oder Macht in einer abhängigen Situation.
Bei allem Verständnis für die Lage des Betreuten: Sie müssen nicht all seine Äußerungen und Wünsche akzeptieren. Wenn Sie das Gefühl bekommen: „Nichts kann ich ihr recht machen“,

sollten Sie damit aufhören, alles recht machen zu wollen. Pflegebedürftige wollen respektiert werden und ihre Würde gewahrt sehen – als Pflegende haben Sie dasselbe Recht. „Grenzüberschreitende" Anforderungen des Betreuten können Sie deshalb ruhig und sanft, aber konsequent ablehnen. Machen Sie deutlich, was Sie zu tun bereit und in der Lage sind, und was nicht. Auch wenn es zunächst den Anschein hat, als wolle man Sie nicht verstehen: Wenn Sie sich selbst sicher sind, werden Sie letztlich auch respektiert.

Pflegende brauchen Ausgleich

Um den Aufgaben der häuslichen Pflege gewachsen zu sein, müssen Pflegende für ihren seelischen und körperlichen Ausgleich sorgen und darauf achten, ihre Reserven immer wieder aufzutanken. Planen Sie diese Zeit für sich selbst von vornherein in die Organisation des Pflegealltags ein. Zeiten des Abstands und der Erholung sind ein dringend notwendiger Bestandteil der häuslichen Pflege. Bedenken Sie: Ohne „Selbstpflege" werden Sie sich über kurz oder lang ausgebrannt fühlen und nicht mehr in der Lage sein, gut für den Pflegebedürftigen zu sorgen.

Auf Ausgleich zu achten heißt, ganz bewusst Gegengewichte zu den Anforderungen des Pflegealltags zu schaffen.

Ausgleich bedeutet, ganz bewusst Gegengewichte zu den Anforderungen des Alltags zu schaffen. Wenn Sie also den ganzen Tag zu Hause sind, sollten Sie versuchen, in Ihrer freien Zeit möglichst oft hinauszugehen, Freunde zu treffen, Sport zu treiben, ins Kino oder in Konzerte zu gehen. Wenn die Tage bei Ihnen zu Hause durch immer wiederkehrende Abläufe bestimmt sind, brauchen Sie Abwechslung, Anregungen von außen und soziale Kontakte. Sich mit anderen auszutauschen, gibt Ihnen neue Kraft und erholsame Distanz zum Pflegealltag. Verzichten Sie nicht auf Ihre Interessen. Wer sich ausschließlich auf die Betreuung Pflegebedürftiger konzentriert, kann schnell in eine isolierte Situation geraten und die Lebensfreude verlieren.

Kontakte pflegen

Immer wieder kommt es vor, dass Freunde und Bekannte einer Familie, die über längere Zeit einen Pflegebedürftigen betreut, sich allmählich zurückziehen. Dies passiert vor allem dann, wenn sich dort alles auf die Pflege konzentriert und die gesamte Atmosphäre des Hauses dadurch geprägt scheint. Die Erfordernisse einer Pflege sind Außenstehenden zwar nicht immer leicht zu vermitteln. Viele Pflegende ziehen sich aber auch selbst mit der Zeit zu sehr zurück, weil sie erschöpft sind, sich selbst zu sehr erschöpfen.

Hier sollten Sie unbedingt gegensteuern! Wenn Sie Ihre Freundschaften vernachlässigen und auch keine Einladung mehr annehmen, werden diese mit der Zeit weniger werden. Je weniger Anregungen und Außenkontakte Sie haben, desto weniger anregend wirken Sie auf andere. Einsamkeitsgefühle und ein Alltag in Isolation sind bei Pflegenden häufig – und zählen zu den größten Belastungen, die eine Hauspflege mit sich bringen kann.

Körper und Geist bewegen

Wenn Sie durch die Pflege körperlich sehr in Anspruch genommen werden, zum Beispiel durch schweres Heben, sollten Sie auf genügend ausgleichende Bewegung achten. Wählen Sie eine Sportart, die Ihrem Rücken gut tut und gleichzeitig entspannt, wie zum Beispiel Schwimmen. Bauen Sie mehr Bewegung in Ihren Alltag ein, indem Sie möglichst viele Ihrer Wege zu Fuß oder mit dem Fahrrad zurücklegen.

Sport und Bewegung tun erwiesenermaßen nicht nur dem Körper gut, sie heben auch die Stimmung und gleichen seelische Belastungen aus. Ausdauersportarten wie Laufen entspannen, bringen auf andere Gedanken und halten fit. Wer sich genügend bewegt, wird nicht so leicht krank, und ein starkes Immunsystem kann auch Stress und psychische Anspannung besser verkraften. Sich regelmäßig zu bewegen, kostet nicht viel Zeit: Schon zwei- bis dreimal in der Woche ein leichtes halbstündiges Lauftraining und am Wochenende ein ausgedehnter Spaziergang sind völlig ausreichend.

Sport und Bewegung tun nicht nur dem Körper gut, sie heben auch die Stimmung.

Eine Wohltat für Körper und Geist sind Yoga-Übungen, die Sie allerdings nur unter Anleitung erlernen sollten. Eine sehr wirksame Methode, dem Stress entgegenzuwirken, ist auch das Autogene Training. Methoden zur Stressbewältigung und Rückengymnastik können Sie in Kursen erlernen, die die Krankenkassen speziell für pflegende Angehörige anbieten (→ Seite 46). Nutzen Sie solche Angebote: Abgesehen von den Kursinhalten lernen Sie dabei auch andere Menschen kennen, die in einer ähnlichen Situation leben wie Sie. Von Zeit zu Zeit sollten Sie sich für ein paar Tage ganz von der Pflege verabschieden und übers Wochenende wegfahren, ob mit dem Partner, mit Freunden oder Bekannten. Ein idealer Ausgleich ist zum Beispiel eine zweitägige Wander- oder Fahrradtour. Viel Bewegung im Freien und eine Übernachtung fern von zu Hause können eine spürbare Erholung in kurzer Zeit bedeuten.

Urlaub von der Pflege

Kurzurlaube lassen sich leichter organisieren als eine längere Abwesenheit von zu Hause. Einmal pro Jahr sollten Sie dennoch einen längeren Urlaub von der Pflege einplanen. Wenn Sie sehr erschöpft sind, könnte auch eine Kur eine wertvolle Hilfe bedeuten. Sprechen Sie mit Ihrem Hausarzt über diese Möglichkeit.

Wenn Sie als Hauptpflegende Urlaub brauchen, krank sind oder wegen anderer Verpflichtungen kurzzeitig nicht zur Pflege in der Lage sind, kann der Betreute eine sogenannte Ersatz- oder Verhinderungspflege in Anspruch nehmen. Für Laienhelfer und für professionelle Kräfte stehen bis zu 1 470, ab 1.1.2010 1 510 und ab 2012 1 550 Euro zur Verfügung. Übernehmen nahe Verwandte des Pflegebedürftigen die Pflege, gibt es ein der Pflegestufe entsprechendes Pflegegeld (→ Seite 115). Die Pflegekasse übernimmt die Kosten für die Verhinderungspflege bis zu vier Wochen im Jahr – vorausgesetzt, die Pflege wurde vorher ein halbes Jahr lang hauptsächlich von derselben Person geleistet.

Die Regelung soll die Kontinuität der Pflege während Urlaub, Krankheit oder sonstiger Abwesenheit der Pflegeperson gewährleisten und dieser die Möglichkeit geben, für eine gewisse Zeit Abstand zu gewinnen. Die Vertretungsleistungen können auch wochen-, tage- und sogar stundenweise in Anspruch genommen werden. Eine Verhinderungspflege sollte möglichst frühzeitig bei der Kasse beantragt werden. Entsprechende Vordrucke können Sie dort anfordern.

Um eine Verhinderungspflege bewilligt zu bekommen, müssen Sie nicht unbedingt wegfahren. Sie können auch zu Hause Urlaub machen, während der Betreute in die Ferien fährt – zum Beispiel um an einer Behindertenfreizeit teilzunehmen.

Auch dafür zahlt die Kasse 1 470, ab 2010 1 510 und ab 2012 1 550 Euro für vier Wochen pro Jahr.

In der Alltagspraxis muss eine Urlaubsvertretung natürlich gut geplant werden. Kümmern Sie sich möglichst frühzeitig um verlässliche Helfer, die als Ersatzpfleger infrage kommen. Sie sollten dem Betreuten bereits vertraut sein und, wenn es Laienpfleger sind, wissen, an welche professionelle Kraft sie sich zur Unterstützung wenden können.

Wenn es nicht gelingt, zu Hause eine Verhinderungspflege zu organisieren, müssen Sie deshalb nicht auf Ihren Urlaub verzichten. Vielleicht lässt sich eine Kombination aus stationärer Tages- oder Nachtbetreuung (→ Seite 157) und Ersatzpflege zu Hause besser verwirklichen. Schließlich gibt es noch die Möglichkeit der stationären Kurzzeitpflege (→ Seite 161). Eine Kurzzeitpflege kann innerhalb eines Jahres auch zusätzlich zur Verhinderungspflege in Anspruch genommen werden.

Krisenhilfe

Auch wenn eine häusliche Pflege gut gelingt, wird es Krisenzeiten geben, in denen es zu Konflikten zwischen Pflegenden und Gepflegten kommt oder in denen die Erschöpfung zu groß wird. Die Pflegebeziehung ist eng und von Abhängigkeit geprägt: Die Pflegebedürftigen sind auf ihre Betreuer angewiesen, und diese wiederum auf deren Kooperation. Niemand kann immer geduldig und verständnisvoll sein. Die Anforderungen von außen sind nicht immer gleich. Kommt dann noch eine Krankheit hinzu, kann der Pflegealltag zusammenbrechen. Wenn negative Gefühle überhand nehmen, Überdruss, Abwehr und Ekel Aggressionen hervorrufen, kommt es leicht zu Schuldgefühlen und Selbstvorwürfen. Wichtig ist dann, sich mit anderen austauschen zu können, seine Gefühle mitzuteilen und sich so zu entlasten.

Anzeichen und Ursachen für eine Krise in der Pflege können zum Beispiel sein:

TIPP

Suchen Sie Unterstützung

Nehmen Sie Unterstützungsangebote von außen wahr. Neben den Beratungen der Pflegestützpunkte, ambulanten Dienste und Sozialstationen kann der regelmäßige Kontakt zu anderen Menschen, die pflegen, sehr hilfreich sein: zum Beispiel in einer Selbsthilfegruppe oder in einem Gesprächskreis für Angehörige. Denn oft ist es auch für Freunde und Bekannte ohne vergleichbare Verpflichtungen sehr schwer, die Situation der Pflegenden wirklich zu verstehen.

- Der Pflegebedürftige verhält sich vorwurfsvoll, sehr anspruchsvoll oder abweisend gegenüber der Pflegeperson. Er lehnt bestimmte Pflegehandlungen ab, zieht sich in sich selbst zurück, verweigert Gespräche, ist aggressiv oder unruhig. Vielleicht fühlt er sich einsam, wehrlos oder entmündigt, ist deprimiert oder fürchtet zu sterben. Es kann sein, dass er Schmerzen hat und sich nicht verständlich machen kann, vielleicht auch bei bestimmten Pflegeverrichtungen.
- Der Betreute ruft ständig nach der Pflegeperson, verweigert seine Mithilfe beim Waschen oder Anziehen, sodass die Körperpflege viel mehr Zeit in Anspruch nimmt, oder er isst extrem langsam. Vielleicht fühlt er sich vernachlässigt und versucht so, mehr Aufmerksamkeit zu bekommen.
- Die Pflegeperson reagiert schnell gereizt, wird leicht müde, muss sich ständig zusammenreißen, um nicht ruppig mit dem Pflegebedürftigen umzugehen. Sie fühlt sich überfordert, von den alltäglichen Problemen niedergedrückt, lehnt den Betreuten ab, hat gleichzeitig Schuldgefühle.
- Die Pflegeperson leidet unter Schlafstörungen, ist häufig krank und entwickelt schließlich länger andauernde psychosomatische Beschwerden.

Wenn die Pflege zu Hause unmöglich wird

Wenn deutlich wird, dass Sie und Ihre Familie an die Grenzen des Machbaren gelangt sind, sollten Sie nach Alternativen zur häuslichen Pflege suchen. Versuchen Sie, sich nicht mit Selbstvorwürfen und Schuldgefühlen zu quälen, sondern sich klarzumachen: Wenn eine gute Pflege zu Hause nicht mehr zu schaffen ist, wird es auch dem Pflegebedürftigen in einer betreuten Einrichtung besser gehen.

Eine Betreuung in einer Wohngemeinschaft oder einem Pflegeheim kann auch die bessere Lösung sein, wenn sich der Gesundheitszustand des Betreuten so verschlechtert, dass es zu Hause immer schwieriger wird, ihn angemessen zu versorgen.

So erfordert die Pflege eines Demenzkranken im fortgeschrittenen Stadium eine Betreuung rund um die Uhr (→ Seite 88). Dies ist in der Familie meist nur für einen kurzen Zeitraum möglich – unter der Voraussetzung, dass die Haupt-Pflegeperson damit nicht allein gelassen wird.

Wenn sich die Situation zuspitzt und sich Gereiztheit und Pflegefehler häufen, wenn Sie sich immer öfter niedergeschlagen und kraftlos fühlen, sollten Sie dies ernst nehmen. Vielleicht ist eine Unterbrechung der Pflege nötig, ein Urlaub oder wenigstens eine kurze Auszeit wie ein Wochenende, an dem Sie wegfahren, bewusst abschalten und die Pflege hinter sich lassen. Eine Pflegepause ist kein Grund für ein schlechtes Gewissen, sie ist für beide Seiten von Zeit zu Zeit dringend nötig, um Abstand und neue Kräfte zu gewinnen. Überdenken Sie auch den Pflegealltag: Lässt er Ihnen genügend Raum für sich selbst und für ausgleichende Aktivitäten? Was ließe sich verändern? Brauchen Sie mehr professionelle Unterstützung?

Kriseneskalation

Krisensituationen in der Pflege können im Extremfall zu Gewaltausbrüchen gegenüber Betreuten eskalieren. Gewalt kommt in der Familie keineswegs seltener vor als im Heim, denn hier ist viel zu oft nur eine Person für die Pflege zuständig. Dauerstress durch vielfache Belastungen zehrt an den Nerven, zumal es zu Hause keinen Dienstplan, häufig auch keinen Feierabend und keine räumliche Distanz gibt. Nicht wenige Fälle häuslicher Gewalt entstehen in Beziehungen, die vorher schon schwierig waren: etwa in Ehen, in denen die pflegende Ehefrau lange Jahre unter dem Ehemann zu leiden hatte. Wo soll nun plötzlich die Liebe herkommen, die sie für eine Pflege ihres Mannes bräuchte? Wenn der vorher rücksichtslose Ehemann plötzlich hilflos wird, ist auch „Rache" keine seltene Reaktion: Nun wird der Unterdrücker schikaniert, jahrelang angesammelte Demütigungen schlagen um in Wut und Aggression.

Gewalt gegen Pflegebedürftige kann viele Formen annehmen: körperliche Misshandlung, von Schlägen bis hin zu sehr ruppiger „Körperpflege", seelische Gewalt zum Beispiel durch Drohungen, Beleidigungen oder Missachtung. Manchmal werden Betreute vom Familienleben ausgeschlossen oder gemaßregelt, indem Hilfeleistungen unterlassen werden.

Wenn es häufiger passiert, dass die Nerven durchgehen und es zu Gewalthandlungen kommt, ist es höchste Zeit für eine große Pause in der Pflege – zum Entspannen und Neu-Überdenken der Situation. Spätestens dann sollte Unterstützung von außen hinzugezogen werden.

Manchmal könnte ich …

„Als wir vor drei Jahren meine pflegebedürftige Schwiegermutter bei uns aufgenommen haben, hätte ich nie gedacht, was sich daraus mal entwickeln würde. Man sollte doch recht vorsichtig sein mit Äußerungen wie ‚Mach Dir keine Sorgen, wir pflegen Dich bis zum Ende, Du kommst in kein Altenheim'.

Die pflegerischen Arbeiten sind für mich gar nicht so das Schlimmste. Fürchterlich ist es, mit einem Menschen zusammenleben zu müssen, der immer nur einen grimmigen Gesichtsausdruck hat, den ganzen Tag am Stöhnen ist und dem man nichts recht machen kann. Das zieht mich emotional richtig mit runter. Es tut mir Leid, dass ich das so sage, aber meine Schwiegermutter braucht morgens noch nicht einmal etwas zu mir gesagt haben, es reicht schon, wenn ich in ihr Gesicht schaue, dann könnte ich … ich bin ein friedliebender Mensch, aber sie hat es tatsächlich geschafft, dass ich das Essen über den Tisch geworfen habe. Ich bin des Öfteren, obwohl ich es gar nicht will, auf 180.

Wenn das noch lange so weitergeht, dann gebe ich keine Garantie, dass sie wirklich bis zum Ende bei uns bleibt. Das ganze Familienleben wird in Mitleidenschaft gezogen. Man will gerne für einen anderen sorgen, solange die Familie und auch die Ehe nicht daran kaputtgehen. Aber so ist der Preis einfach zu hoch."

Frau Ä.: Wer von beiden ist schlimmer dran?,
aus: Gröning u. a.: Pflegegeschichten

Gesprächskreise und Selbsthilfegruppen

Im ganzen Bundesgebiet gibt es Selbsthilfegruppen, in denen sich Menschen zusammenfinden, die an einer bestimmten Erkrankung oder Behinderung leiden, oder für Angehörige dieser Menschen. Selbsthilfegruppen für Pflegende sind meist Gesprächskreise pflegender Angehöriger.

Der Erfahrungsaustausch, die gegenseitige Unterstützung und das Knüpfen privater Kontakte in Selbsthilfegruppen bedeutet für die meisten Betroffenen eine wertvolle Hilfe und Entlastung. Schon zu Beginn einer häuslichen Pflege erfahren

Angehörige hier vieles, was ihnen die Betreuung zu Hause sehr erleichtern kann.

Der Austausch mit anderen Pflegenden kann schon zu Beginn einer häuslichen Pflege eine wertvolle Unterstützung sein und helfen, Probleme zu lösen oder schon im Vorfeld zu vermeiden.

Ein wichtiges Thema in Angehörigengruppen ist, sich abgrenzen zu lernen und Schuldgefühle gegenüber den Betreuten zu bewältigen (→ Seite 34). Wenn in der Gruppe eine vertrauensvolle Atmosphäre herrscht, ist es möglich, sich selbst über Tabuthemen wie Gewalt, Tod und Sterben oder den für viele schwierigen Umgang mit der Sexualität des Betreuten auszusprechen. Manchmal gelingt dies auch besser in persönlichen Gesprächen mit einzelnen Gruppenmitgliedern oder in einer psychologischen Beratung (→ Seite 46).

Viele Pflegende entdecken erst in einem Gesprächskreis, dass sich ihre wie ein unüberwindbarer Berg auftürmende Belastung aus mehreren unterscheidbaren und einzeln durchaus lösbaren Problemen zusammensetzt. Sie bekommen allmählich das Gefühl, dass diese Schritt für Schritt zu bewältigen sind.

Angehörigengruppen und Gesprächskreise werden von fast allen in der Pflege tätigen Institutionen und Verbänden sowie von vielen ambulanten Diensten angeboten oder vermittelt. Sie informieren auch darüber, in welcher Form die Gruppe

TIPP

Telefonseelsorge

Wenn sich die Belastungen durch die Pflege einmal kurzfristig zugespitzt haben, kann der Anruf bei einer Telefonseelsorge oder einem vor Ort angebotenen Krisentelefon eine wichtige Stütze sein. Hier erreichen pflegende Angehörige rund um die Uhr ein offenes Ohr, um sich ihren Kummer von der Seele zu reden. Denn manchmal stehen Gesprächspartner gerade dann nicht zur Verfügung, wenn man sie dringend bräuchte.

Die Telefonseelsorge ist bundesweit gebührenfrei unter den Telefonnummern **0 800/111 0 111** und **0 800/111 0 222** erreichbar. Sie ist ein Angebot der Kirchen. Speziell geschulte Mitarbeiter beraten hier anonym und vertraulich, hören zu und spenden Trost.

Unter **www.telefonseelsorge.de** gibt es zudem die Möglichkeit, sich in einem geschützten Chat an kompetente Berater zu wenden.

organisiert ist, ob es eine reine Selbsthilfegruppe ist oder ob sie von einer psychologisch ausgebildeten Person geleitet wird, und ob es dort um spezielle oder allgemeine Themen geht.

Beratung und Fortbildung

Fachkundige Unterstützung ist bei der Planung und Bewältigung der Pflege sehr wichtig. Weiterhelfen können Ihnen Fachkräfte der ambulanten Pflegedienste, Haus- und Fachärzte, das Sozialamt, die Pflegeberatungsstellen der Gemeinden, Krankenhaus-Sozialdienste, die Pflege- und Krankenkassen, Wohlfahrtsverbände und Sozialen Dienste sowie die Einrichtungen der Altenhilfe und Behindertenfürsorge. Die Kirchen bieten auch seelsorgerischen Beistand für Pflegebedürftige und Betreuer durch Pfarrer oder ehrenamtliche Mitarbeiter der Gemeinde. Wenn es gilt, berechtigte Ansprüche gegenüber der Pflegekasse durchzusetzen, empfiehlt sich die Beratung durch eine Verbraucherzentrale (**www.verbraucherzentralen.de**).

Vielfältige Unterstützungsangebote für Pflegende und Betreute gibt es im gesamten Bundesgebiet, zum Beispiel:

- Psychosoziale Beratung: Gesprächskreise für Pflegende, Information über und Vermittlung von Selbsthilfegruppen.
- Informationen über ambulante Dienste, über mobile soziale Dienste und Serviceangebote wie zum Beispiel Fahrdienste oder „Essen auf Rädern" (→ Seite 163).
- Beratung zu speziellen Themen wie Ernährung, Pflegetechniken oder auch Sterbebegleitung.
- Wohnberatung: Hilfe bei Fragen der alters- oder behindertengerechten Wohnungsanpassung (→ Seite 50).
- „Rückenschule" für Pflegende, Sport und Bewegungstherapie.
- Angebote zum Erlernen von Entspannungstechniken wie Autogenes Training.

Informationen über die Möglichkeiten an Ihrem Wohnort bekommen Sie bei den oben aufgeführten Institutionen und Verbänden.

Individuelle Pflegeberatung und Pflegestützpunkte

Vor der Reform des Pflegeversicherungsgesetzes von 2008 waren die Pflegekassen lediglich zu allgemeiner Auskunft und Beratung zu Versicherungsleistungen und Anbietern verpflichtet. Seit dem 1. Januar 2009 gibt es nun einen gesetzlichen Anspruch auf individuelle Pflegeberatung durch die gesetzlichen und privaten Pflegekassen. Speziell dafür qualifizierte Mitarbeiter der Pflegekassen sollen sich der Sorgen und Fragen von Hilfe- und Pflegebedürftigen und ihren Angehörigen annehmen und sie persönlich begleiten. Auf Wunsch wird ein individueller Hilfeplan entwickelt und Unterstützung bei der Umsetzung geleistet ("Fallmanagement"). Die individuelle Pflegeberatung wird in Pflegestützpunkten angeboten, kann aber auch bei Hilfesuchenden zu Hause stattfinden.

Die Einrichtung von Pflegestützpunkten als zentrale Anlaufstellen für Pflegebedürftige und ihre Angehörigen ist eine weitere Neuerung der Pflegereform 2008. Unter einem Dach ist hier neben individueller Beratung auch die Vermittlung und Koordination von pflegerischen und medizinischen Leistungen sowie von sozialen Hilfen vorgesehen. Ziel ist, möglichst alle vor Ort verfügbaren Angebote rund um die Pflege – ob Pflegedienste, mobile soziale Dienste, Altenhilfe, Sozialamt oder auch ehrenamtlich Tätige – leichter zugänglich zu machen als bisher.

Die Umsetzung dieses Konzepts ist den einzelnen Bundesländern überlassen. Der konkrete Aufbau von Pflegestützpunkten liegt in der Verantwortung der Kranken- und Pflegekassen. Sie sollen dabei möglichst die vor Ort bereits vorhandenen Informations-, Beratungs- und Koordinierungsstellen einbeziehen und eine unabhängige Beratung gewährleisten. Da solche Angebote im Bereich der Pflege regional bisher sehr unterschiedlich vertreten sind, wird es sicherlich eine Weile dauern, bis im gesamten Bundesgebiet flächendeckend Pflegestützpunkte zur Verfügung stehen.

Wenn Sie Leistungen der Pflegeversicherung beantragen, informiert Sie Ihre Pflegekasse darüber, wo sich der nächste Pflegestützpunkt befindet und / oder welche Pflegeberatung für Sie vor Ort erreichbar ist.

Pflegekurse

Die Teilnahme an einem Pflegekurs ist über die Vermittlung von Sachkenntnissen hinaus eine wichtige Möglichkeit zum Erfahrungs- und Gedankenaustausch mit anderen Pflegenden. Manche Angehörigen befreien sich erst durch die Teilnahme an solchen Kursen aus einer durch die Pflege entstandenen Isolation, knüpfen wertvolle Kontakte und finden sich vielleicht zu regelmäßigen Gesprächen zusammen.

Pflegekurse vermitteln die Pflegekassen, meist in Zusammenarbeit mit Wohlfahrtsverbänden. Sie sind in der Regel kostenlos. Die Kursprogramme beinhalten unter anderem:

- Überlegungen zu den *Aktivitäten des täglichen Lebens:* Hier geht es um die Einschränkungen in den alltäglichen Dingen und Tätigkeiten, unter denen Pflegebedürftige leiden, um deren Auswirkungen auf die Pflegepraxis und die Pflegebeziehung.
- *Medizinische Kenntnisse:* Vermittlung von Wissen über medizinische Zusammenhänge und Pflegeerfordernisse bei Krankheiten wie Diabetes, Parkinson, Alzheimer oder nach einem Schlaganfall.
- *Körperpflege:* Möglichkeiten und Techniken der Körperpflege und wie man Betreute am besten dabei unterstützt (Hilfe zur Selbsthilfe).
- *Kommunikation:* Wie eine einfühlsame und partnerschaftliche Beziehung zum Betreuten gelingen kann.
- *Vorbeugung:* Maßnahmen gegen Folgeerkrankungen wie Druckgeschwüre bei Bettlägerigen.
- *Hilfsmittel:* Individuelle Beratung und Anleitung zu notwendigen oder nützlichen technischen Hilfen sowie Pflegemitteln.
- *Beratung* bei speziellen Pflegeproblemen, aber auch zu Unterstützungsmöglichkeiten, zum Beispiel durch Ambulante oder Soziale Dienste.
- *Pflege der Pflegenden:* Wie man Überforderung vermeidet und Wege findet, mit belastenden Situationen und negativen Gefühlen besser umzugehen. Wie man als Pflegender auf sich selbst achtet und Möglichkeiten des Ausgleichs finden kann.

Psychologische Beratung

Während es in der Pflegeberatung vorwiegend um die Bewältigung von Pflegeproblemen geht, kann eine psychologische Beratungsstelle in verschiedensten Konfliktsituationen, schwierigen existenziellen Entscheidungen, Lebenskrisen und bei Problemen in Ehe und Familie wertvolle Hilfe leisten. Ehe- und Familienberatungsstellen gibt es in jeder Stadt. Dort arbeitet meist ein Team aus Psychotherapeuten, Psychologen, Sozialpädagogen, je nach Größe der Einrichtung und Trägerorganisation manchmal auch Ärzte, Juristen oder Theologen. Getragen werden die Beratungsstellen von den Ländern und Gemeinden, den Wohlfahrtsverbänden oder den Kirchen. Die Beratung ist anonym und meist kostenlos, für die Mitarbeiter besteht Schweigepflicht.

Die Berater verstehen sich als Helfer in Problem- und Krisensituationen. Sie haben deshalb kaum fertige Lösungen anzubieten – es geht vielmehr darum, den Ratsuchenden dabei zu helfen, den für sie richtigen Weg zu finden. Oft genügen schon zwei bis drei Beratungstermine, um klarer zu sehen; manchmal dauert eine beratende Begleitung auch mehrere Wochen, je nach Bedarf.

Adressen von Beratungsstellen finden Sie im örtlichen Telefonbuch unter „Beratung“. Auch die Pflegeberatungsstellen können Sie weitervermitteln (→ auch Seite 168, Auskunftsstellen).

Pflichtbesuche: Alles unter Kontrolle?

Wenn Sie ohne professionelle Unterstützung pflegen und ausschließlich Pflegegeld in Anspruch nehmen, bekommen Sie einmal pro Halbjahr (bei Pflegestufe I und II) beziehungsweise einmal im Vierteljahr (bei Pflegestufe III) einen Pflichtbesuch von einer Fachkraft eines Pflegedienstes. Bei diesem Besuch wird geprüft, ob die Pflege bei Ihnen zu Hause weiterhin problemlos ohne Unterstützung durchgeführt werden kann, und ob die Qualität der Pflege den Bedürfnissen des Betreuten entspricht.

Diese Besuche dienen dem Schutz des Pflegebedürftigen sowie der Unterstützung und Anleitung der pflegenden Angehörigen, nicht etwa ihrer Maßregelung.

Die Fachkräfte vermitteln aktuelles Fachwissen, geben praktische Informationen und Tipps und helfen auf diese Weise, möglichst gute Pflegebedingungen zu sichern. Schließlich sind ehrenamtlich Pflegende Laien. Nicht immer reicht ihre Erfahrung, um Pflegefehler zu vermeiden und die Betreuten auch dann optimal zu versorgen, wenn sich zum Beispiel ihr Gesundheitszustand verschlechtert.

Die Wahrnehmung regelmäßiger Besuchstermine durch ausgebildete Pflegefachkräfte ist im Pflegeversicherungsgesetz als „Mitwirkungspflicht des Pflegebedürftigen" festgeschrieben. Der Pflegedienst leitet nach jedem Besuch einen Bericht an die Pflegekasse weiter. Er informiert insbesondere über Veränderungen der Pflegesituation, zusätzlich nötig gewordene Hilfsmittel, Rehabilitationsmaßnahmen oder mehr Unterstützung für die Pflegenden. Der Pflegebedürftige erhält eine Kopie des Berichts.

Wer die Pflichtbesuchstermine nicht wahrnimmt, muss mit einer Kürzung oder Streichung des Pflegegelds rechnen. Wenn die Pflegekasse innerhalb eines Halb- beziehungsweise Vierteljahreszeitraums keine Meldung über einen erfolgten Pflichtbesuch erhält, mahnt die Kasse zunächst an, den Termin nachzuholen. Bleibt dies aus, wird das Pflegegeld um die Hälfte gekürzt. Eine Verweigerung auch des nächsten Termins führt zur Streichung des Pflegegelds.

Sie können den Pflegedienst, mit dem Sie in den vorgeschriebenen Abständen Besuchstermine vereinbaren, selbst auswählen und sollten dies auch gezielt tun (→ Seite 141). Auch außerhalb der Pflichttermine ist es gut, professionelle Ansprechpartner in der Nähe zu wissen, die Sie kennen, die über die Pflegebedingungen bei Ihnen zu Hause informiert sind und die in Notfällen ohne große Vorbereitungen einspringen können. Außerdem müssen Sie stets damit rechnen und für den Fall vorsorgen, dass sich Ihre oder die Situation des Betreuten ungeplant so verändert, dass mehr Unterstützung von außen nötig wird.

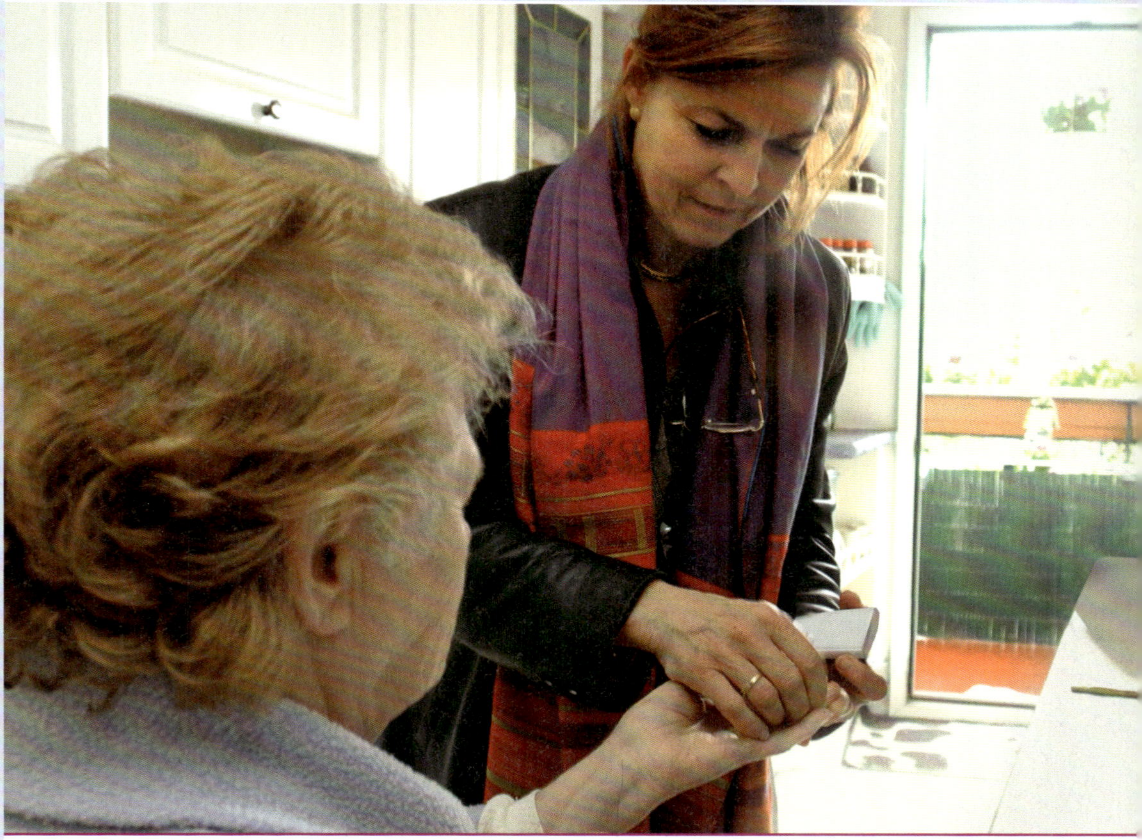

Der Pflegealltag

Dieses Kapitel bietet in knapper Form einen Überblick über die wichtigsten Pflegetätigkeiten und täglichen Anforderungen. Es kann in diesem Rahmen lediglich eine Vorstellung davon vermitteln, welche Arbeiten in den meisten Fällen bei der häuslichen Pflege anfallen. Zudem ist jede Pflegesituation einzigartig, dabei zugleich veränderlich – es kommt darauf an, zu erkennen, was im konkreten Fall und unter den gegebenen Umständen sinnvoll und hilfreich ist. Dies gelingt mit der Zeit immer besser als zu Beginn der Pflege.

Viele der pflegerischen Aufgaben, von der Körperpflege bis zum Umgang mit Inkontinenz, setzen Kenntnisse und Techniken voraus, zu denen es zahlreiche, teilweise sehr hilfreiche und detaillierte Ratgeber gibt (→ Literaturtipps, Service, Seite 220). Bücherwissen allein genügt jedoch nicht, um verantwortungsvoll pflegen zu können. Pflegetätigkeiten, wie zum Beispiel das richtige Lagern und Heben eines Bettlägerigen, der sich kaum noch selbst bewegen kann, müssen unter Anleitung erfahrener Fachkräfte erlernt und geübt werden. Dies geschieht am besten in einem Pflegekurs (→ Seite 45), unter Umständen auch zu Hause am Pflegebett.

Darüber hinaus ist in vielen Situationen ein Quäntchen Fantasie nötig, bedarf es Intuition, die aus dem täglichen Umgang mit dem Betreuten erwächst und die hilft, eine gute Pflege zu garantieren und Schwierigkeiten zu meistern.

Die Wohnung anpassen

Behinderte und gebrechliche Menschen kommen in einer eigenen Wohnung, die nach ihren Bedürfnissen ausgestattet ist, oft noch lange allein oder mit ambulanter Unterstützung zurecht. Umgekehrt wird fremde Hilfe im Alltag manchmal nur deshalb nötig, weil die Wohnung überhaupt nicht altersgerecht angepasst ist. Eine mangelhafte Wohnsituation kann auch den Grund für einen Umzug ins Heim liefern, obwohl eine Vollversorgung keineswegs nötig wäre.

Eine Wohnung alten- oder behindertengerecht (baulich) umzugestalten und einzurichten bedeutet, sie den körperlichen Einschränkungen sowie der abnehmenden Beweglichkeit im höheren Alter anzupassen und die Sicherheit zu erhöhen, zum Beispiel um Stürze zu vermeiden. Meist ist dazu, abgesehen von einer eventuellen Umgestaltung des Badezimmers, kein großer Umbau nötig. Schon Änderungen am Mobiliar, einfache praktische Vorrichtungen und der Einsatz von Hilfsmitteln können wesentlich dazu beitragen, das alltägliche Hantieren in der Wohnung zu erleichtern.

Wenn ein pflegebedürftiger Mensch in die Wohnung eines Angehörigen zieht, muss vielleicht die ganze Wohnung oder das Haus neu aufgeteilt werden, wenn kein geeignetes Zimmer für den Pflegebedürftigen frei ist. Auch in diesem Fall ist eine Wohnungsanpassung ratsam, denn sie erleichtert die häusliche Pflege eines Angehörigen und hilft, seine Selbstständigkeit zu erhalten.

Wohnberatung

Zu allen Fragen einer Umgestaltung oder pflegegerechten Anpassung der Wohnung empfiehlt sich eine Beratung von Fachkräften einer Wohnberatungsstelle. Die Mitarbeiter kommen auf Anfrage ins Haus und stellen vor Ort und im Gespräch fest, welche Mängel es zu beheben gilt und welche Maßnahmen am besten geeignet sind, um die Wohnung dem Bedarf entsprechend anzupassen.

Die Unterstützung von Fachkräften ist wichtig, weil es nicht immer einfach zu beurteilen ist, was sich in den eigenen vier Wänden ändern müsste. Sie kennen das vielleicht von sich selbst oder Ihren Eltern: Man hat sich an Unbequemes gewöhnt, nimmt Gefahrenquellen gar nicht wahr (zumindest solange nichts passiert), begegnet Veränderungen mit Widerwillen, hält sie für unbezahlbar oder denkt insgeheim „für mich lohnt sich das doch gar nicht mehr". Eine Wohnberatung kann hier wichtige Denkanstöße geben und deutlich machen, warum sich Anpassungen und Umgestaltungen in der Wohnung nicht nur lohnen, sondern sogar notwendig sind, um eine häusliche Pflege zu ermöglichen und auch bei Hilfebedürftigkeit im vertrauten Zuhause gut und sicher leben zu können.

An das Beratungsgespräch schließt sich praktische Hilfe an, wenn es darum geht, die nötigen Schritte zu planen und umzusetzen. Wohnberater klären zum Beispiel, welche Finanzierungsmöglichkeiten infrage kommen (→ Seite 56), sie vermitteln und überwachen Handwerksarbeiten und kümmern sich um die Beschaffung von Hilfsmitteln. Wohnberatungsstellen arbeiten eng mit den Ratsuchenden und deren Angehörigen, mit Hauseigentümern, Handwerkern und Sanitätshäusern, den Kranken- und Pflegekassen, Ämtern und Behörden, bei Bedarf auch mit behandelnden Ärzten sowie mit betreuenden Hilfs- und Pflegediensten zusammen.

Manche Wohnberatungsstellen finanzieren sich zum Teil über Gebühren, die ihre Kunden selbst zahlen müssen. Anerkannt Pflegebedürftige können die Beratungsgebühren von ihrer Pflegekasse als „vorbereitende Leistung für eine wohnumfeldverbessernde Maßnahme“ (→ Seite 128) erstattet bekommen. Eine Erstberatung wird jedoch meist kostenlos angeboten.

Informationen und Kontakte

Das Angebot an Wohnberatungsstellen ist derzeit noch weit von einem flächendeckenden Service entfernt und regional sehr ungleich verteilt. Nach aktuellen Schätzungen gibt es an die 250 Wohnberatungsstellen in ganz Deutschland, die meisten davon in Nordrhein-Westfalen und Baden-Württemberg. Wenn es bei Ihnen vor Ort keine spezielle Wohnberatungsstelle gibt, können Sie sich zum Beispiel an das Sozial- oder Wohnungsamt Ihrer Gemeinde, an die Sozialstationen der Wohlfahrtsverbände oder an ambulante Pflegedienste wenden. Auf Anfrage wird Ihnen in der Regel eine Wohnberatung durch Fachkräfte vermittelt. Auskunft erhalten Sie außerdem bei Altenhilfeorganisationen, Verbraucherzentralen, manchen Wohnungsbaugenossenschaften sowie bei den Kranken- und Pflegekassen.

In Sanitätshäusern können Sie sich umfassend über Hilfsmittel wie Wannenlifter oder Duschhocker informieren, viele Produkte ausprobieren und vergleichen. Inzwischen haben sich auch manche Handwerksbetriebe auf barrierefreies Wohnen eingestellt.

Vielleicht kann Sie darüber hinaus die Architektenkammer Ihrer Region bei Umbauten beraten oder Ihnen Adressen von Architekten vermitteln, die sich auf altersgerechtes Wohnen spezialisiert haben.

TIPP

Kontaktadressen

Wohnberatungsstellen Freier Träger bieten meist eine unabhängige Beratung und helfen Betroffenen auch, Ansprüche gegenüber Ämtern und Kassen durchzusetzen.

Überregionale Kontaktadresse:

Bundesarbeitsgemeinschaft Wohnungsanpassung e. V.
c/o Koordinierungsstelle rund ums Alter
Mühlenstraße 48, 13187 Berlin
Tel. 0 30/47 53 17 19, Fax 0 30/47 53 18 92
info@wohnungsanpassung.de
www.wohnungsanpassung.de

Unter **www.wohnungsanpassung.de/adressen/rahmenkontakt.htm** erhalten Sie die Adressen der regionalen Ansprechpartner der Bundesarbeitsgemeinschaft (BAG) Wohnungsanpassung sowie eine aktuelle Liste sämtlicher BAG-Wohnberatungsstellen. Auf der Homepage finden Sie außerdem Hinweise auf Veröffentlichungen.

Die „pflegeleichte" Wohnung

Eine Wohnung, in der es sich auch bei Hilfebedürftigkeit weitgehend selbstständig leben lässt, zeichnet sich durch die unten aufgelisteten Merkmale aus, die als Orientierungshilfe dienen können. Eine „betreute" Wohnung (→ Seite 170) sollte diese Kriterien in jedem Fall erfüllen. Vorhandene Wohnungen im normalen Wohnungsbestand sind jedoch nur selten gut für das Leben im Alter oder mit Behinderungen ausgestattet, deshalb sind bei der Wohnlage und -ausstattung meist Kompromisse nötig. Das gilt natürlich auch, wenn ein Pflegebedürftiger im Haus von Angehörigen betreut wird. Wichtig ist, realisierbare Lösungen zu finden, die die Bedürfnisse von Betreuten, Pflegenden und ihren Familien berücksichtigen.

Wohnumfeld:

- Die Wohnung ist mit öffentlichen Verkehrsmitteln gut erreichbar.
- Die täglichen Einkäufe lassen sich zu Fuß erledigen.
- Hausarztpraxis und Apotheke sind nicht weit entfernt, im Wohnviertel sind ambulante Dienste ansässig.
- Soziale und kulturelle Treffpunkte wie etwa ein Seniorencafé oder eine Tagesstätte sind problemlos erreichbar.
- Ein Park oder eine Grünanlage zum Spazierengehen befindet sich in der Nähe.

Lage und Ausstattung:

Die Wohnung ist

- über einen Aufzug zu erreichen oder ebenerdig gelegen.
- weder zu groß noch zu klein, das heißt, sie bietet auch alleinlebenden Personen ein Wohn- und ein Schlafzimmer sowie eine geräumige Küche und ein nicht zu enges Bad mit angepassten Sanitäreinrichtungen.
- einfach und bequem zu beheizen, am besten über eine Zentral- oder Etagenheizung mit Temperaturreglern in Greifhöhe. Die Bedienung von Kohle- oder Ölöfen ist für Ältere unzumutbar und kann zur Gefahr werden.
- hell, gut zu belüften und hat einen stufenlos zugänglichen Balkon, eine Terrasse oder einen kleinen Garten. An der frischen Luft sitzen zu können, ohne dafür das Haus verlassen zu müssen ist vor allem dann wichtig, wenn man nicht mehr sehr mobil ist.

- mit Fenstern ausgestattet, die auch in Sitzhöhe den Ausblick nach draußen ermöglichen und sich leicht öffnen und schließen lassen.
- großzügig geschnitten: Die Räume sind nicht zu eng und verwinkelt, der Flur und die Türen sind breit genug oder lassen sich verbreitern, wenn Gehhilfen oder ein Rollstuhl benötigt werden.
- barrierefrei: Türschwellen wurden entfernt, Treppenabsätze, Podeste oder Ähnliches abgebaut oder mit einem fest installierten Brett begehbar gemacht.
- mit einem funktionierenden Notrufsystem ausgestattet: Das ist in betreuten Wohnungen zum Beispiel eine Haus-Notrufanlage, kann in einem normalen Mietshaus aber auch eine direkte Leitung zu den Nachbarn sein (→ Seite 166).

Eine rollstuhlgerechte Wohnung hat mindestens 80, besser 90 Zentimeter breite Türen, bietet vor allem in Küche und Bad ausreichend Bewegungsraum und Platz für spezielle Einbauten wie eine unterfahrbare Spüle (also ohne Unterschrank). Eventuell müssen Türklinken, Fenstergriffe und Lichtschalter tiefer angebracht werden. Eine fachliche Beratung ist hier unbedingt nötig.

Vermieter informieren

Wenn es sich um eine Mietwohnung handelt und größere bauliche Veränderungen nötig werden, müssen Sie den Vermieter informieren. Er muss den Umbau genehmigen. Zwar kann er behindertengerechte Anpassungsmaßnahmen nicht ablehnen, wohl aber verlangen, dass Sie Umbauten bei Aufgabe der Wohnung wieder rückgängig machen. In der Regel wird dies jedoch nicht der Fall sein, denn eine Wohnungsanpassung bedeutet eher eine Wertsteigerung der Immobilie. Machen Sie Ihrem Vermieter klar, dass die Investition sich auch für ihn rentiert. Vielleicht beteiligt er sich sogar an den Kosten.

Wohnbereich und Küche

Wenn ein Pflegebedürftiger im Haushalt lebt, ist es sinnvoll, möglichst alle gemeinsam genutzten Räume behindertengerecht anzupassen. Zum Beispiel erleichtern Haltegriffe und Handläufe im Flur und im Wohnzimmer dem Betreuten, sich sicher in der Wohnung zu bewegen. Wichtig ist, Barrieren und mögliche Stolperfallen wie Türschwellen, lose Kabel und Ähnliches zu beseitigen. Teppiche sollten nach Möglichkeit fest verklebt oder so verlegt werden, dass sie nicht verrutschen können. Eine gute Beleuchtung der Wohnung ist wichtig, an manchen Stellen auch die Installation von Leuchtschaltern für die Nacht.

Vor allem wenn ein Demenzkranker im Haushalt lebt, ist ein ausreichender Brandschutz nötig. Lassen Sie in der Küche, im Flur und im Zimmer des Betreuten Rauchmelder anbringen. Sie warnen vor einem Zimmerbrand, noch bevor er richtig ausbricht. Außerdem sollte ein funktionstüchtiger Feuerlöscher an einer zentralen Stelle der Wohnung angebracht sein.

Achten Sie darauf, dass die Möbel im Wohnbereich so stabil und kippsicher sind, dass es möglich ist, sich auf ihnen abzustützen. Wenn sich der Betreute mit einer Gehhilfe fortbewegt oder im Rollstuhl sitzt, ist genügend Platz zum Manövrieren nötig – das kann bedeuten, die Möbel umzustellen oder sich von einzelnen Stücken vorübergehend zu trennen.

Als gemütlicher Platz im Wohnzimmer bietet sich für den Pflegebedürftigen ein bequemer Fernseh- beziehungsweise Lesesessel mit Armlehnen an. Ein guter Liegesessel lässt sich per elektrischen Knopfdruck in verschiedene Positionen verstellen und stützt den Körper in einer angenehmen, halb liegenden Stellung ab. Wichtig ist eine passende Sitzhöhe: je nach Körpergröße etwa 40 bis 50 Zentimeter über dem Boden.

Wenn in der Küche genügend Platz vorhanden ist, kann ein Teil der Arbeitsplatte tiefer angebracht werden, sodass er für Arbeiten im Sitzen geeignet ist und der Betreute in der Küche mithelfen kann, wenn er möchte. Sowohl dort als auch am Küchentisch leistet ein stabiler Stuhl, möglichst mit Armlehnen zum Abstützen, gute Dienste.

Das Bad

Ein zu kleines und ungünstig aufgeteiltes Badezimmer kann für Hilfebedürftige und Pflegende zum Handicap werden. Um sich im Bad bequem und sicher bewegen zu können, ist deshalb oft eine Umgestaltung nötig.

- Wichtig ist vor allem ein einfach und gefahrlos zugänglicher Duschplatz. Ideal ist der Einbau einer bodengleichen Dusche. Als Alternative genügt vielleicht auch eine Duschtasse mit sehr niedrigem Rand. Zum bequemen und sicheren Duschen im Sitzen gibt es spezielle Klappsitze, die an der Wand befestigt werden.
- Rutschfeste Gummimatten oder -haftflecken mit Saugnäpfen sind empfehlenswert, wenn in Duschen oder Wannen die Gefahr besteht auszurutschen. Neue Duschbecken gibt es bereits mit rutschhemmendem Belag.

Auch die rutschgefährlichen Bereiche außerhalb der Dusche sollten Sie sichern. Wird das Bad ohnehin umgebaut, wählen Sie möglichst kleinteilige, griffige Bodenfliesen.

- Den Einstieg in eine Badewanne erleichtert ein Badebrett, das über die Wanne gelegt und an deren Rändern befestigt wird. Darauf lässt sich auch im Sitzen duschen.
- Wannenlifter machen es meist auch sehr gebrechlichen Menschen möglich, gefahrlos in die Wanne zu gelangen und ein entspannendes Bad zu genießen. Die Kosten für einen Badewannenlifter übernimmt die Kranken- oder Pflegekasse bis auf einen Eigenanteil, wenn das Gerät als Hilfsmittel ärztlich verordnet wurde (→ Seite 133).
- In der Dusche und an der Badewanne sind fest montierte Haltegriffe in der richtigen Position unverzichtbar.
- Auch neben der Toilette sind Haltegriffe zum Abstützen beim Aufstehen sinnvoll. Die für Pflegebedürftige meist zu niedrigen Toilettensitze lassen sich bei Bedarf durch einen Aufsatz mit Armstützen erhöhen.
- Ausreichend Platz vor dem Waschbecken und Beinfreiheit darunter ermöglichen das Waschen im Sitzen und erleichtern Pflegenden die Hilfestellung.
- Sie können Platz im Bad gewinnen, wenn Sie die Tür so anbringen lassen, dass sie nach außen aufgeht. Das ist auch aus Sicherheitsgründen eine sinnvolle Maßnahme: So lässt sich die Tür öffnen, falls der Betreute im Bad stürzen und hilflos vor der Tür liegen sollte.

Finanzierung

Maßnahmen zur Wohnungsanpassung müssen nicht teuer sein. Viele praktische Hilfsmittel, die den Wohnalltag erleichtern, sind preiswert oder werden von der Kranken- oder Pflegekasse übernommen. Der aufwendigste Posten ist meist ein Umbau des Badezimmers, also zum Beispiel der Einbau einer bodengleichen Dusche. Falls solche teuren Anpassungen nötig sind, gibt es aber in der Regel Zuschüsse, die sie erschwinglich machen können.

Finanzierungshilfen zur Wohnungsanpassung werden unter bestimmten persönlichen Voraussetzungen wie Pflegebedürftigkeit, Krankheit oder Behinderung gewährt. Auch wer mit einer sehr bescheidenen Rente auskommen muss und weder Ersparnisse hat noch Angehörige, die bereit und finanziell in der Lage sind einzuspringen, kann mit Hilfen rechnen.

Bei anerkannter Pflegebedürftigkeit zahlt die Pflegekasse bis zu 2 557 Euro Zuschuss für eine Maßnahme zur Wohnungsanpassung, also zum Beispiel für den Einbau eines Treppenlifts oder die Verbreiterung von Türen (→ Seite 128). Der zu zahlende Eigenanteil richtet sich nach den jeweiligen Einkommensverhältnissen. Ein solcher Zuschuss kann auch ein zweites Mal gewährt werden: wenn der Pflegebedarf sich so verändert hat, dass erneute Anpassungsmaßnahmen nötig werden.

Menschen mit einer Behinderung können Zuschüsse oder ein zinsloses Darlehen im Rahmen der Eingliederungshilfe für Behinderte über das Sozialamt erhalten. Finanzhilfen für die Instandsetzung und altersgerechte Verbesserung von Wohnraum können bei Bedürftigkeit auch nach dem Altenhilfeparagraf des XII. Sozialgesetzbuchs (Sozialhilfe) gewährt werden. Der zuständige Ansprechpartner ist das Sozialamt.

Manche Gemeinden bieten auch Zuschüsse für Umbaumaßnahmen aus kommunalen Sonderprogrammen oder Landesmitteln zur Modernisierungsförderung; darüber informieren die Wohnungsämter.

Die zuständigen Kostenträger sind in den meisten Fällen die Pflege- und Krankenkassen, Unfall- oder Rentenversicherungen sowie die Sozial- und Wohnungsämter. Verschiedene Maßnahmen zur Wohnungsanpassung können auch durch mehrere Kostenträger finanziert werden (sogenannte Mischfinanzierung). Eine wichtige Aufgabe der Wohnberatung (→ Seite 51) ist es zu ermitteln, welche Kostenträger für die Finanzierung einzelner Maßnahmen zuständig sind. Sie hilft auch dabei, entsprechende Ansprüche durchzusetzen.

Wer nicht mit Zuschüssen rechnen kann, muss auf Eigenmittel zurückgreifen. Dies lässt viele Menschen vor einer nötigen Umrüstung der Wohnung zurückschrecken, selbst wenn sie über ausreichende Ersparnisse verfügen. Doch die einmaligen Aufwendungen für eine Umgestaltung erleichtern den Wohn- und Pflegealltag für viele Jahre und helfen, einen in der Regel viel teureren Umzug in eine betreute Einrichtung zu vermeiden oder aufzuschieben.

Das Zimmer des Betreuten

Damit ein pflegebedürftiger Mensch sich in seinem (neuen) Zuhause wohlfühlt, braucht er ein gemütliches eigenes Zimmer, in das er sich ungestört zurückziehen kann. Wenn er die Tür hinter sich schließt, sollte es für die ganze Familie selbstverständlich sein, vor dem Eintreten anzuklopfen. Versuchen Sie, bei der Wahl und Ausstattung des Zimmers die folgenden Punkte zu berücksichtigen:

- Das Zimmer liegt möglichst ruhig, aber auch nicht so abgelegen, dass es seinen Bewohner vom Familienleben ausschließt. Idealerweise liegt es möglichst nahe zu Bad und Toilette.
- Es ist behaglich und mit persönlichen Möbeln und Gegenständen nach den Wünschen des Bewohners eingerichtet.
- Der Raum bietet genügend Platz für das nötige Mobiliar, und auch Freiraum für das Manövrieren mit Gehgestell oder Rollstuhl und für Pflegetätigkeiten. Dazu sind mindestens 16 Quadratmeter nötig.
- Die Heizung ist leicht zu regulieren, auch, um so die Temperatur zum Ankleiden und zur Körperpflege kurzfristig erhöhen zu können. Ältere Menschen sind oft kälteempfindlich und brauchen viel Wärme.
- Der Raum hat möglichst große Fenster, die viel Licht und Luft hereinlassen. Gute Jalousien dürfen nicht fehlen, damit das Zimmer bei Bedarf abgedunkelt werden kann.
  Wer nicht das Glück einer schönen Aussicht hat, kann zumindest den Blick zum Fenster verschönern – zum Beispiel mit Pflanzen, die der Betreute gern hat.
- Die Beleuchtung ist hell, ohne zu blenden. Mehrere Lichtquellen schaffen eine wohnliche Atmosphäre. Besser als eine Nachttischlampe ist eine fest angebrachte Wandlampe mit bequem erreichbarem Zugschalter. Ideal ist es, wenn auch die übrige Raumbeleuchtung, zumindest aber die Deckenlampe, von Schaltern am Bett aus bedient werden kann.
- Babyfon, Glocke oder Klingel in Greifnähe auf dem Nachttisch dienen der Sicherheit.
- Wichtig sind ein eigenes Radio, eine Musikanlage und ein Fernseher zur Unterhaltung und als „Fenster zur Welt" – ebenso wie ein eigenes Telefon oder gar ein Computer mit Internetanschluss.

Das Bett

Die Qualität von Bett und Matratze ist sehr wichtig für das Wohlbefinden des Betreuten und kann zudem die Pflege deutlich erleichtern. So erschweren zu niedrige Betten das Aufstehen und verhindern rückenschonendes Arbeiten, wenn es nötig wird, dem Pflegebedürftigen aufzuhelfen oder ihn während einer Erkrankung zu heben und zu lagern. Ein zu niedriges Bett lässt sich recht einfach mit Holzwürfeln erhöhen. Solche etwa 30 Zentimeter hohen Unterlegwürfel mit Vertiefungen für die Bettfüße sind in Sanitätshäusern erhältlich. Oder man legt eine feste Matratze unter die obere.

- Eine gute Matratze sorgt für eine optimale Verteilung des Körpergewichts auf der Auflagefläche und ist weder zu hart noch zu weich. Moderne hochwertige Schaumstoffmatratzen aus Kaltschaum sind besonders pflegeleicht und durch Luftkammersysteme auch luftdurchlässig. Matratzen aus aufgeschäumtem Naturlatex sollten ab und an gewendet werden. Sie sind deutlich schwerer als Matratzen aus Kaltschaum. Dafür sind sie besonders flexibel und deshalb für vielfach

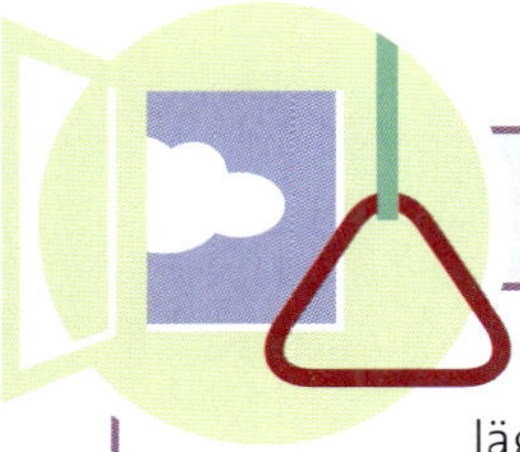

Pflegebett

Für schwerkranke, bettlägerige Menschen ist ein höhenverstellbares Pflegebett optimal: Es bietet seinem Benutzer Sicherheit und besten Liegekomfort, lässt sich mit hilfreichem Zubehör ausstatten und erleichtert die Pflege. Die heute erhältlichen Modelle sehen keineswegs aus wie Krankenhausbetten – meist sind sie aus hellem Holz gefertigt und passen zu jeder Wohnungseinrichtung.

Bei einem Pflegebett sind Kopf- und Fußteil des Lattenrosts mehrfach verstellbar. Es ermöglicht alle Liegepositionen vom flachen Liegen bis zum aufrechten Sitzen und ein flexibles Hochlagern der Beine. Ein Bettbügel (Bettgalgen) als Haltegriff hilft beim Aufsetzen. Hochklappbare Seitenteile erleichtern das Umdrehen im Bett und schützen bei Bedarf davor herauszufallen. Viele Modelle verfügen über Rollen (die in Ruheposition stets blockiert sein müssen) und können zum Beispiel auch mal ans Fenster geschoben werden.

Ein Pflegebett kann auf Antrag als Pflegehilfsmittel von der Pflegeversicherung bewilligt werden. Meist werden Pflegebetten verliehen, manchmal gegen eine geringe Mietgebühr.

verstellbare Lattenroste optimal geeignet. Federkernmatratzen können sich solchen Rosten meist zu wenig anpassen.
- Die Dichte des Materials entscheidet über die Festigkeit der Matratze. Leichtgewichtige Menschen und solche, die viel Zeit im Bett verbringen, benötigen eine Matratze mit weichem Liegekomfort.
- Wählen Sie eine Matratze mit abnehmbarem, leicht waschbarem Bezug. Bei Inkontinenz ist eine Matratzen-Schutzauflage aus undurchlässigem, aber atmungsaktivem Material zu empfehlen.
- Schwerkranke, die sich nur wenig bewegen können, brauchen Spezialmatratzen oder weiche Auflagen, damit sie sich nicht wund liegen.
- Aus Hygiene- und Sicherheitsgründen sollte das Bett auf einem rutschfesten, leicht zu reinigenden Boden stehen.
- Stellen Sie das Bett eines Schwerkranken am besten so auf, dass es von beiden Seiten frei zugänglich ist und den Blick auf Zimmertür und Fenster ermöglicht.

Kleine Helfer im Alltag

Menschen, deren Kraft und Beweglichkeit eingeschränkt ist, können mit den passenden Hilfsmitteln viele alltägliche Verrichtungen oft noch selbst erledigen. Der Umgang mit manchen Geräten erfordert zwar zunächst etwas Geduld und Übung, doch die gewonnene Selbstständigkeit lohnt den Aufwand immer.

Gehen Sie die täglichen Handlungsabläufe einmal systematisch durch und schreiben Sie auf, in welchen Bereichen Sie oder der Pflegebedürftige mit Schwierigkeiten zu kämpfen hat. In einem zweiten Schritt überlegen Sie, vielleicht auch zusammen mit Freunden und Verwandten, wie Abhilfe geschaffen werden kann. Eine Wohnberatung (→ Seite 51) oder Mitarbeiter ambulanter Dienste können dabei helfen herauszufinden, welche Hilfsmittel geeignet sind, um den Alltag zu erleichtern.

Fachkräfte können helfen, geeignete Hilfsmittel auszuwählen.

Auch ein Gang durch ein gut sortiertes Sanitätshaus kann gute Ideen liefern. Hier können Sie sich umfassend über technische Geräte und Pflegehilfsmittel informieren und beraten lassen, verschiedene Produkte ausprobieren und vergleichen. Das ist wichtig, denn nicht alle Hilfsmittel sind für jeden wirklich nützlich und geeignet.

TIPP

Alles im Griff!

Die Stiftung Warentest hat Küchenhelfer testen lassen. Die Ergebnisse finden Sie im test-Heft 3/07 oder unter www.test.de.

Mit ein bisschen Fantasie kann man sich oft auch selbst helfen. So ist es in vielen Fällen relativ einfach, Gebrauchsgegenstände rutschfest und griffsicher zu machen, beispielsweise durch Gummimatten oder -verkleidungen, Saugnäpfe und Halterungen. Viele praktische Hilfen bekommen Sie im Haushaltswarengeschäft oder Baumarkt zudem wesentlich günstiger als im Sanitätsfachhandel. – Ob „Do-it-yourself-Lösung" oder spezielles technisches Gerät: Probieren Sie in Ruhe aus, was Ihnen sinnvoll erscheint und womit Sie am besten zurechtkommen.

Aus der Fülle des Angebots an kleinen und großen Alltagshilfen haben wir eine Art Grundausstattung ausgewählt, die in den meisten Fällen gute Dienste leistet:

- *Haltegriffe, Handläufe* werden überall angebracht, wo sie zum Aufstehen und Festhalten benötigt werden. Sie müssen so stabil verankert sein, dass sie notfalls das ganze Gewicht eines Menschen tragen können.
- *Greifhilfen:* Rheuma oder Arthrose in den Händen kann die Beweglichkeit der Finger stark einschränken. Große, dicke oder speziell geformte Griffe an Türen, Fenstern, Schlüsseln, Heizungsventilen und Wasserhähnen, aber auch an Haushaltsgeräten wie Scheren, Messern, Flaschen- und Dosenöffnern, Töpfen und Bechern können hier Abhilfe schaffen. Es muss nicht immer neu gekauft werden: Viele Griffe lassen sich verstärken, indem man sie zum Beispiel mit kräftigem, selbstklebendem Gewebeband umwickelt. In Sanitätshäusern erhalten Sie auch „Greiflinge" aus Gummi, die sich über dünne Stiele und Stifte streifen lassen. Zum Öffnen von Dosen gibt es spezielle Halter, und auch andere Dinge lassen sich zur leichteren Handhabung festschrauben, -binden oder -kleben.
- *Technische Geräte:* Kraftsparende Haushaltshilfen sind Elektrogeräte, vom Geschirrspüler über Brotschneide- und Küchenmaschinen bis zum elektrischen Dosenöffner. Achten Sie bei der Anschaffung aller Geräte darauf, dass sie leicht zu bedienen sind und möglichst große Schalter, Knöpfe oder Tasten haben. Mit Fernbedienungen lassen sich nicht nur viele elektronische Geräte steuern, sondern auch Lichtschalter, Jalousien und Fenster.

- *Hör-, Seh- und Lesehilfen:* Neben Hörgerät und Kopfhörer, Brille und Leselupe gibt es spezielle Lesegeräte: Man schiebt ein aufgeklapptes Buch ein und der Text erscheint stark vergrößert auf einem Bildschirm. Elektronische Blattwendegeräte erleichtern das Umblättern.
- *Hilfen beim Essen:* Leichtes Geschirr mit großen Griffen, spezielle Trinkbecher und ergonomisch geformtes Besteck ermöglichen selbstständiges Essen, auch wenn die Beweglichkeit von Händen oder Armen abnimmt.
- *Ankleidehilfen:* In Sanitätshäusern sind zum Beispiel Knopfschließer erhältlich oder Strumpfanzieher, mit denen man sich ohne Bücken im Sitzen die Strümpfe hochziehen kann. Praktisch sind Klettverschlüsse, die sich in Hemden, Blusen und Jacken einnähen lassen.
- *Hilfen bei der Körperpflege:* Die tägliche Toilette können zum Beispiel Kammverlängerer, Zahnbürsten mit extra dickem Griff oder Waschhilfen wie Schwämme mit einem langen Stiel erleichtern. Beim Duschen und Baden helfen Duschhocker, Badebrett oder Wannenlift.
- *Gehhilfen:* Ein simpler Gehstock – mit einer Spitze oder dreibis vierfüßig – leistet bei Gangunsicherheiten gute Dienste. Bei Beschwerden in einem Bein wird er auf der gesunden oder stärkeren Körperseite benutzt.
  Rollatoren (Gehgestelle mit vier Rädern) bieten Halt in und außerhalb der Wohnung. Ein Gehwagen muss gut funktionierende Feststellbremsen und breite Reifen haben. Die meisten Gehwagen sind mit einem praktischen Korb zum Transport kleinerer Gegenstände ausgestattet. Sogenannte Delta-Gehräder (mit drei Rädern) sollten allenfalls in Innenräumen genutzt werden, da sie weniger stabil sind als Rollatoren und nach hinten wegkippen können.
  Vor der Entscheidung für eine Gehhilfe lassen Sie sich am besten gründlich beraten, denn das falsche Modell kann die Mobilität einschränken statt sie zu verbessern. Eine Gehhilfe muss zu den Körpermaßen des Benutzers passen, leicht zu bedienen und leichtgängig sein. Probieren Sie das Gerät in Ruhe aus, am besten zu Hause. Lassen Sie sich beim Erwerb Ihr Umtauschrecht bestätigen. Beachten Sie aber auch, dass für den sicheren Umgang mit einer Gehhilfe oft ein spezielles Training erforderlich ist.

Für den sicheren Umgang mit einer Gehhilfe sind eine gute Anleitung und etwas Übung notwendig.

- *Rollstuhl:* In einem individuell angepassten Rollstuhl können sich die meisten gehbehinderten Menschen wieder

selbst fortbewegen. Für die richtige Wahl sind die Körpermaße, die Armkraft und die allgemeine Beweglichkeit sowie die räumlichen Verhältnisse in der Wohnung entscheidende Kriterien. Lassen Sie sich ausführlich beraten, und probieren Sie mehrere Modelle aus. Ein zu schwerer und zu großer Rollstuhl, in dem sich der Hilfebedürftige nur schieben lassen kann, ist kaum eine Hilfe zur selbstständigen Lebensführung.
Achten Sie auch auf die Polsterung der Sitzfläche, damit bei längerem Sitzen im Rollstuhl keine Druckstellen entstehen. Kissenbezüge aus Schaffell oder auch Luftkissen (Trockenflotationskissen), die je nach Körpergewicht gefüllt werden können, verteilen das Körpergewicht gleichmäßig auf die Sitzfläche.

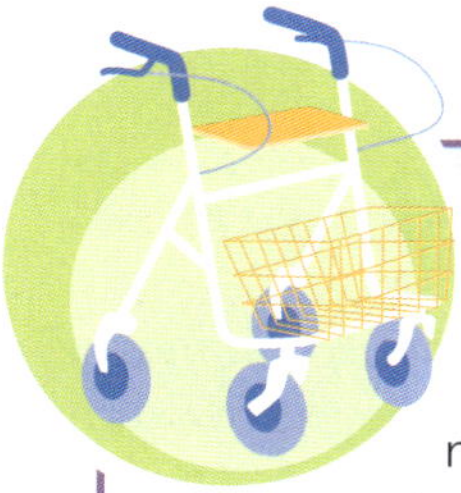

Gerontotechnik

Die Entwicklung sogenannter gerontotechnischer Produkte, also speziell auf ältere Menschen mit Handicaps zugeschnittener technischer Hilfsmittel, macht Fortschritte. Doch noch immer werden als „gerontotechnische Hilfsmittel" viele aufwendig konstruierte Geräte angeboten, die mitunter im praktischen Einsatz versagen, weil ihre Bedienung zu kompliziert ist oder weil sie Sicherheitsmängel aufweisen.

Die Gesellschaft für Gerontotechnik (GGT) in Iserlohn vergibt deshalb in Zusammenarbeit mit dem TÜV Rheinland an sinnvolle altersgerechte Geräte und Hilfsmittel ein Gütesiegel: „GGT geprüft". Die GGT ist in der Entwicklung alltagserleichternder Geräte aktiv.

Information und Kontakt:

GGT Deutsche Gesellschaft für Gerontotechnik® mbH
Max-Planck-Straße 5, 58638 Iserlohn
Tel. 0 23 71/95 95 – 0
www.gerontotechnik.de

Wer trägt die Kosten?

Bei bestimmten Behinderungen oder Erkrankungen übernehmen die Krankenkassen die Kosten für ärztlich verordnete Hilfsmittel (→ Seite 133). Dazu gehören medizinische Hilfen, Gehhilfen und Rollstühle sowie andere Mittel zum Ausgleich dauerhafter Beeinträchtigungen, zum Beispiel auch Lesegeräte bei Augenkrankheiten. Gebrauchsgegenstände wie speziell geformtes Essbesteck oder Haushaltsgeräte gehören jedoch nicht dazu. Für die Kosten der Hilfsmittel gelten Festbeträge. Was über diese Festbeträge hinausgeht, muss aus eigener Tasche zugezahlt werden.

Für Pflegehilfsmittel, die speziell die Pflege erleichtern – vom Einmalhandschuh bis zur elektrischen Hebevorrichtung – sind bei anerkannter Pflegebedürftigkeit die Pflegekassen zuständig (→ Seite 127).

Den Körper pflegen

Die häusliche Betreuung besteht zu einem großen Teil aus Hilfe bei der Körperpflege. Bewegungseinschränkungen durch Gebrechlichkeit, Krankheit, Schmerzen oder Behinderungen machen es Hilfebedürftigen teilweise oder ganz unmöglich, sich selbst zu waschen und anzuziehen oder auch den Gang zur Toilette weiter eigenständig zu erledigen. Körperpflege ist etwas sehr Persönliches, Intimes. Solche intimen Bereiche zu verlieren, ist für fast jeden Menschen eine einschneidende Erfahrung, die meist Scham und starke Gefühle von Abhängigkeit auslöst.

Einfühlsamkeit ist nötig, um dem Betreuten darüber hinwegzuhelfen. Mit der Zeit gewöhnen sich Pflegebedürftige wie Pflegende dann meist an die neue Situation, und es kann eine positive Routine einkehren. Dabei hilft es, die tägliche Körperpflege zu einem angenehmen Ritual zu gestalten – schließlich dient sie nicht nur der Hygiene, sondern ebenso dem allgemeinen Wohlbefinden.

Helfen Sie Ihrem pflegebedürftigen Angehörigen bei der Körperpflege – wie in allen anderen Bereichen auch – jedoch stets nur so viel wie wirklich nötig ist. Wenn er sich zum Beispiel das Gesicht und die Hände noch selbst waschen kann, sollten Sie dies bei der täglichen Ganzkörperpflege beachten und nicht „eben schnell mitwaschen". Nutzen und fordern Sie immer die vorhandenen Fähigkeiten des Betreuten, denn Überversorgung macht ihn unselbstständig und verletzt allzu leicht seine Würde.

Waschen, Duschen und Baden

Waschen oder Duschen, Frottieren und Eincremen regen den Kreislauf an und fördern die Durchblutung der Haut. Körperliche Zuwendung, Berührung und Zärtlichkeit tun dem Pflegebedürftigen gut: Der Körper wird auf angenehme Weise spürbar.

Körperpflege dient neben der Hygiene auch dem allgemeinen Wohlbefinden.

Besonders bei Kranken, die längere Zeit im Bett verbringen müssen, ist es wichtig, ihr Körpergefühl zu erhalten und immer wieder anzuregen, da die Wahrnehmung des eigenen Körpers durch dauerndes Liegen oft nachlässt. Während der Pflege von Kopf bis Fuß lässt sich außerdem der Hautzustand des Betreuten am besten beobachten, um Druckgeschwüren vorbeugen zu können (→ Seite 71).

In Sachen Reinlichkeit können bisweilen allerdings Toleranz und Kompromissbereitschaft nötig sein. Manche Betreute duschen gern täglich, andere wehren sich dagegen und genießen lieber ihr wöchentliches Wannenbad. Stellen Sie Ihre eigenen Hygieneansprüche nicht über die Bedürfnisse des Betreuten. Solange der Pflegebedürftige nicht inkontinent ist, kann auch mal eine „Katzenwäsche" reichen.

- Die kreislaufanregende Dusche ist die hygienischste und einfachste Art der Körperpflege. Ein rutschsicheres, mit Duschsitz und Haltegriffen ausgestattetes Brausebad mit niedrigem Einstieg können auch geschwächte Menschen lange nutzen. Bodengleiche Duschen haben den Vorteil, dass Pflegebedürftige auch auf einem fahrbaren Untersatz (zum Beispiel einem speziellen Duschstuhl oder einem Toilettenstuhl mit Rollen) bequem unter die Brause gelangen können.
- Vollbäder sollten, auch wenn es der körperliche Zustand des Pflegebedürftigen zulässt und der Einstieg zum Beispiel durch einen Wannenlifter (→ Seite 56) sicher möglich ist, nicht zu häufig genossen werden, da sie den Kreislauf belasten und die Haut strapazieren können.
- Eine Ganzkörperwäsche im Bett ist nur nötig, wenn der Betreute nicht aufstehen kann. Dabei ist die richtige Technik, die Sie am besten in einem Pflegekurs oder unter Anleitung

einer professionellen Pflegekraft zu Hause am Pflegebett erlernen, eine wichtige Hilfe. Versuchen Sie immer, den Betreuten zur aktiven Teilnahme zu bewegen – zum Beispiel zum Aufsetzen, falls das möglich ist. Hilfsmittel wie ein höhenverstellbares Pflegebett, eine wasserabweisende Unterlage und eine Kopfwaschwanne erleichtern das Waschen im Bett.

- Die Intimpflege ist den Pflegebedürftigen wie den Pflegenden besonders zu Anfang meist sehr peinlich. Je feinfühliger, aber auch je selbstverständlicher Sie sie durchführen, desto weniger wird sie der Betreute als belastend empfinden.
- Nach dem Duschen, Baden und während des Waschens ist sorgfältiges Abtrocknen – besonders auch der Hautfalten – sehr wichtig, um wunden Stellen und Pilzerkrankungen vorzubeugen. Handtücher und Waschlappen sollen übrigens nicht zu weich sein (also auch nicht weichgespült werden), damit das Frottieren eine leichte Massagewirkung hat.
- Auch das abschließende Eincremen mit feuchtigkeitsspendenden Lotionen, Cremes oder leichten Körperölen regt die

TIPP

Hygiene mit Augenmaß

Achten Sie auf hygienische Bedingungen im Pflegezimmer wie in der sonstigen Wohnung, ohne eine sterile Atmosphäre entstehen zu lassen. Der Gebrauch von Desinfektionsmitteln ist überflüssig; normale Putzmittel und Händewaschen vor und nach den Pflegetätigkeiten genügen völlig. Tragen Sie während der Pflege bequeme, leicht waschbare Kleidung. Reinigen Sie Pflegeutensilien und -geräte nach jedem Gebrauch. Abfall sollten Sie sofort aus dem Pflegezimmer entfernen, verschmutzte Wäsche schnell waschen. Zur Intimpflege sind Einmaltücher und -handschuhe praktisch.

Zur Körperpflege im weiteren Sinn gehört das Bettenmachen, bei einem erkrankten Pflegebedürftigen zweimal am Tag, am besten morgens und abends nach dem Waschen. Schütteln Sie Kissen und Decke auf und erneuern Sie bei Bedarf die Bettwäsche, das Laken und/oder die Schutztücher. Wie man das Bett geschickt erneuert, ohne den Kranken herausheben zu müssen, lernen Sie am besten in einem Pflegekurs.

Durchblutung der Haut an und schützt sie vor dem Austrocknen. Je trockener die Haut ist, desto mehr Fett sollte das Hautpflegemittel enthalten. Vaseline oder Produkte wie Melkfett sollten Sie allerdings meiden, da sie die Poren verstopfen können und die Haut nicht mehr atmen lassen. Spezielle Pflegeprodukte sind lediglich bei Hauterkrankungen oder zur Vorbeugung von Wundliegen nötig.

- Benutzen Sie immer mal wieder verschieden duftende Seifen, Badezusätze und Cremes, Bürsten oder Schwämme, denn Abwechslung regt die Sinne an.
- Zur Körperpflege gehören auch das Frisieren und Rasieren, die Reinigung und Pflege von Mund und (dritten) Zähnen, von Nase, Ohren und Augen. Die Mani- und Pediküre lässt sich mit einem wohltuenden Hand- beziehungsweise Fußbad verbinden. Reichen Sie dem Betreuten nach dem täglichen Waschen, Frisieren, Rasieren und Ankleiden stets einen Handspiegel, damit er sich betrachten und selbst wahrnehmen kann.

Toilettengang

Wenn der Pflegebedürftige den Gang zur Toilette nicht mehr ohne Hilfe oder nicht mehr schnell genug schafft, bietet ein fahrbarer Toilettenstuhl eine gute Unterstützung. Wird der Topf unter dem Stuhlsitz entfernt, kann der Stuhl sogar über jede Toilettenschüssel geschoben werden, sodass der Betreute Blase oder Darm ganz normal in die Toilette entleeren und die Spülung betätigen kann. Wenn der Topf benutzt wird, erleichtert es die spätere Entsorgung, wenn Sie vor dem Stuhlgang ein feuchtes Papiertuch hineinlegen.

Wenn nachts das Aufstehen schwerfällt, ist eine Urinflasche hilfreich. Es gibt unterschiedlich geformte für Männer und Frauen. Wenn der Betreute auch tagsüber nicht aus dem Bett aufstehen und auf einen Toilettenstuhl bewegt werden kann, helfen Sie ihm mit einem Steckbecken (Bettpfanne).

Lassen Sie sich den richtigen Umgang mit diesen Hilfsmitteln von einer Pflegefachkraft zeigen. Nutzen Sie Einmalhandschuhe, -vorlagen, -waschlappen und Utensilien wie Duftöle – das erleichtert Ihnen wie dem Betreuten die notwendige Intimpflege.

Kleider machen Leute

Diese alte Weisheit bekommt für Pflegebedürftige einen besonderen Sinn. „Äußerlichkeiten“ spiegeln vieles wider – ein gepflegtes Äußeres bei einem pflegebedürftigen Menschen drückt aus, dass er trotz seiner Krankheit, Behinderung oder Gebrechlichkeit am Leben teilnimmt, sich nicht zurückzieht und „unsichtbar“ macht. Umgekehrt kann ein nachlässiges Äußeres darauf hinweisen, dass hier ein Mensch dabei ist, sich aufzugeben oder dass er aufgegeben wird.

Es sollte daher selbstverständlich sein, dass ein pflegebedürftiger Mensch, der nicht das Bett hüten muss, tagsüber normal bekleidet ist und nicht wie ein Kranker in Pyjama und Bademantel herumläuft. Auch wenn das An- und Auskleiden eine Anstrengung bedeuten kann: Gut angezogen zu sein, ist vielen Menschen ein Bedürfnis. Gerade bei Pflegebedürftigen, die ohnehin schon so viele Einschränkungen hinnehmen müssen, ist es wichtig, dies zu respektieren.

Andererseits sollte auch niemand dazu gedrängt werden, sich entgegen bisheriger Vorlieben besonders adrett zu präsentieren. Die Hauptsache ist letztlich, dass der Betreute sich in seiner „zweiten Haut“ wohlfühlt.

Pflege und Sexualität

Jeder Mensch wünscht sich Zärtlichkeit und hat Lustgefühle.

Zu den großen Tabuthemen in der Pflege gehört der Umgang mit der Sexualität der Pflegebedürftigen. Dass diese trotz körperlicher Gebrechen, Verwirrtheit oder Krankheit Bedürfnisse nach Zärtlichkeit, liebevoller Zuwendung und auch nach Erregungs- und Lustgefühlen haben, ist für viele Pflegende schwer zu akzeptieren. Tief verwurzelte Vorurteile gegenüber älteren Menschen, die als asexuelle Wesen betrachtet werden, spielen dabei ebenso eine Rolle, wie ablehnende Gefühle gegenüber alt gewordenen Körpern und ausgrenzende Moralvorstellungen („Das gehört sich nicht.“ „Das ist doch pervers.“).

Grundsätzlich hängt es zu einem großen Teil vom Verhältnis zum eigenen Körper und zur eigenen Sexualität, von positiven wie negativen Erfahrungen mit körperlicher Liebe ab, wie man als Pflegender auf die indirekt oder – wie bei manchen demenzkranken Menschen – „hemmungslos“ ausgedrückten Wünsche von Pflegebedürftigen reagiert. Entscheidend ist daneben natürlich die Beziehung zum Pflegebedürftigen. Bei Lebenspartnern dürfte dies kaum Thema sein – es sei denn, die gemeinsame Sexualität wurde schon lange aufgegeben und war früher eher belastend für die pflegende Partnerin. Bei der Pflege des betagten (Schwieger-)Vaters wird es dagegen den meisten Pflegenden schwerfallen, nicht peinlich berührt zu reagieren, wenn der alte Mann beispielsweise beim Waschen seines Penis eine Erektion bekommt.

Vor allem bei der Pflege verwirrter Menschen kann es zu Situationen kommen, die die Pflegeperson als grenzüberschreitend, unangenehm oder als sexuelle Belästigung empfindet. In solch einem Fall sollte man jedoch nicht mit demonstrativer Abscheu oder bestrafend reagieren, sondern ruhig, aber bestimmt die Grenzen deutlich machen. Wenn es möglich ist, sollten Sie die sexuellen Wünsche des Pflegebedürftigen respektieren und ihm seine Intimsphäre lassen. Das geht durchaus, wenn Sie nicht direkt betroffen sind, also zum Beispiel bei Selbstbefriedigung. Statt sich befremdet oder vorwurfsvoll zu zeigen, könnten Sie zum Beispiel leise Musik anstellen und die Zimmertür beim Hinausgehen schließen.

Wenn Sie häufig mit der Sexualität des Pflegebedürftigen konfrontiert sind und Ihnen dies unangenehm ist, hilft es oft schon, mit anderen darüber zu sprechen und Rat zu suchen, um besser damit umgehen zu können. Eine Alternative kann auch sein, die Körperpflege ambulanten Pflegediensten zu übertragen.

In Bewegung bleiben

Den Körper pflegen heißt auch, ihn zu bewegen. Sich nicht mehr richtig bewegen zu können, mindert die Lebensqualität und dämpft das allgemeine Lebensgefühl – umgekehrt kann Bewegung die Stimmung deutlich heben. Bewegung ist Ausdruck von Lebendigkeit. Umso wichtiger ist es für Pflegebedürftige, ihre Beweglichkeit zu erhalten und zu fördern. Dazu gehört zum einen alles, was noch selbstständig gelingt, auch selbst zu tun. Zum anderen gilt es, durch konsequente Übungen (Gehtraining, Gymnastik) elastisch zu bleiben.

Als Pflegende sollten Sie dazu immer wieder ermuntern und Hilfestellung geben. Gerade auch wenn alte Menschen erkranken und für eine Weile das Bett hüten müssen, ist Mobilisation wichtig. Wenn es ihr körperlicher Zustand erlaubt, können sie selbst im Liegen mit entsprechender Unterstützung leichte Bewegungsübungen machen. Schon die geringste körperliche Betätigung wirkt wohltuend auf den ganzen Organismus, bringt den Kreislauf und die Atmung in Schwung. Umgekehrt führt Bewegungslosigkeit zu Gelenkversteifung, Muskelschwund, Darmverstopfung und einer Verschlechterung der Atemfunktion. Zudem steigt die Gefahr von Blutgerinnseln (Thrombosen).

Gezielte Übungen zur Förderung der Beweglichkeit (Mobilisationsübungen) werden am besten unter Anleitung von Fachkräften durchgeführt. Als pflegende Angehörige können Sie in einem Pflegekurs erlernen, wie Sie die körperlichen Fähigkeiten des Betreuten trainieren, kleine Beweglichkeitsübungen in den Pflegealltag einbauen und ihn immer wieder zu aktiver Bewegung ermuntern.

Bettlägerigkeit vermeiden

Dauerhaftes Liegen ist in der Regel unnötig, schwächt den Körper und kann zur Entstehung eines Druckgeschwürs führen (Dekubitus → Seite 71). Schon Liegen über 48 Stunden führt bei älteren Menschen zu körperlichen Umstellungen, Kreislaufproblemen und Muskelschwund. Pflegebedürftige verlieren durch zu langes Liegen, Bewegungslosigkeit und Mangel an Berührungsreizen mit der Zeit auch ihr Körpergefühl. Sie nehmen ihre Körpergrenzen nur noch undeutlich wahr, werden unsicher und haben Angst davor, aus dem Bett zu fallen. Ärzte verzichten aus all diesen Gründen inzwischen weitgehend auf die Verordnung von Bettruhe.

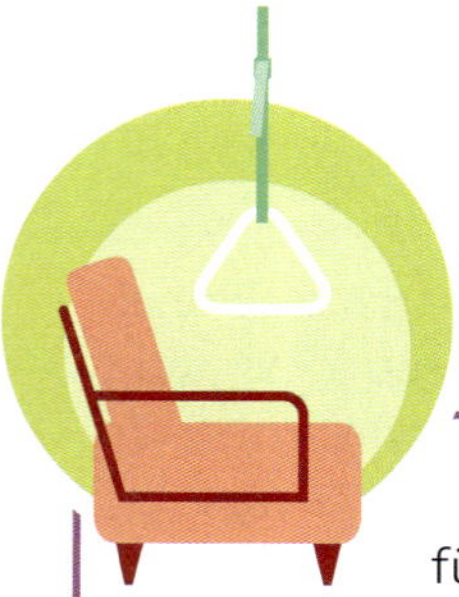

Bettlägerigkeit ist kein Schicksal

Wie eine Studie des Instituts für Pflegewissenschaft der Universität Witten-Herdecke gezeigt hat, wird Bettlägerigkeit oft als schicksalhaft oder als natürliche Krankheitsfolge erlebt. Dabei ist sie häufig eine Folge unglücklicher Umstände, oder auch eines Krankenhausaufenthalts mit längerer Liegedauer. Meist entwickelt sie sich schleichend: Es fehlt an sicherer Unterstützung, um aus dem Bett zu kommen, Rollstühle sind nicht richtig angepasst, Sitzmöbel ungeeignet oder die Betreuten wollen keine Umstände machen. Eine Rolle spielt auch die veraltete Vorstellung „Liegen und Schonung machen gesund“.

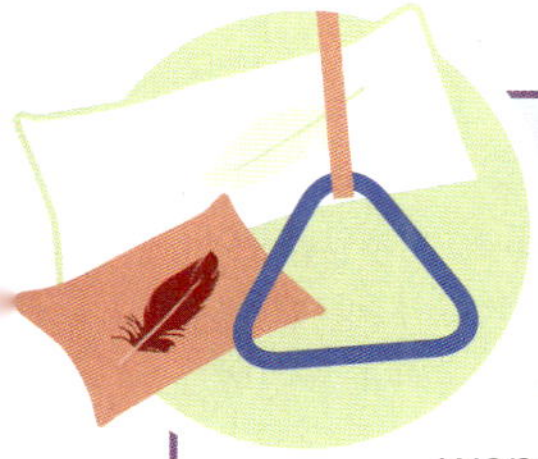

Lagern und heben

Regelmäßiges Umlagern im Bett ist nur dann nötig, wenn sich der Kranke überhaupt nicht mehr selbst bewegen kann, also bei Lähmungen oder vielleicht, wenn er im Sterben liegt. Einen ganz oder teilweise bewegungsunfähigen Pflegebedürftigen richtig zu lagern, zu heben und zu transportieren ist eine Arbeit, die Kraft und Umsicht erfordert. Lassen Sie sich in einem Pflegekurs oder zu Hause von einer ausgebildeten Pflegekraft zeigen, welche Hebe- und Lagerungshilfen (zum Beispiel Gleitmatten, elektrische Hebevorrichtungen, Lagerungskissen und -keile) es gibt, wie sie eingesetzt werden und wie man patientengerecht und rückenschonend arbeitet.

Es ist daher wichtig, dass Sie versuchen herauszufinden, woran es liegt, falls der Betreute äußert, dass er tagsüber lieber im Bett liegen bleiben möchte als aufzustehen. Vielleicht gestaltet sich der Transfer vom Bett in den Sessel oder Rollstuhl zu mühsam, oder der Betreute fürchtet, dabei zu stürzen (insbesondere wenn es schon einmal vorgekommen ist)? Kann es sein, dass er sich in seinem Zimmer außerhalb des Bettes oder im gemeinsamen Wohnzimmer nicht recht wohlfühlt oder keinen behaglichen Platz hat?

Wenn Sie nicht weiterwissen oder es nicht schaffen, dem Betreuten sicher aufzuhelfen und ihn über den Tag zu Bewegung zu ermuntern, holen Sie sich Rat und Hilfe von ambulanten Pflegekräften.

Druckgeschwüren vorbeugen

Eine sorgfältige Pflege und Beobachtung der Haut ist wichtig, um ein Druckgeschwür (Dekubitus) zu vermeiden. Gelähmte oder sehr gebrechliche Menschen können einen beginnenden Dekubitus in den meisten Fällen selbst kaum spüren und sind deshalb auf die Umsicht ihrer pflegenden Angehörigen angewiesen.

Erstes Anzeichen einer Druckstelle ist eine Hautrötung oder eine weißliche Hautstelle. Solche Druckstellen weisen auf mangelnde Durchblutung hin und dürfen keinesfalls weiter belastet werden, sonst kann sich eine offene Wunde entwickeln. Ein Druckgeschwür heilt nur sehr schlecht wieder ab. Dekubitusgefährdete Körperstellen müssen deshalb genau beobachtet und bei den ersten Anzeichen einer möglichen Wundbildung sofort ärztlich behandelt werden. Lassen Sie im Zweifel lieber eine geschulte Pflegekraft oder einen Arzt beurteilen, wie kritisch der Zustand ist.

Ein Druckgeschwür kann durch langes Liegen oder auch durch zu langes unbewegliches Sitzen im Sessel oder Rollstuhl entstehen. Sessel und Rollstuhlauflagen müssen deshalb ebenso wie Matratzen und Bettauflagen eine gute Druckverteilung gewährleisten – zum Beispiel mittels Fellauflagen, Gel- oder Rhombo-Fill-Kissen.

Eine gute Dekubitusprophylaxe will gelernt sein. Ohne spezielle Kenntnisse geht es nicht. Auch bei der Auswahl der geeigneten Hilfsmittel sollten Sie nicht auf die Beratung durch eine erfahrene Pflegekraft verzichten.

Stürze vermeiden

Stürze können für alte Menschen dramatische Folgen haben.

Eingeschränkte Beweglichkeit und Gangunsicherheiten erhöhen die Gefahr zu stolpern und zu stürzen. Ein Sturz kann für einen alten Menschen gefährliche Folgen haben: Die Knochen sind zerbrechlicher als bei einem jungen Menschen, Wunden heilen langsamer, ein Krankenhausaufenthalt mit langer Liegedauer schränkt die Beweglichkeit weiter ein. Nicht selten wird ein Sturz zum Auslöser für eine dauerhafte Pflegebedürftigkeit, der Zustand bereits Pflegebedürftiger kann sich dramatisch verschlechtern.

Neben Gehtraining und Beweglichkeitsübungen reduziert vor allem die Beseitigung von Stolperfallen in der Wohnung das Sturzrisiko.

Mit diesen Maßnahmen können Sie vorbeugen:

- Der Boden sollte rutschfest und eben sein. Alle Stolperfallen wie Teppichkanten, lose Kabel oder Türschwellen müssen beseitigt werden.
- Mit festen, gutsitzenden (Haus-)Schuhen mit geschlossener Ferse, flacher und rutschfester Sohle lässt sich sicherer auftreten als mit Pantoffeln.
- Nach längerem Liegen oder Sitzen sollte der Betreute vor dem Aufstehen mehrmals die Füße hin und her bewegen und die Beine beugen und strecken. Das macht die Gelenke beweglicher und sorgt für eine bessere Durchblutung der Muskulatur.
- Beim Gehen helfen Handläufe, Haltegriffe und standfeste Möbel zum Abstützen. Auf Treppenabsätzen oder in langen Fluren tut ein Stuhl zum Ausruhen gute Dienste.
- Wichtig sind eine gute Ausleuchtung der Wohnung und bequem zu erreichende Lichtschalter.
- Manche Medikamente, zum Beispiel Schlaf- oder Beruhigungsmittel, können Schwindelgefühle und Gangunsicherheiten auslösen. Fragen Sie Ihren Hausarzt nach Alternativen, und lassen Sie nach einer unvermeidlichen Medikamentengabe besondere Vorsicht walten (→ Seite 79).

- Falls der Pflegebedürftige mehrmals stürzt, muss die Ursache ärztlich abgeklärt werden, um eine Sehstörung, eventuelle Muskelschwäche oder Empfindungs- und Gleichgewichtsstörungen behandeln zu können.
- Sorgen Sie dafür, dass der Betreute sich im Falle eines Unfalls schnell bemerkbar machen kann (Notruf → Seite 166), wenn er tagsüber allein ist. Vereinbaren Sie die Einsätze und Besuche von ambulanten Pflegekräften, dem Essensdienst, Nachbarn oder ehrenamtlichen Betreuern möglichst so, dass sie sich über den Tag verteilen und die Zeiten des Alleinseins kurz bleiben.

Richtig atmen

Wie die Bewegung symbolisiert auch das Atmen Leben. Ältere Menschen, besonders wenn sie körperlich nur noch wenig mobil sind, atmen häufig jedoch nur sehr flach und oberflächlich. Ihr Körper bekommt dadurch nicht ausreichend Sauerstoff, und auf Dauer kann sich ihre Lungenfunktion gefährlich verschlechtern.

Gerade Pflegebedürftige, die nicht mehr aus der Wohnung hinaus können, brauchen viel frische Luft. Öffnen Sie deshalb möglichst häufig die Fenster. Bewegungs- und Atemübungen

TIPP

So üben Sie die Zwerchfellatmung

Setzen Sie sich möglichst aufrecht hin. Legen Sie die Hände auf den Bauch, um zu spüren, wie er sich während des Atmens hebt und senkt. Stellen Sie sich vor, Ihr Bauch sei ein Blasebalg.

- Atmen Sie ein: Blähen Sie den „Blasebalg" dabei voll auf.
- Nun atmen Sie wieder aus: Drücken Sie die Luft mithilfe des Blasebalgs durch die Luftröhre wieder aus Ihrem Körper hinaus.

Wenige Minuten Zwerchfellatmung reichen, um den Körper mit Sauerstoff aufzutanken. Positiver Nebeneffekt ist eine wohltuende Entspannung.

auf dem Balkon oder am offenen Fenster kräftigen die Lunge und bringen den Kreislauf in Schwung.

Auch für Menschen, die das Bett hüten müssen, ist ein tägliches Atemtraining hilfreich: zum Beispiel sich strecken und dabei bewusst tief ein- und ausatmen, die Atmung aus dem Bauch heraus (Zwerchfellatmung) einüben, sich spielerisch gegenseitig Wattebällchen zupusten, einen Luftballon aufblasen, beim Ausatmen verschiedene Laute formen und so weiter.

Vitalzeichen messen

Neben der Kontrolle der Atmung ist es wichtig, auf den Puls, den Blutdruck und die Körpertemperatur des Pflegebedürftigen zu achten. Veränderungen dieser sogenannten Vitalzeichen können auf Krankheiten hinweisen oder Aufschluss über die Wirkung einer Behandlung – zum Beispiel mit blutdrucksenkenden Mitteln – geben.

Messen Sie die Temperatur und den Puls des Betreuten regelmäßig einmal pro Woche. Wenn es medizinisch erforderlich ist, messen Sie jeden Morgen und Abend.

- Um Temperatur und Puls richtig ermitteln zu können, sollte sich der Betreute ruhig hinlegen oder -setzen.
- Die normale *Körpertemperatur* eines Erwachsenen schwankt je nach Tageszeit zwischen 36,5 (frühmorgens) und 37 °Celsius (spätnachmittags). Je nach Ort der Messung kann die Temperaturangabe unterschiedlich sein: Bei der Messung unter den Achseln liegt die Temperatur um etwa 1 °Celsius unter der tatsächlichen Körpertemperatur, bei der Messung im Mund etwa 0,5 °Celsius darunter. Die im After (rektal) gemessene Temperatur ist am genauesten.

  Mit einem herkömmlichen Fieberthermometer muss unter den Achseln mindestens fünf Minuten, ansonsten drei Minuten gemessen werden. Mit den heute weit verbreiteten digitalen Kontaktthermometern lässt sich die Temperatur in einer Minute ermitteln, mit einem Stirn- oder Ohrthermometer (zur Messung am Trommelfell) sogar in Sekunden. Manche Thermometer liefern allerdings ungenaue Messergebnisse (näheres siehe Stiftung Warentest, test-Heft 9/2008 oder unter **www.test.de**).

- Ein normaler *Puls* schlägt in Ruhe 60- bis 100-mal pro Minute. Dabei ist immer von den individuellen Durchschnittswerten auszugehen: Wenn ein Mensch normalerweise einen Puls von 64 bis 68 hat, plötzlich aber einen Wert von 92 erreicht, gilt dieser für ihn bereits als erhöht. Weichen die Werte also wesentlich vom persönlichen Durchschnitt ab, sollten Sie den Hausarzt verständigen.
- Die *Atemfrequenz* lässt sich am besten direkt nach der Pulsmessung bestimmen. Wenn Sie den Finger weiter am Puls lassen, merkt der Betreute nicht, dass Sie auf seinen Atem achten und atmet normal weiter. Gewöhnlich atmet ein gesunder Mensch 14- bis 20-mal pro Minute, seine Atemzüge sind dabei regelmäßig, leicht und fast geräuschlos.

TIPP

Sich verstehen trotz Hörschädigungen

Bei hörgeschädigten Pflegebedürftigen helfen ein paar einfache Regeln, um die Verständigung und den Umgang miteinander zu verbessern:

- Wenn ein schlecht Hörender von Ihren Lippen lesen kann, hilft ihm das entscheidend, Sie besser zu verstehen. Sprechen Sie ihn daher stets von vorn an, damit er Ihr Gesicht gut sehen kann, und bewegen Sie Ihre Lippen beim Sprechen deutlich. Schauen Sie ihn beim Sprechen immer direkt an, das verbessert die Kommunikation, denn Sie können schneller merken, ob er Sie verstanden hat.
- Je ruhiger die Atmosphäre ist – vom Pegel der Hintergrundgeräusche bis zur Stimmung – desto besser gelingt ein Gespräch.
- Schreien Sie den Hörbehinderten nicht an; Schreien erleichtert (auch bei Gesunden) die Verständigung überhaupt nicht, verschlechtert aber unwillkürlich den Umgang miteinander.
- Nähern Sie sich ihm auch nicht unbemerkt von hinten oder von der Seite und berühren Sie ihn nicht unvorbereitet, damit er nicht erschrickt.
- Behelfen Sie sich mit Zettel und Stift, falls es Ihnen einmal nicht gelingt, sich mit Worten zu verständigen.
- Prüfen Sie regelmäßig, ob das Hörgerät richtig funktioniert (die Batterien noch voll sind) – und ob es eingeschaltet ist. Ein gemeinsamer Besuch beim Hörgeräteakustiker sorgt dafür, dass die Hörhilfe individuell richtig eingestellt ist.

Literaturtipp:

Stiftung Warentest (Hrsg.): Wieder besser hören. Wege aus der Isolation – Das Leben mit dem Handicap gestalten. Berlin 2005, (Bezugsadresse → Seite 224).

Essen und Trinken

Eine leichte, gesunde und ausgewogene Ernährung hilft, Leib und Seele zusammenzuhalten. Doch pflegebedürftigen alten Menschen wird das Essen und Trinken häufig zum Problem. Sie haben oft keinen rechten Appetit und nur wenig Durst. Ihr Geruchs- und Geschmacksempfinden schwächt sich ab. Der Stoffwechsel funktioniert im Alter langsamer als in jungen Jahren, weshalb Ältere weit weniger Kalorien benötigen als Jüngere – allerdings nicht weniger Vitamine und Mineralstoffe. Ein großes Problem: Wenn niemand da ist, der die Mahlzeiten ansprechend zubereitet und zum Essen und Trinken ermuntert, ernähren sich hilfebedürftige alte Menschen meist nur mangelhaft und trinken viel zu wenig. Das kann ernste Folgen haben, denn Gewichtsverlust kann den Körper und das Immunsystem stark schwächen.

Appetitlosigkeit kann auch durch eine Krankheit, durch Kau- und Schluckbeschwerden, fehlende Zähne oder schlecht sitzende Prothesen, Unwohlsein, Medikamente oder durch depressive Verstimmungen verursacht sein. Manchmal steigert sich Appetitlosigkeit bis zur regelrechten Abneigung gegen das Essen. Verwirrte Menschen vergessen häufig schlicht zu essen und zu trinken, sie spüren oft weder Hunger noch Durst. Sie müssen regelmäßig zur Nahrungsaufnahme ermuntert werden.

Das Planen der Mahlzeiten, das Zubereiten und Reichen des Essens und der Getränke sind wichtige Bestandteile der Pflege.

Den Appetit anregen

Pflegende können viel dazu beitragen, dass das Essen für den Betreuten (wieder) zum Genuss wird: Schmackhafte und appetitlich angerichtete Speisen fördern die Lust am Essen, regelmäßige Mahlzeiten strukturieren den Tagesablauf, Abwechslung im Speiseplan regt die Sinne an.

- Achten Sie darauf, dass das Essen in angenehmer, ruhiger Atmosphäre stattfindet – wenn möglich und erwünscht in netter Gesellschaft. Nehmen Sie sich Zeit für gemeinsame Mahlzeiten.
- Fünf bis sechs kleine Portionen pro Tag sind leichter verdaulich und werden eher akzeptiert als dreimal täglich eine große Portion. Dabei können Zwischenmahlzeiten schlicht aus einem (zerteilten) Apfel oder einem Schälchen Joghurt bestehen.

Die Ernährung sollte ausgewogen und appetitanregend sein.

- Je frischer und abwechslungsreicher die Mahlzeiten zubereitet werden, desto gesünder und appetitanregender sind sie auch.
- Grundsätzlich sollte sich der Speiseplan am Appetit und an den Vorlieben des Pflegebedürftigen orientieren. Die Essgewohnheiten vieler älterer Menschen sind zwar nicht besonders gesundheitsförderlich – doch wenn die Ernährung insgesamt ausgewogen ist, schaden auch weniger gesunde Schmankerl nichts. Wenn keine strenge Diät eingehalten werden muss, lassen sich meist Kompromisse finden. Wichtig ist, dass es dem Betreuten schmeckt.
- Frisches Gemüse und Obst, die wichtigsten Vitamin- und Mineralstofflieferanten, stehen am besten jeden Tag auf dem Speiseplan, außerdem Milchprodukte (wegen des hohen Eiweiß- und Kalziumanteils) und Getreide (Brot, Reis, Nudeln). Auch Kartoffeln sind gesund und voller wertvoller Nährstoffe. Fisch und Fleisch sollten nicht Hauptbestandteil einer Mahlzeit, sondern Beilage sein. Gehen Sie mit Fett und Zucker sparsam um, ziehen Sie pflanzliche Fette mit einem hohen Anteil an ungesättigten Fettsäuren tierischen Fetten vor.
- Wenn der Betreute untergewichtig ist oder zu Gewichtsverlust neigt, reichern Sie seine Mahlzeiten ruhig mit Sahne, Butter oder anderen kalorienhaltigen Zutaten an.
- Wenn Sie ein Püree oder einen Brei zubereiten, pürieren Sie die Zutaten je nach Konsistenz bereits vor dem Kochen oder nach nur kurzer Kochzeit. „Zu Brei zerkochte" Nahrung enthält kaum noch wertvolle Inhaltsstoffe.
- Würzen Sie die Speisen kräftig, nehmen Sie aber nicht zu viel Salz. Frische oder getrocknete Kräuter, Paprika, Knoblauch, Pfeffer, Currymischungen, Kümmel, Anis, Fenchel, Meerrettich und Senf regen den Appetit an und fördern die Verdauung.
- Getränke sollten während des ganzen Tages in Reichweite des Betreuten stehen, jedoch besser nicht während der Mahlzeiten angeboten werden, damit sie den Appetit nicht dämpfen. Außerdem muss das Essen ohne „Spülung" gründlicher gekaut werden und ist besser verdaulich.
- Um einer eventuellen nächtlichen Unterzuckerung schnell gegensteuern zu können, legen Sie älteren Menschen am besten stets Traubenzucker, Bonbons oder ein paar Kekse auf den Nachttisch.
- Um einer Verstopfung vorzubeugen, eignen sich in Wasser eingeweichtes Dörrobst (Pflaumen), Sauerkrautsaft oder rohes Sauerkraut, Joghurt und Buttermilch.

Reichlich trinken

Die Aufnahme von reichlich Flüssigkeit ist im Alter besonders wichtig und wohltuend, weil sie den Stoffwechsel anregt. Doch alte Menschen trinken häufig viel zu wenig. Ein Flüssigkeitsmangel wirkt sich ungünstig auf den Kreislauf und die Hirnfunktionen aus. Eine „Austrocknung“ kann zu Verwirrtheitszuständen bis hin zum Koma führen.

Manchmal ist die Angst vor Inkontinenz der Grund, warum alte Menschen zu wenig trinken. Doch gerade bei Blasenschwäche ist es wichtig, genügend zu trinken. Wenn nur wenig getrunken wird, konzentrieren sich die Schadstoffe im Urin und die Blase reagiert mit gesteigertem Harndrang, um diese aus dem Körper herausspülen zu können.

Ermuntern Sie den Betreuten regelmäßig zum Trinken. Reichen Sie stets große Tassen, Becher oder Gläser. Ein angebotenes Trinkgefäß wird meist auch ausgetrunken. Füllen Sie es regelmäßig nach. Empfehlenswert sind zwei Liter Flüssigkeit pro Tag, am besten Mineralwasser, verdünnte Obst- und Gemüsesäfte oder Kräutertee. Schwarzer Tee oder Kaffee zum Frühstück und am Nachmittag und ab und zu ein Glas Bier oder Wein am Abend sind auch in Ordnung, solange der Arzt keine Bedenken hat.

Wenn der Pflegebedürftige abends schlecht einschläft, sollte er nachmittags allerdings auf schwarzen Tee oder Kaffee verzichten oder koffeinfreien Kaffee trinken.

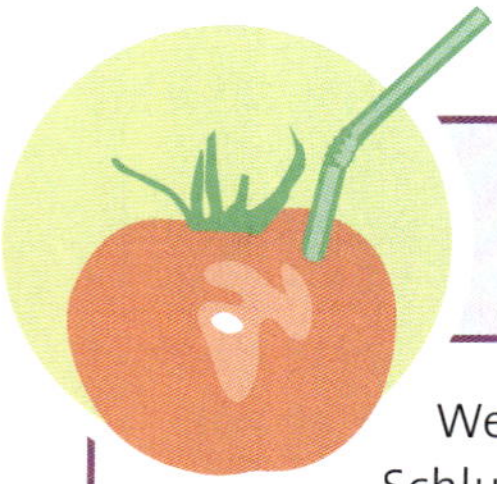

Trinken bei Unterernährung

Wenn der Betreute an Schluckstörungen leidet oder unterernährt ist, gelten andere Empfehlungen für die Wahl der Getränke. In diesen Fällen sollten Sie vor allem dickflüssige Säfte anbieten: Sie lassen sich leichter trinken und helfen, den Nährstoffmangel auszugleichen.

Essen reichen

Solange es möglich ist, sollte der Pflegebedürftige seine Mahlzeiten selbstständig einnehmen. Reichen Sie ihm das Essen nur dann Löffel für Löffel zum Mund, wenn es wirklich nicht mehr anders geht. Es gibt viele nützliche Hilfsmittel, die selbstständiges Essen auch bei Problemen mit dem Greifen und beim Hantieren mit Geschirr und Besteck möglich machen:

- Behindertengerecht geformtes Besteck mit Spezialgriffen,
- leichte Trinkbecher mit großen Griffen und Tülle („Schnabel") oder Vorrichtung für einen Trinkhalm,
- rutschfestes Geschirr, das Gummiringe oder Saugnäpfe auf dem Tisch oder Tablett halten,
- Teller mit hohem Rand oder aufsteckbaren Umrandungen,
- Brotbrettchen, auf denen man auch einhändig ein Brot bestreichen kann. Dazu wird die Brotscheibe auf kleine Stifte auf dem rutschsicheren Brettchen gedrückt, für Brötchen ist ein Halter aufgeschraubt.

Wenn es nötig wird, dem Betreuten das Essen zum Mund zu reichen, sollten Sie sich genug Zeit dafür nehmen. Geben Sie ihm immer nur kleine Bissen und nehmen Sie Rücksicht auf Schwierigkeiten beim Kauen oder Schlucken. Legen Sie die Hand des Pflegebedürftigen auf Ihren Arm oder Ihre Hand, mit der Sie die Gabel oder den Löffel führen. So vollzieht er die Bewegung zum Mund mit und öffnet ihn dadurch meist schon automatisch. Sanftes Streichen über die Unterlippe führt ebenfalls meist dazu, dass sich der Mund öffnet. Reichen Sie die Getränke möglichst erst nach dem Essen, um Verschlucken vorzubeugen (dies wird bei Demenzkranken oft zum Problem).

Medikamente richtig einnehmen

Pflegebedürftige werden oft mit mehreren Arzneimitteln gleichzeitig behandelt. Damit sie wie gewünscht wirken können und dem Organismus nicht schaden, müssen sie richtig dosiert und entsprechend der ärztlichen Verordnung eingenommen werden. Die Hilfe bei der Medikamenteneinnahme, das genaue Beobachten der Wirkung und die Rücksprache mit dem Arzt ist eine weitere wichtige und verantwortungsvolle Aufgabe für Pflegende.

Die Arzneimittelbehandlung älterer Menschen ist nicht ganz einfach. Die Stoffwechselprozesse verlangsamen sich im Alter, was dazu führen kann, dass die Wirkung einer Arzneisubstanz später einsetzt und länger anhält als in jungen Jahren. Da die Nieren weniger leistungsfähig sind, dauert auch die Ausscheidung von Arzneimittelrückständen länger. Wird dies bei der Dosierung eines Medikaments nicht bedacht, können sich zu hohe Wirkstoffkonzentrationen im Körper ansammeln.

Unerwünschte Arzneimittelwirkungen

Das Risiko von unerwünschten Wirkungen erhöht sich durch die gleichzeitige Einnahme verschiedener Substanzen. Neben- und Wechselwirkungen durch schlecht aufeinander abgestimmte Arzneimittel können, vor allem in einem geschwächten und daher besonders empfindlichen Organismus, ernsthafte Beschwerden und Krankheitsbilder auslösen: Magen-Darm-Beschwerden, Störungen des Mineral- und Wasserhaushalts, Herz-Kreislauf-Beschwerden oder motorische Störungen (Unsicherheit beim Gehen, erhöhtes Sturzrisiko). Auch Verwirrtheitszustände, Denk- und Merkschwierigkeiten, Antriebsschwäche oder depressive Stimmungen haben sich schon oft als unerwünschte Wirkung eines falsch dosierten Medikaments entpuppt.

Viele Medikamente haben zudem Auswirkungen auf Appetit und Nahrungsaufnahme. So können Wirkstoffe wie die Anticholinergika, die zur Therapie der Parkinsonkrankheit eingesetzt werden, Schluckstörungen hervorrufen.

Älteren Menschen werden häufig Beruhigungs- und Schlafmittel verschrieben. Viele bestehen aus langwirksamen Substanzen (zum Beispiel die viel verschriebenen Schlafmittel *Rohypnol* und *Dalmadorm* oder das Beruhigungsmittel *Valium*). Eine lange Wirkdauer muss bei der Dosierung unbedingt berücksichtigt werden, um eine Beeinträchtigung des Reaktionsvermögens und der Bewegungskoordination zu vermeiden. Achten Sie darauf, dass der Betreute solche Mittel nicht länger als zwei Wochen einnimmt, damit keine Gewöhnung eintritt.

Nicht rezeptpflichtige Medikamente wie zum Beispiel Schmerzmittel können, wenn sie mit Bedacht angewendet werden, Befindlichkeitsstörungen lindern und den Weg zum Arzt ersparen. Sie werden aber problematisch, wenn man sie zu lange einnimmt, ohne dass die Beschwerden abklingen, oder sie zusätzlich zu ärztlich verordneten Arzneimitteln schluckt (Gefahr von Wechselwirkungen).

TIPP

Weitere Informationen

Ausführliche Informationen zu den Wechselwirkungen und Nebenwirkungen von Medikamenten und Bewertungen von „geeignet“ bis „wenig geeignet“ finden Sie im Handbuch Medikamente (verschreibungspflichtige Präparate) und im Handbuch Selbstmedikation (rezeptfreie Präparate) der Stiftung Warentest (Bezugsadresse → Seite 224). Sie können die Texte auch gebührenpflichtig im Internet unter www.medikamente-im-test.de abrufen. Dort können Sie darüber hinaus die Preise der Mittel mit gleichen Wirkstoffen vergleichen und nach preisgünstigeren Alternativen schauen.

Darüber hinaus gibt es zahlreiche nicht rezeptpflichtige Mittel, die keine wünschenswerte oder eine umstrittene Wirkung haben, aber den Organismus belasten können. Dazu gehören zum Beispiel die sogenannten Geriatrika oder Roborantien. Dabei handelt es sich um „Stärkungsmittel“ sowie Vitamin- und Mineralpräparate, die älteren Menschen eine kräftigende oder gar „verjüngende“ Wirkung versprechen. Sie wirken vor allem auf den Geldbeutel und sind bestenfalls harmlos. Manchmal enthalten sie jedoch Substanzen, die in Wechselwirkung mit anderen, therapeutisch notwendigen Arzneistoffen schädlich werden können, wie zum Beispiel Alkohol als Lösungsmittel in Arzneisäften.

Je mehr Substanzen im Körper wirken, desto größer ist die Gefahr von unerwünschten Wirkungen und Wechselwirkungen zwischen den verschiedenen Arzneistoffen. Deshalb muss auch die Einnahme von nicht verschriebenen Mitteln grundsätzlich mit dem Arzt besprochen werden.

Vorsicht auch mit Abführmitteln, von denen viele ältere Menschen regelrecht abhängig sind. Eine gelegentliche Verstopfung ist kein Grund zur Besorgnis, aber die ständige Einnahme von Abführmitteln kann auf Dauer zur völligen Lähmung der Darmfunktion führen.

Inkontinenz

Für Pflegende wie für Pflegebedürftige gehört ein Kontrollverlust über die Ausscheidung von Urin und Stuhl zu den größten Belastungen. Menschen, die an einer Inkontinenz leiden, fühlen sich meist in ihrer Würde und Selbstachtung verletzt, schämen sich und bekommen Schuldgefühle denen gegenüber, die sie versorgen.

Die Pflegenden müssen erst lernen, einfühlsam und möglichst selbstverständlich mit den Folgen der Inkontinenz umzugehen. Am Anfang fühlen sie sich oft überfordert und kämpfen ihrerseits mit Schuldgefühlen, weil sie sich ekeln und zur Versorgung des Betreuten erst überwinden müssen. Die Pflege wird durch eine Inkontinenz viel arbeitsaufwendiger, denn die sorgfältige Reinigung des Pflegebedürftigen, Wäschewechsel und Hautpflege können mehrmals am Tag nötig werden.

Harninkontinenz ist häufig die Folge einer schwachen Beckenbodenmuskulatur. Sie kann aber auch als Folge eines Schlaganfalls, von Diabetes (Zuckerkrankheit), einer Infektion der Harnwege, einer vergrößerten Prostata oder von Verwirrtheit auftreten. Stuhlinkontinenz kann zum Beispiel durch Darmerkrankungen, Lähmungen oder eine Demenzerkrankung verursacht sein.

Inkontinenz ist manchmal auch ein Hinweis auf eine körperliche oder psychische Überlastung (Stressinkontinenz). In diesem Fall drückt sich im Kontrollverlust über Darm und Blase ein Verlust der Selbstkontrolle aus. Dies wiederum kann zum Teil mit einer Überfürsorglichkeit der Pflegenden zusammenhängen.

Inkontinenz behandeln

Zunächst muss ein Urologe abklären, ob es körperliche Ursachen für die Inkontinenz gibt. Ist sie durch eine schwache Beckenbodenmuskulatur oder mangelnde Selbstkontrolle bedingt, kann ein konsequentes Training helfen, die Kontrolle über die Blase wieder zu verbessern oder die restliche Kontrollfähigkeit zumindest zu erhalten. Lassen Sie sich von einer Fachkraft anleiten, wie Sie mit dem Betreuten ein Blasen- und Toilettentraining (dabei wird geübt, den Harndrang bewusst zurückzuhalten und auf regelmäßige Toilettengänge einzustellen) sowie spezielle Übungen zur Kräftigung der Beckenbodenmuskulatur durchführen können.

Für inkontinente Patienten stehen mittlerweile viele Hilfsmittel zur Verfügung, die die Pflege erleichtern: Einlagen für die Unterwäsche in verschiedenen Größen, Windelhosen, schützende Bettauflagen, Toilettenstuhl, Bettpfanne oder Steckbecken für Bettlägerige, Urinflasche für Frauen und Männer oder auch Kondomurinale für Männer. Die Kosten für Inkontinenz-Hilfsmittel übernimmt die Krankenkasse, wenn sie ärztlich verschrieben werden.

Erst wenn sicher ist, dass die Inkontinenz nicht behoben werden kann und nur, wenn die Pflege anders nicht mehr zu bewältigen ist, darf bei einer Harninkontinenz ein Katheter gelegt werden. Denn ein Katheter ist ein schwerwiegender und dauerhafter Eingriff in den Intimbereich des Pflegebedürftigen.

Blasenkatheter werden durch die Harnröhre oder die Bauchdecke in die Harnblase

TIPP

Hilfen bei Inkontinenz

Es erleichtert Ihnen die Pflege eines inkontinenten Menschen, wenn Sie sich gut über alle Hilfsmittel informieren und diese konsequent einsetzen. Zögern Sie nicht, die Unterstützung von erfahrenen Pflegekräften in Anspruch zu nehmen und tauschen Sie sich mit anderen Betroffenen aus, wenn Sie spüren, dass Sie die Inkontinenzversorgung zu sehr belastet.

eingeführt. Der durchsichtige Plastikschlauch leitet den Urin in einen Auffangbeutel. Meist werden Dauerkatheter angelegt, die lange Zeit in der Blase verbleiben, was mit einem ständigen Infektionsrisiko verbunden ist. Die Katheterpflege muss deshalb auf jeden Fall unter professioneller Anleitung erlernt werden.

Negative Gefühle bewältigen

Intime körperliche Verrichtungen, ob bei der Körperpflege, der Hilfe bei Inkontinenz oder der Versorgung von Wunden, sind meist deshalb so belastend, weil unwillkürlich aufkommende Gefühle wie Scham und Ekel überwunden werden müssen.

Ekelgefühle entstehen beim Umgang mit übel riechenden Stoffen wie Urin, Kot, Erbrochenem, Speichel, Wundsekret oder Eiter. Ekel löst Abwehr- und Fluchtreaktionen aus, die dem Schutz des Körpers vor dem Kontakt mit gefährlichen und infektiösen Stoffen dienen.

In der Pflegesituation verliert der Ekel jedoch seinen ursprünglichen Sinn und wird zur unnötigen Belastung. Der Widerwille ist hier meist mit Gefühlen der Ablehnung und der Aggression verbunden, gleichzeitig aber auch der Schuld, weil sich das spontane Ekelgefühl nicht so einfach abstellen lässt. Vom Verstand her ist schließlich jedem klar, dass der Betreute solche Gefühle in aller Regel nicht absichtlich auslösen will.

Auch wenn die tägliche Routine im Laufe der Zeit etwas Entlastung bringt: ganz gewöhnen wird man sich nur schwer an „eklige" Tätigkeiten. Man muss also lernen, persönliche Strategien zu entwickeln, um die eigenen Ekelgefühle zu überwinden. Wenn Sie es schaffen, auch unangenehme Verrichtungen mit freundlicher Selbstverständlichkeit zu erledigen, wahren Sie so die Würde des Pflegebedürftigen. Das ist eine Leistung, auf die Sie stolz sein können.

- Sie brauchen sich Ihrer Gefühle nicht zu schämen. Vermeiden Sie es jedoch, sie den Pflegebedürftigen spüren zu lassen. Wenden Sie sich kurz ab, wenn es Ihnen nicht gelingt, Ihre Gesichtszüge unter Kontrolle zu halten, oder verlassen Sie kurz den Raum und atmen Sie tief durch.
- Schaffen Sie sich hinterher einen Ausgleich – durch eine Tätigkeit, die Ihnen Freude bereitet, mit der Sie sich abreagieren können.

- Sprechen Sie mit anderen über Ihre Gefühle, belasten Sie damit aber nicht den Pflegebedürftigen – sonst machen Sie ihm die ohnehin peinliche Situation noch schwerer.
- Machen Sie sich klar, dass es dem Betreuten ebenfalls sehr unangenehm ist, Ihnen seine Ausscheidungen und Gerüche „zuzumuten“. Versetzen Sie sich in seine Lage – und denken Sie daran, dass all das, was Ihnen Ekel verursacht, letztlich völlig natürliche Stoffe und Vorgänge sind. Wenn Sie Kinder haben, hilft Ihnen vielleicht eine Umdeutung der Situation: Denken Sie daran, wie selbstverständlich Sie einmal Ihr Baby versorgt haben (allerdings ohne den Pflegebedürftigen wie ein Kleinkind zu behandeln).
- Auch Autosuggestionen können erleichtern: Versetzen Sie sich während der unangenehmen Pflegetätigkeiten in Gedanken in einen sommerlich duftenden Rosengarten oder ein Lavendelfeld in der Provence.
- Nutzen Sie alle Hilfsmittel, die Ekelgefühle verringern können, wie Einmalhandschuhe, -vorlagen und -windeln. Ziehen Sie einen Kittel über, und stecken Sie ein mit Parfüm oder Duftöl präpariertes Tuch in die Brusttasche. Es kann auch helfen, etwas Pfefferminzöl unter die eigene Nase aufzutragen.
- Reinigen Sie die benutzten Utensilien immer sofort, waschen Sie die Leib- und Bettwäsche häufig. Lüften Sie, so oft es möglich ist.
- Frische Blumen oder Duftöle machen die Raumluft angenehmer. Räucherstäbchen sollten Sie jedoch meiden, weil sie die Luft mit Rauch belasten.
- Wenn Sie den Betreuten gewaschen haben, pflegen Sie seine Haut mit wohlriechender Creme. Verwöhnen Sie ihn ruhig auch mit Parfüm oder Rasierwasser, wenn ihm dies angenehm ist. Wenn der so Gepflegte überwiegend einen guten Geruch verströmt, hilft das auch Ihnen über die übelriechenden Intervalle und Tätigkeiten hinweg.

Wenn Sie Ekelgefühle trotz aller Hilfsmittel nicht überwinden können und diese die Pflege sehr erschweren, überlegen Sie, ob Ihr Ekel eine tiefere Ursache haben könnte – zum Beispiel in einer belasteten Beziehung zum Pflegebedürftigen begründet ist. Eine Lösung könnte sein, bei der körperlichen Pflege mehr auf ambulante Pflegekräfte zurückzugreifen.

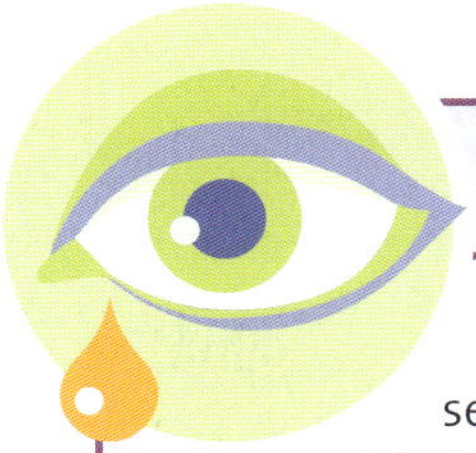

Depressionen im Alter

Hilfebedürftige ältere Menschen leiden nicht selten an Depressionen. Eine echte Depression ist eine ernsthafte psychische Erkrankung. Sie ist nicht immer leicht von vorübergehenden depressiven Verstimmungen zu unterscheiden, die zum Beispiel eine Zeit der Trauer begleiten können. Wenn Trauer und Verlustgefühle – die sich auch auf den Verlust der Selbstständigkeit beziehen können – nicht bewältigt werden, können sie jedoch eine Depression auslösen. Die auffälligsten Symptome sind:

- Desinteresse,
- Appetitverlust,
- Antriebsschwäche,
- tiefe Traurigkeit und
- ein lähmendes Grundgefühl der Sinn- und Hoffnungslosigkeit.

Oft ziehen sich die Kranken völlig in sich selbst zurück, werden apathisch oder auch aggressiv. In solchen Fällen kann eine Depression auch mit Anzeichen geistiger Verwirrung verwechselt werden.

Erwachsene Kinder, die ihre Eltern zu Hause pflegen, nehmen in der „wiedererzeugten" alten räumlichen Nähe und im vertauschten Rollenverhältnis die Stimmungslagen besonders deutlich wahr – und fühlen sich umso mehr für eine traurige Gemütslage persönlich verantwortlich. Schuldgefühle erschweren wiederum vernünftige Entscheidungen. Hier sollte man sich nicht scheuen, professionelle Hilfe in Anspruch zu nehmen.

Eine Depression sollte unbedingt behandelt werden. Eine angemessene, individuell abgestimmte ärztliche Therapie und die liebevolle Unterstützung der Angehörigen kann den Betroffenen helfen, die Erkrankung zu überwinden.

Weitere Information finden Sie in Stiftung Warentest (Hrsg.): Depressionen überwinden. Die Krankheit erkennen, erfolgreich behandeln und Rückfällen vorbeugen. 4. aktualisierte Auflage, Berlin 2008, (Bezugsadresse → Seite 224).

Altersverwirrtheit

Die wohl schwierigste Aufgabe für pflegende Angehörige ist die Betreuung verwirrter oder psychisch erkrankter Menschen. Dabei gibt es große Unterschiede: Manche Betreute sind nur leicht desorientiert oder lediglich von Zeit zu Zeit verwirrt. Bei anderen ist es eine Depression, die ihre Lebensgeister lähmt und ihren Charakter verändert (→ Seite 85).

Immer mehr Hilfebedürftige leiden an einer fortschreitenden Demenzerkrankung, die über kurz oder lang ihre Persönlichkeit zerstört. Mitzuerleben, wie ein sehr nahestehender Mensch allmählich seine Charaktereigenschaften, ja sogar sein Charisma verliert und sich alles, was seine Existenz und Bedeutung ausgemacht hat, nach und nach verflüchtigt, ist vor allem psychisch eine sehr große Belastung. Dass alle Mühen der Betreuung in der Regel wenig Verbesserung bringen, weil dieser Prozess der Auflösung letztlich nicht aufzuhalten ist, ist bei der Pflege Demenzkranker besonders schwer hinzunehmen. Die Pflege Demenzkranker in der Endphase ist zu Hause nur sehr schwer zu bewältigen. Bei vielen Kranken ist irgendwann ein Punkt erreicht, an dem eine Betreuung in einer ambulanten oder stationären Einrichtung für alle Beteiligten zur besseren Lösung wird. Für die Pflegebedürftigen, weil sie hier weniger gefährdet sind und eine fachkundige, speziell auf ihre Bedürfnisse und die Erfordernisse ihrer Krankheit zugeschnittene Betreuung erfahren. Für die Angehörigen, weil sie mit der Pflege zu Hause schlicht überfordert sind, wenn sie ihr eigenes Leben über der Pflege nicht völlig vergessen wollen.

Demenzerkrankungen sind heute der Hauptgrund für den Umzug in eine betreute Wohngemeinschaft oder in ein Pflegeheim.

Demenzerkrankungen

Die häufigste Demenzerkrankung ist die Alzheimerkrankheit. Sie beginnt meist mit einer immer auffälligeren Vergesslichkeit, die auch die Sprache (häufig kann man sich an Wörter nicht erinnern) und die räumliche Orientierung (die erkrankte Person weiß plötzlich nicht mehr, wo sie ist) betrifft. Mit dem Fortschreiten der Krankheit schwindet die gesamte Orientierung immer mehr; und mit dem Verlust der Erinnerungen, der Urteilskraft und anderer geistiger Fähigkeiten verändert sich die Persönlichkeit, besser sie „verblasst“ und verschwindet nach und nach völlig. Eine Heilung im Sinne einer Wiederherstellung aller geistigen Fähigkeiten ist bisher nicht möglich, lediglich das Fortschreiten der Erkrankung lässt sich anfangs durch eine spezielle Behandlung verlangsamen. Nach Angaben der Deutschen Alzheimer Gesellschaft beträgt die durchschnittliche Krankheitsdauer acht bis neun Jahre.

Eine Demenz kann auch durch einen oder mehrere schwere Schlaganfälle ausgelöst werden. Bei einem Schlaganfall wird Hirngewebe zerstört. Je nach Ausmaß der Schädigung kann dies mit einem dauerhaften Ausfall von Hirnfunktionen verbunden sein.

Wichtig ist, den Betroffenen bei den ersten Anzeichen einer Demenzerkrankung ärztlich untersuchen zu lassen, um die richtige Diagnose und Therapie zu ermöglichen. Kann der Hausarzt eine Austrocknung des Körpers oder eine behandelbare Erkrankung ausschließen, die zu einer vorübergehenden geistigen Beeinträchtigung führen können (zum Beispiel ein nicht entdeckter Diabetes), wird er in der Regel an einen Neurologen überweisen.

An einen zeitlich begrenzten Aufenthalt in einer gerontopsychiatrischen Klinik kann sich eine ambulante Behandlung anschließen. Mögliche Begleitsymptome einer Demenz wie ausgeprägte Unruhe und Aggressivität oder Wahnzustände werden meist mit Medikamenten behandelt. Hier ist die sorgfältig auf die individuelle Situation abgestimmte Therapie Grundvoraussetzung für den Erfolg.

Zusätzliche Krankheiten wie Herz- und Kreislaufstörungen, die Parkinsonkrankheit oder Diabetes können Verwirrtheitszustände verstärken und müssen deshalb stets ärztlich behandelt werden.

Der Pflegealltag bei Demenz

Wer einen demenzkranken Menschen betreut, sollte sich mit der Erkrankung gründlich auseinandersetzen. Das Wissen über ihre Erscheinungsformen, die verschiedenen Phasen und die Möglichkeiten der Behandlung erleichtert die Pflege deutlich. Die Betreuung Demenzkranker verlangt großes Einfühlungsvermögen, viel Geduld und innere Stärke, denn ihre Welt hat mit unserer „normalen" Realität nur noch wenig zu tun. Um richtig reagieren zu können, ist ein intuitives Verständnis für die oft schwankende Stimmungslage des Erkrankten wichtig – und auch Fantasie: Es gilt immer wieder neu herauszufinden, wo er sich gerade „befindet" und wie man ihn am besten erreicht. Diese Fähigkeiten bilden sich im Laufe der Zeit oft automatisch heraus.

Vertrautes, Gewohntes und gleichbleibende Abläufe geben Halt und Orientierung.

Als Pflegende sollten Sie unbedingt darauf achten, sich selbst nicht zu überfordern (→ Seite 35). Beziehen Sie von Anfang an andere Menschen in die Betreuung ein, denn Demenzkranke neigen dazu, sich stark an vertraute Personen zu klammern. Ihre Nähe bedeutet Sicherheit und Halt in einer Welt, in der sich die Kranken immer weniger auskennen und zurechtfinden. Wenn der Betreute mehrere Bezugspersonen anerkennt, wird er sich nicht nur bei Ihnen alleine aufgehoben fühlen, und es wird leichter sein, sich regelmäßig für einige Stunden den nötigen Abstand und persönlichen Freiraum zu schaffen.

Demenzkranke brauchen vor allem das Gefühl von Geborgenheit und Vertrauen. Dazu trägt ein fest strukturierter Alltag bei. Ebenso wichtig ist es, sich auf ihre Welt einzustellen und sie so zu akzeptieren, wie sie sind – dazu gehören auch ihre Stimmungsschwankungen, Ängstlichkeit, Unruhe oder Aggressivität. Wenn der Kranke sich in einem Zustand ängstlicher Verwirrtheit oder wahnhaften Misstrauens befindet, sollten Sie nicht versuchen, ihm den Wahn auszureden, sondern ihm zu signalisieren: „Es kann Dir nichts passieren, ich bin bei Dir".

Vernünftige Erklärungsversuche und Diskussionen verwirren und ängstigen Demenzkranke oft nur noch mehr, weil sie sie nicht verstehen können. Es ist für sie keine Orientierungshilfe, wenn man an ihren Verstand appelliert und darauf hinweist, dass sie nicht „normal" denken oder fühlen. Akzeptieren Sie daher verwirrte Äußerungen und Handlungen und fördern Sie normale Anteile, beziehen Sie sich auf Dinge und Handlungsabläufe, die auch für den Erkrankten noch erkennbar und verständlich sind.

So erleichtern Sie sich die Pflege

- Wichtig ist ein feststehender, möglichst gleichbleibender Tagesablauf. Altvertrautes und eingespielte Gewohnheiten sind wie feste Orientierungspunkte auf einer Landkarte, die immer mehr weiße Flecken aufweist und wirken dem Gefühl der Orientierungslosigkeit entgegen.
- Ruhe, Gelassenheit und Akzeptanz vermitteln dem verwirrten Menschen Geborgenheit. Nehmen Sie die Äußerungen

des Kranken nicht für bare Münze, sondern versuchen Sie herauszufinden, was er mit vielleicht verrückt klingenden Botschaften ausdrücken möchte.

- Beziehen Sie sich im Umgang mit ihm immer auf das, was er noch selbstständig und angemessen tun und beurteilen kann. Fördern Sie seine noch vorhandenen Fähigkeiten und Erinnerungen, um sie möglichst lange zu erhalten. Sie können ihn zum Beispiel in einfache Arbeiten im Haushalt oder im Garten einbeziehen, zusammen vertraute Gesellschaftsspiele spielen, gemeinsam Volks- oder Kinderlieder singen und Ähnliches. Eingeschliffene Handlungen werden selten komplett vergessen oder doch leichter wieder in Erinnerung gerufen.
- Gliedern Sie kompliziertere Handlungen oder Abläufe (wie sich waschen und anziehen) stets in einzelne kleine Schritte, damit der Betreute sie leichter nachvollziehen kann.
- Einfacher gesagt als getan: Vermeiden Sie Überforderung ebenso wie Unterforderung. Überforderung kann Angstgefühle oder Aggressionen auslösen, Unterforderung zu Rückzug und Unruhe führen. Es ist nicht immer leicht einzuschätzen, was „zu viel verlangt" ist – zumal die Fähigkeit eines verwirrten Menschen, etwas zu tun oder zu begreifen, je nach Tagesform stark schwanken kann. Mit der Zeit werden Sie jedoch ein Gespür dafür entwickeln, was wann möglich ist.
- Nutzen Sie alle Arten von Orientierungshilfen wie gut ablesbare Uhren, Kalender und Erklärungstafeln. Sie können wichtige Alltagsdinge mit Namen und Funktion beschriften sowie Namens- oder Hinweisschilder an den Türen anbringen.
- Die Wohnumgebung sollte einfach und leicht überschaubar eingerichtet und gestaltet sein. Zu viele akustische und optische Reize, zum Beispiel kompliziert gemusterte Teppiche, Möbelstoffe, Vorhänge oder Tapeten verwirren leicht. Einheitliche, in warmen Farbtönen gehaltene Flächen wirken dagegen beruhigend, einzelne Farbkontraste und -akzente erleichtern die Orientierung. Wichtig ist auch die ausreichende Beleuchtung der Wohnung.
- Sichern Sie Gefahrenquellen in der Wohnung ab (Herd, Heißwasser, Heizung) beziehungsweise beseitigen Sie sie (Stolperfallen, scharfe Kanten, rutschige Böden).
- Auch wenn die Kommunikation mit anderen schwierig wird: nahestehende, von früher vertraute Menschen wie Fami-

Zusätzliche Betreuungsleistungen

Für Pflegebedürftige mit „erheblichem allgemeinem Betreuungsbedarf“ erstattet die Pflegeversicherung 100 Euro (Grundbetrag) oder 200 Euro (erhöhter Betrag) monatlich für Betreuungsleistungen, die unabhängig von den je nach Pflegestufe bewilligten Leistungen für ambulante oder teilstationäre Pflege in Anspruch genommen werden (→ Seite 116). Mit diesem Betrag werden nur qualitätsgesicherte Betreuungsleistungen bezuschusst:

- Tages- oder Nachtpflege und Kurzzeitpflege,
- besondere Angebote zugelassener Pflegedienste, wie zum Beispiel Orientierungs- und Gedächtnistraining, Unterstützung bei der Bewältigung von Alltagssituationen und bei sozialen Kontakten,
- Tagesbetreuung in Alzheimergruppen, Einzelbetreuung durch qualifizierte Ehrenamtliche.

Ob ein „erheblicher allgemeiner Betreuungsbedarf“ besteht, wird bei der Begutachtung des Pflegebedürftigen zur Feststellung der Pflegestufe (→ Seite 102) überprüft. Die Einstufung in eine Pflegestufe ist jedoch keine Voraussetzung. Um die zusätzlichen Betreuungsleistungen bewilligt zu bekommen, muss der Pflegebedürftige unter „dauerhaften erheblichen Einschränkungen der Alltagskompetenz“ leiden. Als Anzeichen dafür gelten:

1. unkontrolliertes Verlassen des Wohnbereichs (Weglauftendenz),
2. Verkennen oder Verursachen gefährdender Situationen,
3. einer Situation unangemessenes Verhalten,
4. tätlich oder verbal aggressives Verhalten in Verkennung der Situation,
5. unsachgemäßer Umgang mit potenziell gefährdenden Gegenständen oder Substanzen,
6. Unfähigkeit, die eigenen körperlichen oder seelischen Gefühle oder Bedürfnisse wahrzunehmen,
7. Unfähigkeit zur Kooperation bei therapeutischen oder schützenden Maßnahmen als Folge einer nicht heilbaren Depression oder Angststörung,
8. Störung der höheren Hirnfunktionen (Beeinträchtigung des Gedächtnisses, herabgesetztes Urteilsvermögen), die zu Problemen bei der Bewältigung von sozialen Alltagsleistungen geführt haben,
9. Störung des Tag-/Nacht-Rhythmus,
10. Unfähigkeit, eigenständig den Tagesablauf zu planen und zu strukturieren,
11. Verkennen von und inadäquates Reagieren in Alltagssituationen,
12. ausgeprägtes labiles und unkontrolliert emotionales Verhalten,
13. zeitlich überwiegende Niedergeschlagenheit, Verzagtheit, Hilflosigkeit oder Hoffnungslosigkeit aufgrund einer therapieresistenten Depression.

Anspruch auf den Grundbetrag besteht, wenn Störungen in mindestens zwei Bereichen vorliegen, eine davon im Bereich 1 bis 9 der Aufzählung. Der erhöhte Betrag wird gezahlt, wenn zusätzlich wenigstens eins der Kriterien 1 bis 5, 9 oder 11 zutrifft.

lienangehörige und alte Freunde sind wichtige emotionale Anker. Versuchen Sie, alte Kontakte zu fördern, denn in einer isolierten Situation wächst das allgemeine Gefühl der Fremdheit schneller.

- Ein Kennzeichen der Demenzerkrankung ist vor allem im mittleren Stadium das unruhige Herumkramen in Schubladen und Schränken oder das scheinbar ziellose Auf- und Abgehen in der Wohnung. Diese Art der nervösen Suche kann verwirrte Menschen zeitweise erleichtern, weil sie dabei das Gefühl haben, zielgerecht zu handeln. Lassen Sie den Kranken deshalb gewähren, soweit es möglich ist. Legen Sie für ihn Kramkisten mit persönlichen Gegenständen von früher an.

Neue Formen der Kommunikation

Bei einer fortgeschrittenen Demenz oder nach einem Schlaganfall kann es schwierig werden, sich mit dem Pflegebedürftigen zu verständigen. Vielleicht müssen Sie gemeinsam eine neue Art der Kommunikation miteinander einüben, je nachdem, ob der Verlust der Sprache rein körperlich – zum Beispiel durch eine Lähmung – oder geistig bedingt ist.

Bei starker Hörschädigung oder Taubheit ist eine Verständigung mit Papier und Stift empfehlenswert. Für schlecht Hörende sind deutlich betontes Sprechen sowie eine ausgeprägte Mimik und Gestik des Gesprächspartners sehr wichtig. So können sie die gesprochenen Worte optisch ergänzen und deren Sinn schneller erfassen.

Wenn dagegen das Sprechen schwerfällt, sollten Sie dem Betreuten Handlungen auf eine Weise erklären oder Fragen so stellen, dass er seine Zustimmung oder Ablehnung mit Gesten oder verabredeten Signalen ausdrücken kann.

Verwirrte Menschen können den Sinn einer Botschaft am besten verstehen, wenn sie möglichst klar und einfach ausgedrückt wird. Bilden Sie kurze, unkomplizierte Sätze, die sich auf bekannte und konkrete Inhalte beziehen. Wichtig ist, dass Sie dabei Ruhe ausstrahlen. Sprechen

TIPP

Weitere Informationen

Umfassende Informationen zum Krankheitsverlauf, der Behandlung, zur Erleichterung des Pflegealltags und zu finanziellen Hilfen sowie zur rechtlichen Situation finden Sie in einem Ratgeber der Stiftung Warentest und der Verbraucherzentrale NRW (Hrsg.): Demenz. Hilfe für Angehörige und Betroffene. Berlin 2009, (Bezugsadresse → Seite 224).

Auf der Homepage der Deutschen Alzheimer Gesellschaft e. V. erhalten Sie unter der Rubrik „Broschüren zum Bestellen" weitere Literaturtipps: **www.deutsche-alzheimer.de**

Sie langsam und deutlich (aber nicht lauter als nötig), und lassen Sie Ihrem Gegenüber viel Zeit zur Antwort. Kultivieren Sie auch die Verständigungsmöglichkeiten ohne Worte, setzen Sie Gestik, Mimik und Berührungen bewusst ein. Sanfte, gezielte Berührungen können Handlungen lenken, das Wahrnehmen und Verstehen unterstützen und gleichzeitig Geborgenheit vermitteln.

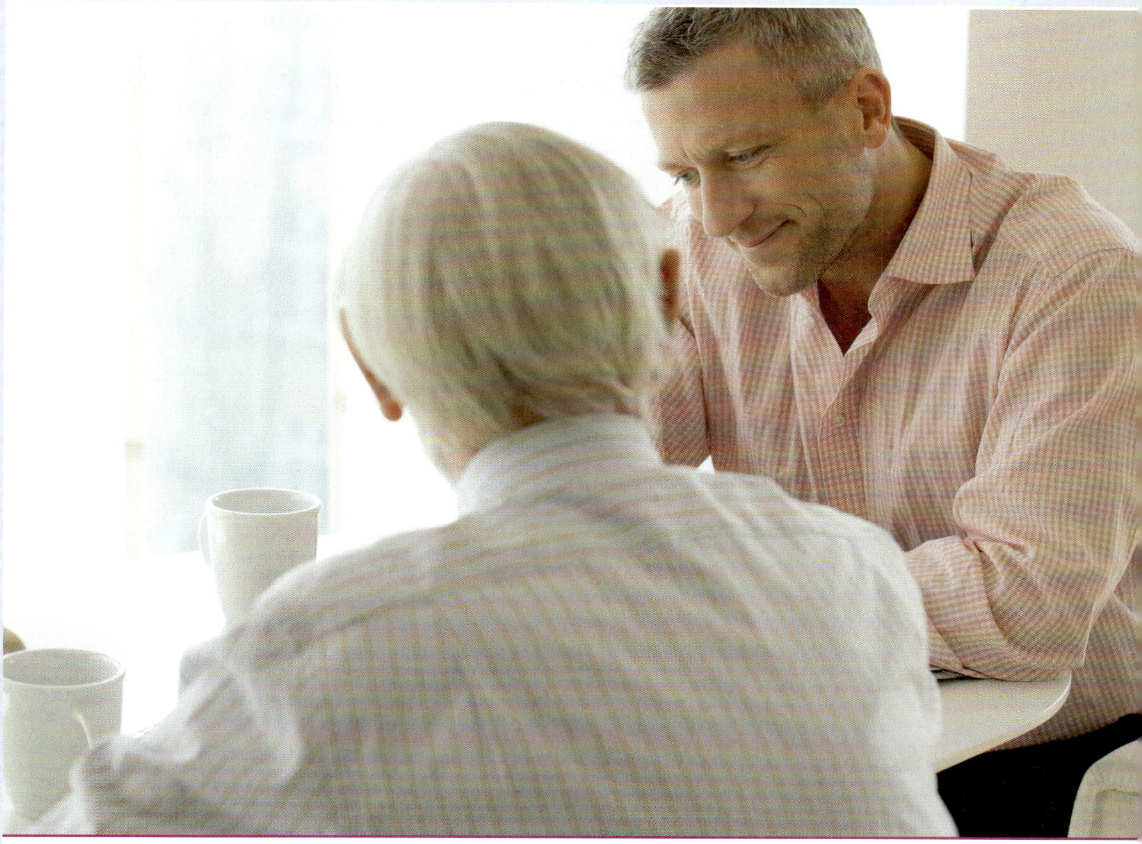

Die Pflegeversicherung und andere finanzielle Hilfen

Die gesetzliche Pflegeversicherung wurde 1995 als fünfte Säule der Sozialversicherung eingerichtet, als Ergänzung zur Kranken-, Unfall-, Renten- und Arbeitslosenversicherung. Unter bestimmten Voraussetzungen gewährleistet sie eine finanzielle Unterstützung, wenn man durch Krankheit, Behinderung oder Gebrechlichkeit pflegebedürftig wird. Die Pflegeversicherung ist ausdrücklich nicht als Vollversorgung angelegt, sondern als Grundsicherung. Pflegebedürftige und pflegende Angehörige werden durch die Versicherungsleistungen zwar entlastet, dennoch erfordert vor allem die stationäre Pflege oft den Einsatz von erheblichen Eigenmitteln.

Die Leistungen der Versicherung wurden mit der Pflegereform 2008 etwas angehoben. Dennoch sind heute ähnlich wie vor der Einführung der Pflegeversicherung viele Pflegebedürftige auf unterstützende Leistungen des Sozialamts angewiesen. Diese kommen dann in Betracht, wenn die Voraussetzungen für Leistungen der Pflegeversicherung nicht gegeben sind oder die eigenen Mittel (Rente, Vermögen) zur Finanzierung der Pflege nicht ausreichen (→ Seite 129).

Das Gesetz zur Pflegeversicherung im Überblick

Förderung der häuslichen Pflege

„Ambulante vor stationärer Pflege": Pflegebedürftige sollen so lange wie möglich zu Hause betreut werden.

Die Einführung der Pflegeversicherung hatte vor allem zum Ziel, die Pflege zu Hause zu erleichtern. Denn Pflegebedürftige möchten in den allermeisten Fällen so lange wie möglich in ihrer vertrauten Wohnung und Umgebung bleiben. Und eine häusliche Pflege ist oft tatsächlich die beste und persönlichste Art der Versorgung – vorausgesetzt, sie findet unter Bedingungen statt, die Pflegebedürftigen wie Pflegenden gerecht werden.

Zudem ist selbst eine ambulante Hauspflege durch Fachkräfte, sofern es sich nicht um eine Rund-um-die-Uhr-Betreuung handelt, oft kostengünstiger als eine stationäre Vollversorgung im Heim. Bevor Leistungen für eine stationäre Pflege bewilligt werden, prüft die Pflegekasse deshalb zunächst, ob nicht auch eine häusliche oder teilstationäre Pflege (→ Seite 157) möglich ist.

Recht auf Selbstständigkeit

Die Pflegeversicherung will Pflegebedürftigen trotz ihrer Krankheit oder Behinderung eine möglichst selbstständige Lebensführung ermöglichen. Das Gesetz ist daher so angelegt, dass die Pflegebedürftigen über Hilfs- und Pflegemaßnahmen selbst entscheiden, und nicht die pflegenden Angehörigen. Finanzielle Leistungen werden grundsätzlich auf das Konto der Pflegebedürftigen überwiesen. Wie sie die Mittel zu ihrer Betreuung einsetzen, ob sie sich von Angehörigen oder ambulanten Diensten pflegen lassen wollen, bestimmen sie selbst.

„Prävention und Rehabilitation vor Pflege": Präventive (vorbeugende) und rehabilitative (wiederherstellende) Pflegemaßnahmen sollen dazu beitragen, die Pflegebedürftigkeit zu überwinden, zu mindern oder eine Verschlechterung zu vermeiden.

Wer sich eines Tages nicht mehr zu solchen Entscheidungen in der Lage sieht, kann diese immer noch mit einer Vollmacht an seine Angehörigen übertragen. In der Alltagspraxis entscheiden in vielen Fällen die Angehörigen. Vor allem bei demenzkranken Pflegebedürftigen übernehmen sie oft die Verantwortung als gesetzliche Betreuer (→ Seite 30).

Anerkennung der privaten Hilfeleistung

Menschen, die Angehörige zu Hause pflegen, erhalten durch das Pflegegeld, das sie vom Pflegebedürftigen bekommen, eine finanzielle Unterstützung. Sie haben zudem die Möglichkeit, professionelle Helfer hinzuzuziehen und jedes Jahr für einen maximal vierwöchigen Urlaub eine Vertretungspflegekraft einzustellen (→ Seite 37). Ferner bekommen ehrenamtliche Pflegepersonen für ihren Einsatz, wenn er wöchentlich mehr als 14 Stunden beansprucht, Rentenbeiträge gutgeschrieben und sie sind unfallversichert (→ Seite 121).

Die Pflege durch Fachkräfte wird im Gesetz etwas unpersönlich und irreführend als „Sachleistung" definiert. Damit ist gemeint, dass die Pflegebedürftigen in diesem Fall kein Geld erhalten, sondern eine Leistung. Sie dürfen also auf Kosten ihrer Kasse Leistungen eines professionellen Dienstes bis zu einem bestimmten Wert in Anspruch nehmen (der Pflegedienst rechnet dann direkt mit der Kasse ab). Außer den Geld- und Sachleistungen für häusliche Pflege zahlt die Pflegeversicherung Pflegehilfsmittel (→ Seite 127), Zuschüsse zur pflegegerechten Wohnungsanpassung (→ Seite 128) sowie Fortbildungs- und Anleitungskurse für Pflegepersonen (→ Seite 128). Wenn eine stationäre Pflege ganz oder zeitweise nötig wird, übernimmt die Pflegekasse einen Teil der Pflegekosten im Heim (→ Seite 196).

An den Pflegekosten für Behinderte, die in stationären Einrichtungen der Behindertenhilfe leben, beteiligt sich die Pflegeversicherung mit pauschalen Zuschüssen (→ Seite 117).

Wer ist versichert?

Wer in der gesetzlichen Krankenversicherung versichert ist, gehört automatisch auch der gesetzlichen Pflegeversicherung an. Wer privat krankenversichert ist, muss eine private Pflegeversicherung abschließen. Freiwillige Mitglieder der GKV (Gesetzlichen Krankenversicherung) können sich auf Antrag von der Versicherungspflicht in der gesetzlichen Pflegeversicherung befreien lassen, müssen dazu aber den Abschluss einer privaten Pflegeversicherung nachweisen. Auch Beamte sind, falls sie nicht der GKV angehören, zum Abschluss einer privaten Pflegeversicherung verpflichtet. Diese ergänzt die Beihilfe, versichert also die Restkosten.

Die Beiträge zur gesetzlichen Pflegeversicherung betragen bundesweit 1,7 Prozent der beitragspflichtigen Einnahmen. Kinderlose Versicherte ab dem 23. Lebensjahr und kinderlose Rentner, die nach 1939 geboren wurden, zahlen einen um 0,25 Prozent erhöhten Beitrag. Die Beitragszahlung erfolgt wie in der gesetzlichen Krankenversicherung: zur Hälfte zahlt der Arbeitgeber, zur Hälfte der Versicherte (Ausnahme: Sachsen. Dort zahlen Arbeitgeber nur 0,35 Prozent und die Arbeitnehmer den Rest, dafür haben die sächsischen Arbeitnehmer am Buß- und Bettag frei). Freiwillig oder privat Versicherte erhalten vom Arbeitgeber einen Zuschuss in Höhe der Hälfte des Betrags, der für die Pflegeversicherung aufgewendet werden muss. Rentner müssen die Beiträge zur gesetzlichen Pflegeversicherung alleine aufbringen. Seit 1. April 2004 erhalten sie keinen Zuschuss mehr vom Rentenversicherungsträger (Quelle: SGB VI-ÄndG, vom 27. Dezember 2003; BGBl I 3013).

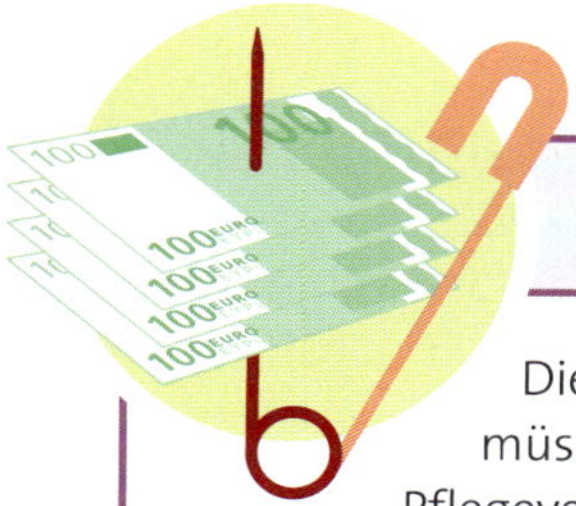

Privat versichert

Die privaten Versicherungen müssen per Gesetz diesel-ben Pflegeversicherungsleistungen anbieten wie die gesetzlichen. Junge privat Versicherte zahlen meist niedrigere Prämien als in den gesetzlichen Pflegekassen; bei Älteren können, wie in der privaten Krankenversicherung (PKV), die Beiträge auch höher liegen. Wenn Sie bereits länger als fünf Jahre privat krankenversichert sind, dürfen die privaten Prämien jedoch nicht höher sein als der Höchstbeitrag in der gesetzlichen Pflegeversicherung. Die zum 1. Januar 2009 eingeführten Neuregelungen in der PKV zur Einführung eines Basistarifs sowie zu Altersrückstellungen gelten analog auch für die private Pflegeversicherung.

Auch bei den Privaten sind Kinder automatisch in der Pflegeversicherung mitversichert, Ehepartner jedoch nicht. Auf Antrag bekommen Ehepaare aber meist eine Art Rabatt auf beide zu zahlenden Prämien.

Wie bei der privaten Krankenversicherung müssen die Versicherten die Leistungen – also zum Beispiel die Pflegehonorare für einen Pflegedienst – erst einmal selbst bezahlen. Deshalb unterscheidet die private Pflegeversicherung nicht zwischen Geld- und Sachleistungen: Es gibt grundsätzlich nur Geldleistungen.

Für privat Versicherte besteht die Pflicht zum Abschluss einer Pflegeversicherung nur, wenn und solange sie ihren Wohnsitz im Inland haben. Wer als privat Versicherter im europäischen Ausland lebt, kann im Fall der Pflegebedürftigkeit nicht damit rechnen, vor Ort Pflegegeld zu beziehen. Der Europäische Gerichtshof hat sich in seinem Urteil zur Leistungspflicht im Ausland auf die gesetzliche Sozialversicherung, nicht jedoch auf die privaten Versicherungen bezogen (→ Seite 135).

Voraussetzungen und Einstufung

Um Leistungen aus der Pflegeversicherung beanspruchen zu können, ist eine bestimmte Vorversicherungszeit nötig. Diese Voraussetzung ist erfüllt, wenn innerhalb der letzten zehn Jahre vor Eintreten der Pflegebedürftigkeit insgesamt zwei Jahre lang Beiträge gezahlt wurden. Bei pflegebedürftigen Kindern, die in der Regel über ihre Familie mitversichert sind, genügt es, wenn ein Elternteil die Vorversicherungszeit erfüllt.

Ehe Sie einen Antrag auf Pflegeversicherungsleistungen stellen, beraten Sie sich am besten ausführlich mit Ihrem Hausarzt. Dies ist auch sinnvoll, wenn Sie einen Antrag auf Höherstufung stellen wollen. Die Pflegekassen ziehen meist ohnehin die behandelnden Ärzte ihrer Versicherten hinzu, um die

Pflegebedürftigkeit und deren Schweregrad (die Pflegestufe) festzustellen. Dazu ist es nötig, Ihren Arzt für alle Informationen bezüglich der Pflegebedürftigkeit von der Schweigepflicht zu entbinden. Dies geschieht in der Regel durch Ihre Unterschrift auf dem Antragsformular.

Antrag und Bewilligungsverfahren

Sobald eine Pflegebedürftigkeit besteht, können Sie bei Ihrer Pflegekasse schriftlich oder telefonisch einen formlosen Antrag auf Leistungen der Pflegeversicherung stellen. Ein ärztliches Attest oder eine persönliche Begründung sind dazu nicht nötig. Die Pflegekasse schickt Ihnen danach ein Antragsformular zu, außerdem ein Formular, mit dem die Rentenbeitragszahlung für eine ehrenamtliche Pflegeperson beantragt werden kann (→ Seite 121).

Entscheidend für den Leistungsbeginn ist das Datum der formlosen Antragstellung, nicht das des Eingangs der ausgefüllten Antragsformulare bei der Pflegekasse.

Nach der Bewilligung erhalten Sie die Leistungen rückwirkend ab dem Datum Ihrer formlosen Antragstellung. Deshalb ist es sinnvoll, den Antrag schriftlich mit Datumsangabe zu stellen und eine Kopie für Ihre Unterlagen zu behalten. Falls Sie ihn unbedingt telefonisch stellen möchten, sollten Sie sich am besten das Datum Ihres Anrufs von der Pflegekasse bestätigen lassen und den Namen des Mitarbeiters notieren, mit dem Sie gesprochen haben.

Nach Eingang des ausgefüllten Antragsformulars prüft die Kasse zunächst, ob der Antragsteller ordentlich versichert ist und ob die erforderliche Vorversicherungszeit erfüllt ist. Etwa zwei Wochen später meldet sich ein Gutachter des Medizinischen Dienstes der Krankenkassen (MDK), bei Privatversicherten des Verbandsunternehmens Medicproof, zum Hausbesuch an, um zu prüfen, welche Pflegestufe vorliegt (→ Seite 102). Auf der Basis seines Gutachtens entscheidet die Pflegekasse über die Einstufung. Gegen den Bescheid kann der Pflegebedürftige innerhalb eines Monats Widerspruch einlegen (→ Seite 113). Wird der Widerspruch abgewiesen, besteht die Möglichkeit einer Klage vor dem Sozialgericht.

Zwischen Antragstellung und Leistungsbewilligung dürfen höchstens fünf Wochen verstreichen. Wenn Sie in dieser Zeit eine Pflege durch Fachkräfte (Sachleistungen) in Anspruch nehmen, müssen Sie diese zunächst selbst bezahlen. Sie bekommen die Kosten später von der Kasse erstattet, allerdings nur im Rahmen der bewilligten Sachleistungen. Heben Sie also alle Belege während dieser Zeit sehr sorgfältig auf. Pflegegeld (für die Pflege durch Angehörige) wird ebenfalls rückwirkend gezahlt.

Das Bewilligungsverfahren ab Antragstellung bis zum Bescheid der Pflegekasse muss spätestens nach fünf Wochen abgeschlossen sein. Bei einem positiven Bescheid erhalten Sie die Leistungen für diesen Zeitraum rückwirkend.

Wenn Sie im sozialhilferechtlichen Sinne bedürftig sind und das Geld für die Vorfinanzierung einer professionellen Pflege nicht aufbringen können, springt auf Antrag das Sozialamt ein, auch wenn es noch nicht sicher ist, dass Pflegeleistungen bewilligt werden. Nach einer Bewilligung bekommt das Sozialamt die vorfinanzierten Leistungen von der Pflegekasse zurück. Lehnt die Pflegekasse den Antrag auf Versicherungsleistungen ab, kann sich das Sozialamt zur Rückerstattung an unterhaltspflichtige Angehörige (→ Seite 131) wenden.

Wenn ein akuter Pflegebedarf besteht (→ Seite 29), gelten verkürzte Bearbeitungsfristen: Befindet sich der Antragsteller im Krankenhaus, in einer Reha-Einrichtung oder in einem Hospiz, kann er innerhalb einer Woche mit der Überprüfung der Pflegestufe und dem Bescheid der Pflegekasse rechnen. Eine Frist von zwei Wochen gilt, wenn ein Angehöriger Pflegezeit beanspruchen möchte (→ Seite 13).

Wie ist Pflegebedürftigkeit definiert?

Als pflegebedürftig im Sinne des Pflegeversicherungsgesetzes gilt, wer „wegen einer körperlichen, geistigen oder seelischen Krankheit oder Behinderung für die gewöhnlichen und regelmäßig wiederkehrenden Verrichtungen im Ablauf des täglichen Lebens auf Dauer, voraussichtlich für mindestens sechs Monate, in erheblichem oder höherem Maße der Hilfe bedarf".

Das bedeutet: Ein kurzfristiger Pflegebedarf (weniger als sechs Monate) begründet keinen Anspruch auf Leistungen der Pflegekasse. Wenn also zum Beispiel ein Unfallopfer im Anschluss an einen Krankenhausaufenthalt noch einige Wochen zu Hause gepflegt werden muss, übernimmt nicht die Pflegekasse, sondern die Krankenkasse die Kosten. Der Zeitraum von mindestens sechs Monaten ist für die Bewilligung von Leistungen der Pflegeversicherung allerdings nicht von Belang, wenn der Pflegebedürftige höchstwahrscheinlich nur noch weniger als ein halbes Jahr zu leben hat. Auch für anerkannte „Härtefälle" (→ Seite 102) spielt das Sechs-Monats-Kriterium keine Rolle.

Unter „pflegerischer Hilfeleistung" versteht das Pflegeversicherungsgesetz, „einen hilfebedürftigen Menschen bei alltäglichen Verrichtungen zu unterstützen, ihn dabei anzuleiten und zu beaufsichtigen oder, wenn es nicht anders geht, diese Verrichtungen teilweise oder ganz zu übernehmen. Jede Hilfe sollte darauf ausgerichtet sein, die Eigenständigkeit des Hilfebedürftigen möglichst zu erhalten."

Die Pflegekassen zahlen Hilfen bei „regelmäßig wiederkehrenden Verrichtungen" in den vier Bereichen Körperpflege, Ernährung, Mobilität (Grundpflege) und hauswirtschaftlicher Versorgung. Regelmäßig bedeutet, dass mindestens einmal täglich bei zwei Verrichtungen aus den Bereichen 1 bis 3 und zusätzliche hauswirtschaftliche Hilfe nötig ist. Im Einzelnen ist gemeint:

- *Hilfe bei der Körperpflege:* Waschen, Duschen, Baden, Hautpflege, Zahnreinigung und -pflege, Frisieren, Rasieren, Toilettengänge und Inkontinenzpflege. (Haareschneiden sowie Maniküre und Pediküre fallen nicht darunter.)
- *Hilfe bei der Ernährung:* Die (mundgerechte) Zubereitung des Essens und die Nahrungsaufnahme (von der Handhabung des Bestecks über das Anreichen zum Mund bis zur Gabe von Sondennahrung). Wenn der Pflegebedürftige zum Essen und Trinken ermuntert und dabei beaufsichtigt werden muss, wird dies zum Hilfebedarf gerechnet. Das Kochen, auch die Zubereitung von spezieller Diätkost, dagegen nicht.
- *Hilfe zur Mobilität:* Aufstehen und Zubettgehen, An- und Auskleiden (auch das Anlegen von Prothesen oder Stützstrümpfen), Sitzen und Liegen (Umlagern von Bettlägerigen), Gehen und Stehen, Treppensteigen, die Wohnung verlassen und wieder heimkehren. Letzteres bezieht sich nicht aufs Spazierengehen oder die Teilnahme am sozialen Leben, sondern auf notwendige Wege, die der Pflegebedürftige selbst unternehmen muss, wie zum Beispiel ein Arztbesuch oder Behördengang. Wartezeiten von maximal 45 Minuten werden

dabei angerechnet. In diesem Rahmen ist auch eine kurzfristige Betreuung des Pflegebedürftigen möglich, wenn die Pflegeperson wegen eines wichtigen Termins außer Haus muss.

- *Hilfe im Haushalt:* Beim Einkaufen und Kochen (Zubereiten von einfachen Mahlzeiten), beim Wohnungsputz und Geschirrspülen, bei der Wäschereinigung und -pflege sowie beim Heizen. Lebt der Pflegebedürftige mit Angehörigen zusammen, zählt nur der Zeitaufwand, der für die Versorgung des Betreuten nötig ist.

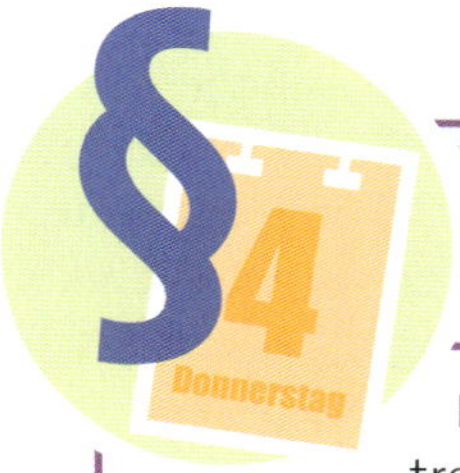

„Regelmäßig wiederkehrend" ist nicht gleich „schubweise"

Hilfebedürftige, die unter einer in Schüben auf tretenden Erkrankung leiden, haben keinen Anspruch auf Leistungen der Pflegeversicherung, wenn sie nicht jeden Tag pflegerische Hilfe benötigen.

Mit diesem Urteil wies das Bundessozialgericht (BSG) die Klage eines Mannes zurück, der an einer seltenen Bluterkrankung leidet, die schubweise zu starken Schwellungen an Kopf, inneren Organen, Armen und Beinen führt. An drei bis vier Tagen pro Woche ist er deshalb schwer pflegebedürftig und wird in dieser Zeit von seiner Ehefrau versorgt.

Die zuständige Pflegekasse hatte seinen Antrag auf Pflegegeld abgelehnt – zu Recht, wie das BSG entschied (Az. B 3 P 5/00 R). Denn laut Gesetz müsste ein Hilfebedarf jeden Tag bei mindestens zwei Verrichtungen bestehen.

Nur die ersten drei Bereiche gelten als „Grundpflege". Wer zum Beispiel die tägliche Körperpflege zwar noch leidlich oder mit geringfügigen Hilfen selbst erledigen kann, (fast) ohne Hilfe essen und sich bewegen kann, es aber nicht mehr schafft, seinen Haushalt selbst zu erledigen, gilt nicht als pflegebedürftig. Die Hilfebedürftigkeit im Bereich der Grundpflege muss überwiegen.

Die Pflegestufen

Um den jeweiligen Grad der Pflegebedürftigkeit zu beschreiben, definiert das Gesetz drei Pflegestufen. Die Zuordnung zu einer der drei Stufen ist entscheidend für die Bewilligung und den Umfang von Leistungen aus der Pflegeversicherung.

Als Mindestvoraussetzung für die Anerkennung einer Pflegebedürftigkeit (Stufe I) gilt ein Hilfebedarf von wenigstens 90 Minuten pro Tag. Dabei orientieren sich die Zeitvorgaben am persönlichen Hilfebedarf des Pflegebedürftigen und der Zeit, die eine Laien-Pflegeperson für die einzelnen Tätigkeiten im Durchschnitt benötigen würde (sogenannter Zeitkorridor, der bei der Begutachtung als Anhaltsgröße dient).

Die Einstufung richtet sich nach den folgenden Kriterien (dabei bezeichnet „täglich" den Zeitaufwand, der im wöchentlichen Durchschnitt pro Tag erforderlich ist):

- *Stufe I, erheblich pflegebedürftig:* Hilfe wird mindestens 90 Minuten täglich bei wenigstens zwei Verrichtungen benö-

TIPP

Weitere Informationen

Die Einstufungsrichtlinien des MDK in Essen finden Sie als Download unter www.mds-ev.org (Richtlinien der Spitzenverbände der Pflegekassen zur Begutachtung von Pflegebedürftigkeit).

Der Härtefall

Diese Kategorie, die im Pflegeversicherungsgesetz nicht als „Pflegestufe" definiert wird, beschreibt einen außergewöhnlich hohen Pflegebedarf rund um die Uhr, wie er bei lebensbedrohenden Krankheiten im Endstadium anfallen kann. Zur Versorgung dieser Schwerstpflegebedürftigen der Stufe III sind Grundpflegetätigkeiten wenigstens sieben Stunden pro Tag, davon zwei pro Nacht, vonnöten. Die Grundpflege kann auch nachts nur von mindestens zwei Pflegepersonen gemeinsam (zeitgleich) geleistet werden. Als Härtefälle dürfen von den Pflegekassen allerdings nur drei Prozent der als Stufe III bezeichneten Fälle anerkannt werden (bei der Pflege im Heim fünf Prozent), auch wenn die tatsächliche Zahl höher liegen sollte. Diese gesetzliche Deckelung sowie die strengen Einstufungskriterien haben dazu geführt, dass im statistischen Durchschnitt bislang kaum ein Prozent aller Schwerstpflegebedürftigen als Härtefall eingestuft wurde.

tigt. Der Aufwand für die Grundpflege muss dabei mehr als 45 Minuten betragen.

- *Stufe II, schwer pflegebedürftig:* Hilfe ist dreimal täglich für insgesamt mindestens drei Stunden nötig, davon beansprucht die Grundpflege wenigstens zwei Stunden.
- *Stufe III, schwerstpflegebedürftig:* Hier ist eine Rund-um-die-Uhr-Bereitschaft erforderlich, wobei der tatsächliche Zeitaufwand mindestens fünf Stunden täglich betragen muss, davon wenigstens vier Stunden für die Grundpflege. Pflegemaßnahmen sind auch nachts (von 22 bis 6 Uhr) regelmäßig nötig.

Die Einstufung von Kindern

Die Zuordnung von Kindern in eine der drei Pflegestufen richtet sich danach, wie viel zusätzliche Hilfe sie im Vergleich zu gleichaltrigen gesunden Kindern benötigen. Hier halten sich die Gutachter in ihrer Beurteilung an spezielle Richtwerte. Es wird zum Beispiel davon ausgegangen, dass ein normal entwickeltes Kind mit sieben Jahren bei der täglichen Körperpflege keine wesentliche Unterstützung mehr braucht. Kann sich ein Siebenjähriger weder alleine waschen noch die Zähne putzen, wird der Zeitaufwand für die notwendige Hilfe als Pflegebedarf angerechnet.

Ein Baby, das von Geburt an behindert ist, wird im ersten Lebensjahr selten als pflegebedürftig eingestuft, denn in diesem Alter braucht jedes Kind eine umfassende Betreuung. Für medizinisch notwendige Behandlungen und Pflegemaßnahmen ist die Pflegekasse nicht zuständig. Wie bei Erwachsenen geht es bei der Feststellung des Pflegebedarfs bei Kindern um „Verrichtungen des täglichen Lebens“, und hier wiederum vor allem um die Grundpflegehilfen bei der Körperpflege, beim Essen und bei der Mobilität.

Wenn keine Pflegestufe anerkannt wird

Das Pflegeversicherungsgesetz lässt mit seiner strengen Kategorisierung viele Pflegebedürftige unberücksichtigt. So kann ein Pflegebedürftiger, der das Kriterium der „90 Minuten täglich“ nicht erfüllt, trotzdem so stark auf Hilfe angewiesen sein – zum Beispiel durch eine Erkrankung oder geistige Behinderung – dass er ohne Unterstützung überfordert und gefährdet ist. Viele Demenzkranke benötigen eine überwachende Betreuung rund um die Uhr, obwohl sie sich vielleicht noch allein anziehen oder selbstständig zur Toilette gehen können, wodurch der Zeitaufwand für die „Grundpflege" relativ gering bleibt. Unabhängig von der Pflegestufe wird der besondere Pflegebedarf Demenzkranker erst seit der Pflegereform 2008 durch den Anspruch auf ergänzende Betreuungsleistungen von jährlich bis zu 2 400 Euro berücksichtigt (→ Seite 90).

In der täglichen Pflegepraxis ist es schwierig, die einzelnen Bereiche voneinander abzugrenzen: Welche Tätigkeiten gehören zur Grundpflege, welche sind schon der hauswirtschaftlichen Versorgung zuzurechnen? Wo ist die Grenzlinie zwischen pflegerischer Betreuung und notwendigem seelischem Zuspruch?

Welche Möglichkeiten gibt es nun, wenn die Mindestvoraussetzungen für Leistungen nach dem Pflegeversicherungsgesetz nicht erfüllt werden? Unabhängig von der Einstufung nach den Kriterien der Pflegeversicherung ist die Inanspruchnahme von „häuslicher Krankenpflege" möglich, die die Krankenkassen zahlen, wenn sie ärztlich verordnet wird (→ Seite 132). Das geschieht dann, wenn durch eine zu Hause durchführbare Therapie ein Krankenhausaufenthalt verhindert oder verkürzt werden kann. Dafür ist eine Behandlungspflege durch Fachkräfte nötig, zum Beispiel zur Versorgung von Wunden, zur Vorbeugung von Wundliegen (Dekubitus), zur Katheterversorgung sowie zum Verabreichen von Spritzen und Medikamenten. Im Rahmen der häuslichen Krankenpflege bieten viele Kassen auch Leistungen an, die die Pflegeversicherung der Grundpflege zurechnet, wie Körperpflege, Hilfe beim Essen und im Haushalt.

Wer langfristig Hilfe benötigt, aber in der Einstufung der Pflegeversicherung unterhalb des Pflegebedarfs von Stufe I bleibt (das wird als „Pflegestufe 0" bezeichnet), muss diese grundsätzlich selbst organisieren und finanzieren. Wer bedürftig ist, kann sich an das Sozialamt wenden. Dieses zahlt neben „Hilfe zur Pflege" zum Beispiel auch Hilfen zur Teilnahme am sozialen Leben (→ Seite 129).

Den Pflegebedarf selbst feststellen

Eine gründliche Vorbereitung auf den Gutachter-Hausbesuch ist sehr zu empfehlen. Wichtig ist, dass Sie sich erst einmal selbst darüber klar werden, welche Bedingungen die Pflegesituation bei Ihnen zu Hause bestimmen und welche Hilfe konkret benötigt wird.

Gehen Sie dabei zunächst vom Maximalbedarf aus: Stellen Sie sich vor, Sie könnten unbegrenzt Hilfe auf allen Gebieten in Anspruch nehmen, bei denen Sie Unterstützung brauchen. Schreiben Sie alle infrage kommenden Leistungen auf. Eine solche Liste hilft Ihnen, den tatsächlichen Umfang der Hilfebedürftigkeit zu verdeutlichen. In einem zweiten Schritt können Sie überlegen, welche Hilfeleistungen unabdingbar sind, und welche Sie notfalls privat organisieren können, falls keine entsprechenden Leistungen bewilligt werden.

Das Pflegetagebuch

Aufzeichnungen über die täglich anfallenden Pflegetätigkeiten in Form eines Tagebuchs erleichtern es Ihnen selbst und später den Gutachtern, den Umfang der Pflegebedürftigkeit angemessen einzuschätzen. Das Führen eines Pflegetagebuchs kann Ihnen auch helfen, die vom Gesetz vorgegebene Einteilung der Pflege in bestimmte Leistungskomplexe und Zeiteinheiten nachzuvollziehen, um so schon einmal ein Gespür dafür zu entwickeln, welcher Leistungsumfang Ihnen zusteht.

Auf den Seiten 106 und 107 finden Sie ein Muster für eine Pflegetagebuchseite, mit der Sie den Umfang des Pflegebedarfs in etwa einschätzen können. Vordrucke für ein Pflegetagebuch erhalten Sie zum Beispiel bei Ihrer Pflegekasse.

Halten Sie im Pflegetagebuch über mindestens zwei Wochen täglich fest, welche Pflegeleistungen angefallen sind und notieren Sie daneben, wie viel Zeit Sie für jede Tätigkeit benötigt haben. Wichtig ist auch, ob der Pflegebedürftige dabei mithelfen konnte oder nicht, oder ob es sich um eine Anleitung oder Beaufsichtigung handelte.

Letzteres spielt eine besondere Rolle bei der Betreuung von Demenzkranken. Denn sie sind zwar körperlich oft noch zu vielen alltäglichen Verrichtungen in der Lage, schaffen diese aber nicht ohne zeitaufwendige Anleitung durch ihre Betreuer.

Überreichen Sie dem Gutachter des Medizinischen Dienstes bei seinem Hausbesuch eine Kopie des Tagebuchs. Er ist zwar nicht verpflichtet, Ihren Angaben in seiner Beurteilung zu folgen, doch ein Pflegetagebuch liefert wichtige Anhaltspunkte

Pflegetag (Datum):				
Hilfeleistung bei den folgenden Tätigkeiten:	**Zeitaufwand in Minuten**			
	morgens	**mittags**	**abends**	**nachts (22 bis 6 Uhr)**
Waschen				
Ganzkörperwäsche				
Teilwäsche				
Duschen				
Baden				
Zahnpflege				
Kämmen				
Rasieren				
Darm- und Blasenentleerung				
Wasserlassen				
Stuhlgang				
Richten der Kleidung				
Wechseln von Windeln				
Wechseln/Entleeren des Urin-/Stomabeutels				
mundgerechte Nahrungszubereitung				
Aufnahme der Nahrung				
Aufstehen/Zubettgehen				
Umlagern				
Ankleiden				
Gehen/Bewegen im Haus				
Stehen				
Treppensteigen				
Verlassen/Wiederaufsuchen der Wohnung				
Einkaufen				
Kochen				
Wohnung reinigen				
Spülen				
Beheizen der Wohnung				
Wechseln/Waschen der Wäsche/Kleidung				

Nach: Verbraucherzentrale NRW (Hrsg.): Pflegegutachten. Die Einstufung durch den Medizinischen Dienst. 4. Auflage, Düsseldorf, 2003.

Beschreibung der Hilfe*)			
1 mit voller Übernahme	2 mit teilweiser Übernahme	3 unter Anleitung/Beaufsichtigung	4 Bemerkungen

*) Zum Beispiel besondere Schwierigkeiten aufgrund demenzieller oder psychischer Erkrankungen.

zur Feststellung des Pflegebedarfs und kann auch als Beweismittel herangezogen werden, wenn Sie Widerspruch gegen einen Pflegebescheid einlegen möchten.

Der Gutachterbesuch

Ob eine Pflegebedürftigkeit besteht und in welchem Umfang, stellt ein Gutachter vom Medizinischen Dienst der Krankenkassen (MDK), bei Privatversicherten der Firma Medicproof, auf der Grundlage eines zuvor vereinbarten Hausbesuchs fest. Ein solcher Hausbesuch ist oft auch fällig, wenn Sie einen Antrag auf Höherstufung stellen.

Die Gutachter sind in der Regel qualifizierte Pflegekräfte oder pflegeerfahrene Ärzte. Sie überprüfen bei ihren Hausbesuchen die Kriterien zur Einstufung des Hilfebedürftigen in eine der drei Pflegestufen anhand eines standardisierten Fragebogens. Prüfgegenstand ist dabei in erster Linie der Zeitaufwand für die „notwendigen Hilfen für die Aktivitäten des täglichen Lebens" (Körperpflege, Ernährung, Mobilität und Hauswirtschaft → Seite 99).

Der Eindruck, den der Gutachter während seines Hausbesuchs gewinnt, ist entscheidend für die Einstufung und damit für den Rahmen der gewährten Leistungen. Es kommt also darauf an, dass die Mitarbeiter des MDK einen realistischen Eindruck von der Situation des Hilfebedürftigen bekommen. Ein Gutachterbesuch dauert in der Regel etwa eine Stunde. Wenn Sie den Eindruck haben, dass sich der Gutachter nicht ausreichend Zeit genommen hat, um Ihre Situation beurteilen zu können, sollten Sie sich die Dauer des Hausbesuchs notieren, um im Falle eines Widerspruchs auf diesen Umstand hinweisen zu können.

Gehen Sie davon aus, dass die Gutachter gehalten sind, eher zu gering als zu hoch einzustufen.

Gehen Sie davon aus, dass Gutachter gehalten sind, eher zu niedrig als zu hoch einzustufen und dass die Pflegekassen sparen, wo sie eine Möglichkeit dazu sehen. Machen Sie sich klar, dass es bei der Einstufung in die Pflegestufen um zugeteilte Minuten geht. Es könnte also passieren, dass Ihnen zur Einstufung in die nächst höhere Pflegestufe in der Gesamtrechnung am Ende fünf Minuten fehlen – fünf Minuten, die einen erheblichen Unterschied in dem ausmachen, was Ihnen an Hilfen zugestanden wird. Achten Sie deshalb darauf, dass der Gutachter auch wirklich jede zur Versorgung des Pflegebedürftigen nötige pflegerische oder hauswirtschaftliche Verrichtung genau festhält.

Und nicht zuletzt: Leistungen aus der Pflegeversicherung sind genauso wenig ein Almosen wie Leistungen der Krankenkasse. Sie sind eine Unterstützung, für die der Pflegebedürftige jahrelang Beiträge gezahlt hat. Sie sollten sich also nicht scheuen, Ansprüche geltend zu machen.

Der Gutachter macht sich auch ein Bild von der Wohnsituation und dem sozialen Umfeld, in dem eine Hauspflege stattfindet: ob die Wohnung für eine häusliche Pflege geeignet ist, ob die Familie die Pflege allein bewältigen will und auch kann, ob und in welchem Umfang eine Unterstützung durch Fachkräfte erforderlich ist. Am besten findet sich deshalb jeder zum Gutachtertermin ein, der im Pflegealltag eine wichtige Rolle spielt. Das kann neben den Angehörigen auch eine Pflegekraft sein, die vielleicht bisher aus eigener Tasche bezahlt wurde.

Damit der Hausbesuch den Charakter einer Momentaufnahme verliert und der Gutachter die ganz normale Alltagssituation und den täglichen Pflegeaufwand realistisch einschätzen kann, sind Aufzeichnungen über alle Problembereiche und nötigen Verrichtungen hilfreich, am besten in Form eines Tagebuchs (→ Seite 105). Weitere Anhaltspunkte sind eine Liste

Keine falsche Scham!

Pflegebedürftige alte Menschen neigen häufig dazu, ihre Probleme dem Gutachter gegenüber herunterzuspielen. Das kann ihren Anspruch auf angemessene Hilfe empfindlich einschränken. Verständlicher Stolz auf die noch vorhandenen Fähigkeiten oder Scham über das, was nicht mehr geht, ist noch immer allzu oft der Grund für eine zu niedrige Einstufung. Viele Hilfebedürftige können das Ausmaß ihrer Behinderungen schon sich selbst oder ihren Angehörigen gegenüber schlecht zugeben, und erst recht nicht gegenüber fremden Menschen wie zum Beispiel dem Gutachter. Auch fast 15 Jahre nach der Einführung der Pflegeversicherung gehen aus solchen Gründen viele Pflegebedürftige leer aus oder bekommen weniger Geld, als ihnen zustünde.

aller verordneten Medikamente sowie Angaben zur Krankengeschichte und medizinische Daten, wie sie zum Beispiel aus Hausarztbefunden oder Krankenhaus-Entlassungsberichten hervorgehen.

Leidet der Pflegebedürftige an einer Demenzerkrankung, die sich während des Hausbesuchs vielleicht nicht deutlich zeigt, sollten Sie als Pflegeperson mit dem Gutachter unbedingt ein zusätzliches Gespräch allein führen. Viele Demenzkranke sind körperlich noch rüstig und können sich zum Beispiel selbst waschen, müssen dazu aber stets ermuntert, angeleitet und die ganze Zeit beaufsichtigt werden.

Wichtig: Für die Pflegekasse zählt nicht allein die Notwendigkeit, dass eine Pflegeperson anwesend ist. Um Ihren Anspruch auf „zusätzliche Betreuungsleistungen“ zu begründen, müssen Sie dem Gutachter gegenüber deutlich machen, inwieweit die Alltagskompetenzen des Pflegebedürftigen eingeschränkt sind (→ Seite 90) und es nötig ist, ihn bei alltäglichen Verrichtungen zu unterstützen und anzuleiten.

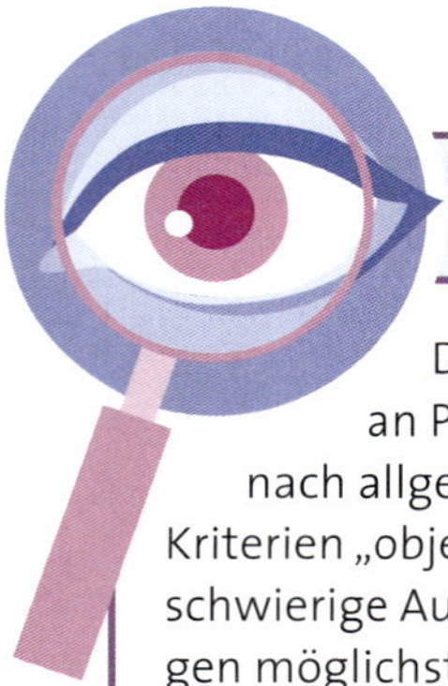

Die Objektivität der Gutachter

Den Bedarf eines Menschen an Pflege und Unterstützung nach allgemeinen und vergleichbaren Kriterien „objektiv“ festzustellen, ist eine schwierige Aufgabe. Um die Beurteilungen möglichst einheitlich zu halten, haben Pflegekassen und betroffene Verbände Richtlinien für die Begutachtungspraxis erarbeitet. Aber auch noch so detaillierte Definitionen und Zeitvorgaben für Einzeltätigkeiten in der Pflege können nicht garantieren, dass persönliche Eindrücke oder Besonderheiten eines Einzelfalls die Beurteilung beeinflussen. Und das ist auch gut so, denn in einem so sensiblen menschlichen Bereich wie der Pflege muss Spielraum sein, müssen individuelle Umstände flexibel berücksichtigt werden können. Pflegebedürftige sind schließlich keine Maschinen, die mit immer gleichen Handgriffen gewartet werden können. Auch die Pflegenden haben unterschiedliche Bedürfnisse und Fähigkeiten, sind verschieden belastbar. Die allgemeinen Lebensumstände können eine Pflege erleichtern oder erschweren. Und schließlich kann sich die Pflegesituation immer wieder ändern – ob durch den Zustand der Pflegebedürftigen oder durch Veränderungen bei den Pflegenden. Deshalb ist es wichtig, den Gutachtern die individuellen Umstände nahezubringen, unter denen die Pflege stattfindet. Dann lassen sich die „objektiven“ Kriterien, nach denen Gutachter entscheiden müssen, durchaus in einen persönlich angemessenen Zusammenhang stellen.

Wichtig zu wissen ist darüber hinaus:

- *Zeitkorridore:* Die Pflegekassen haben Zeitkorridore formuliert, die den Gutachtern helfen sollen, den Zeitaufwand für die einzelnen Tätigkeiten einzuschätzen. Für die Ganzkörperwäsche werden zum Beispiel 20 bis 25 Minuten angesetzt. Diese Zeitkorridore sind jedoch nicht verbindlich. Es gilt stets der individuelle Hilfebedarf, der je nach den persönlichen Umständen geringer oder höher sein kann.
- *Erschwerende Umstände:* Als Faktoren, die die benötigten Pflegezeiten verlängern können, gelten zum Beispiel die Pflege erschwerende räumliche Verhältnisse, chronische Schmerzen, Lähmungen oder ein Körpergewicht von über 80 Kilogramm.
- *Fördernde Pflege:* Der Pflegebedürftige soll so selbstständig wie möglich bleiben. Die Pflegekasse kann daher nicht verlangen, dass dem Hilfebedürftigen das Essen zum Mund gereicht wird, nur weil dies schneller ginge, als ihm beim selbstständigen Essen zu helfen.
- *Wohnung und Hilfsmittel:* Weisen Sie am besten von sich aus auf problematische Punkte hin – zum Beispiel, wenn es dem Pflegebedürftigen Mühe bereitet, in die Badewanne zu steigen. Schildern Sie auch, wie Sie mit vielleicht schon vorhandenen Hilfsmitteln zurechtkommen. Wer zum Beispiel über eine Gehhilfe verfügt, sie aber nur mit erheblichen Schwierigkeiten nutzen kann, benötigt eventuell einen Rollstuhl. Der Gutachter prüft auch, ob Ihnen Zuschüsse zur pflegegerechten Anpassung der Wohnung (→ Seite 50) zustehen und welche Hilfsmittel die Pflege erleichtern können.

TIPP

Vorsicht bei Unterschriften!

Falls der Gutachter verlangt, dass Sie seinen Besuch durch Ihre Unterschrift bestätigen: Achten Sie darauf, dass Sie nicht seine Begutachtungsergebnisse quittieren, sondern lediglich das Datum, an dem der Hausbesuch stattgefunden hat.

Schwarz auf Weiß: Gutachten und Bescheid

Wenn der Gutachter sich ein Bild von der häuslichen Pflegesituation gemacht hat, erstellt er ein schriftliches Gutachten, das seinen Prüfbefund dokumentiert und begründet, ob und in welcher Schwere eine Pflegebedürftigkeit vorliegt. Das Gutachten enthält daneben Angaben und Vorschläge zur Organisation der Pflege, über die nötigen Hilfsmittel, zu eventuell erforderlichen Veränderungen in der Wohnung sowie Empfehlungen zu Präventions- und Rehabilitationsmaßnahmen.

Die Pflegekasse entscheidet auf der Grundlage des MDK-Gutachtens über den Leistungsanspruch des Versicherten. Nach Abschluss dieses Verfahrens versendet die Kasse einen schriftlichen Bescheid, der über die vorgenommene Einstufung, über den Beginn, den Umfang und die Art der bewilligten Leistungen informiert. Dies geschieht in der Regel etwa zwei Wochen nach dem Hausbesuch des Gutachters.

Wenn Ihnen der Bescheid nicht einleuchtet oder Sie Fragen haben, wenden Sie sich zunächst direkt an Ihre Kasse. Die Pflegekassen sind zu einer umfassenden Beratung gesetzlich verpflichtet. Manche Unklarheiten und Missverständnisse lassen sich vielleicht im persönlichen Gespräch rasch klären. In jedem Fall ist es sinnvoll, eine Kopie des Gutachtens anzufordern, damit Sie über die Entscheidungsgrundlage wie über vorgeschlagene Pflegemaßnahmen informiert sind. Versicherte der gesetzlichen Kassen haben grundsätzlich das Recht auf Akteneinsicht bei der Pflegekasse.

Regelmäßige Einstufungskontrollen

Die vorgenommene Einstufung wird vom Medizinischen Dienst regelmäßig überprüft: Bei Pflegestufe I und II zweimal im Jahr, bei Pflegestufe III alle drei Monate. Sie können aber auch von sich aus einen Antrag auf Höherstufung stellen, wenn sich der Pflegebedarf zwischenzeitlich erweitert hat.

Wenn Sie einen ambulanten Pflegedienst in Anspruch nehmen (Sachleistung), bestätigt dieser alle drei Monate die Pflegestufe oder informiert die Kasse über eine erforderliche Neubegutachtung. Pflegen die Angehörigen ohne professionelle Unterstützung, bekommen sie entweder Hausbesuch vom MDK oder von einem beauftragten Pflegedienst (→ Seite 46). Diese Besuche dienen auch der Kontrolle. Dies ist letztlich im Sinne der Pflegebedürftigen: Die Qualität und die Bedingungen, unter denen die häusliche Pflege stattfindet, werden überprüft, die Pflegenden dabei beraten und unterstützt.

Pflegende Angehörige können sich darüber hinaus jederzeit bei Problemen in der Zusammenarbeit mit einem Pflegedienst oder mit konkreten Beschwerden an den MDK wenden. Der MDK kann auch die Abrechnungen der Pflegedienste mit den Kassen überprüfen.

Wenn sich aus dem Gutachten auch Ansprüche auf Leistungen der Krankenkasse ergeben, zum Beispiel Behandlungspflege oder Rehabilitationsmaßnahmen, informiert Sie die zuständige Krankenkasse. Wenn die Gutachter einen Bedarf an Hilfsmitteln festgestellt haben, kümmert sich die Pflegekasse um die Beschaffung.

Widerspruch einlegen

Wenn die Pflegekasse die Pflegebedürftigkeit niedriger einstuft als erwartet und Sie die Situation bei sich zu Hause als falsch beurteilt empfinden, legen Sie möglichst sofort, spätestens aber innerhalb eines Monats, schriftlich Widerspruch gegen den Bescheid ein. Dazu genügt ein formloses Schreiben (Einschreiben mit Rückschein) mit der kurzen Mitteilung, dass Sie Widerspruch einlegen. Es muss vom Pflegebedürftigen oder seinem gesetzlichen Vertreter (→ Seite 30) eigenhändig unterschrieben sein.

Ein einleuchtend begründeter Widerspruch hat erfahrungsgemäß gute Chancen auf Erfolg.

Eine Begründung Ihres Widerspruchs können Sie später nachreichen. Lassen Sie sich dazu von der Pflegekasse eine Kopie des Gutachtens zuschicken. Prüfen Sie das Gutachten Punkt für Punkt. Achten Sie auf die eingetragenen Minutenwerte für die einzelnen Verrichtungen und besonders auch darauf, ob der Gutachter alle notwendigen Hilfeleistungen berücksichtigt hat. Gehen Sie in der Begründung Ihres Widerspruchs klar und ausführlich auf die Angaben ein, die Sie anders beurteilen. Es ist sinnvoll, dabei fachlichen Rat und Unterstützung vom Hausarzt, einer Pflegefachkraft eines ambulanten Dienstes

Widerspruch bei privaten Pflegekassen

Die privaten Pflegeversicherer sehen für Streitfälle kein geregeltes Widerspruchsverfahren vor. Privat Versicherte müssen also theoretisch gleich das Sozialgericht anrufen, wenn sie einen ablehnenden Bescheid anfechten wollen. In der Praxis ist es jedoch meist möglich, die Versicherungsgesellschaft vorher mit einem schriftlich begründeten Widerspruch gegen den Bescheid zu einer erneuten Begutachtung zu bewegen.

oder einer Pflegeberatungsstelle in Anspruch zu nehmen. Stützen Sie Ihre Begründung mit einem detaillierten Pflegetagebuch (→ Seite 105) und allen relevanten Unterlagen (Berichte von Ärzten, Pflegediensten, Krankenhäusern). Möglicherweise anfallende Beratungskosten muss die Pflegekasse Ihnen erstatten, falls Ihr Widerspruch Erfolg hat.

Wenn die Widerspruchsbegründung bei der Pflegekasse eingegangen ist, wird das Gutachten erneut überprüft. Möglicherweise bekommen Sie zur Überprüfung des Bescheids auch nochmals Hausbesuch von einem anderen Gutachter des MDK, der ein Zweitgutachten erstellt. Ändert das Überprüfungsverfahren nichts an der Einschätzung durch die Pflegekasse, wird Ihr Widerspruch also abgelehnt, kontrollieren Sie, ob im Widerspruchsbescheid beziehungsweise im Zweitgutachten alle Ihre Angaben berücksichtigt wurden.

Bestehen immer noch begründete Zweifel an der Richtigkeit des Bescheids der Pflegekasse, bleibt die Möglichkeit einer Klage vor dem Sozialgericht. Bei Sozialgerichtsverfahren müssen Sie keine Gerichtsgebühren zahlen. Auch die Anwaltshonorare sind gesetzlich begrenzt. Bis zum Landessozialgericht brauchen Sie noch nicht einmal unbedingt einen Rechtsanwalt. Sie können sich auch selbst vertreten.

Doch die Beratung und Unterstützung durch einen erfahrenen Anwalt kann eine entscheidende Hilfe bedeuten. War die Klage erfolgreich, muss die Pflegekasse als unterlegene Partei die Anwaltskosten übernehmen. Verlieren Sie, müssen Sie aber nicht die Kosten der Gegenseite tragen. Möglicherweise können Sie auch Prozesskostenhilfe beim Gericht beantragen.

Die Frist zur Einreichung einer Klageschrift beim Gericht beträgt einen Monat ab dem Datum des Widerspruchsbescheids. Erfahrungsgemäß kann bis zu einer Gerichtsentscheidung viel Zeit vergehen. Sie können die Dringlichkeit deutlich machen, indem Sie eine einstweilige Anordnung fordern.

TIPP

Einen erneuten Antrag stellen

Wird Ihr Antrag auf Pflegeleistungen abgelehnt, bleibt es Ihnen offen, zu einem späteren Zeitpunkt einen erneuten Antrag zu stellen. Manchmal reicht schon eine leichte Verschlechterung des Zustands des Pflegebedürftigen, damit ein Antrag im zweiten Anlauf doch noch bewilligt wird.

Die Leistungen der Pflegeversicherung

Die Höhe der wichtigsten Leistungen der Pflegeversicherung richtet sich nach der jeweiligen Pflegestufe. Eine angemessene Einstufung des Pflegebedürftigen ist deshalb entscheidend für den Umfang der Hilfen, die ihm zustehen. Der Kasten auf Seite 117 bietet einen Überblick über den Leistungskatalog der Pflegeversicherung.

Pflegegeld und Pflegesachleistung

Das *Pflegegeld* ist für ehrenamtlich pflegende Angehörige bestimmt, wird aber an die Pflegebedürftigen überwiesen, damit sie selbst entscheiden können, wer sie pflegen soll. Die Kasse überweist es stets am Anfang eines Monats, also im Voraus. Wird die häusliche Pflege zum Beispiel wegen eines Krankenhausaufenthalts des Pflegebedürftigen unterbrochen, wird das Pflegegeld bis zu vier Wochen weitergezahlt.

Die Hauptpflegeperson darf neben der Hauspflege höchstens 30 Stunden pro Woche berufstätig sein. Außerdem sollte sie selbst nicht krank oder behindert sein. Diese Voraussetzungen werden von den Gutachtern des MDK beim Hausbesuch überprüft, wenn Pflegegeld beantragt wurde. Regelmäßige Kontrollbesuche durch qualifizierte Pflegekräfte sollen die Qualität der Laien-Hauspflege sichern helfen. Die Pflegeprofis beraten auch bei Schwierigkeiten (→ Seite 46).

Ein Betrag von maximal 675 Euro (685 Euroa ab 1.1.2010/700 Euro ab 1.1.2012) im Monat kann natürlich nur ein Anerkennungsgeld sein, keine wirkliche Honorierung des Pflegeeinsatzes, für den nicht wenige Pflegende – meist Frauen – ihre Berufstätigkeit aufgeben (Rentenbeiträge von den Pflegekassen → Seite 121).

Die *Sachleistungen*, also die Leistungen professioneller Pflegekräfte, können mit dem Pflegegeld für Laien kombiniert werden. Die mit höheren Beträgen veranschlagte, weil mit höheren Kosten verbundene Sachleistung rechnet die Pflegekasse mit den Erbringern dieser Leistungen, also einem ambulanten Pflegedienst oder einer selbstständig arbeitenden Pflegefachkraft, direkt ab.

Abgerechnet wird nach sogenannten *Leistungspaketen* (→ Seite 148). Ein Leistungspaket ist zum Beispiel die morgendliche Toilette oder ein Bad mit allen Verrichtungen, die dazugehören – also ein Komplex aus einzelnen Pflegetätigkeiten. Je nachdem, welche Leistungspakete Sie in Anspruch nehmen und wie oft, kann das Ihnen zustehende Gesamtpaket an Sachleistungen schnell aufgebraucht sein. Alles, was Sie darüber hinaus an professioneller Hilfe benötigen, müssen Sie privat bezahlen.

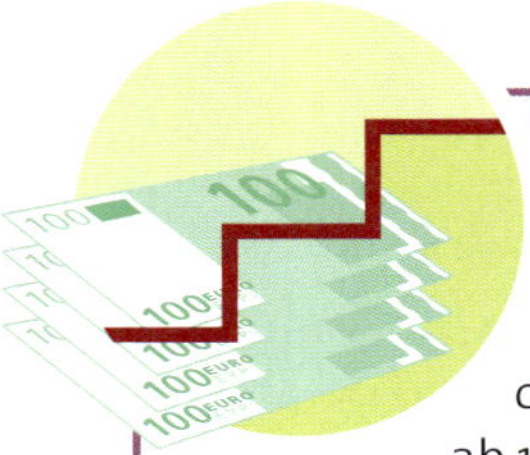

Die Leistungen der Pflegeversicherung im Überblick

Leistungen der Pflegeversicherung in 2009/ab 1.1.2010/ ab 1.1.2012:

- *Monatliches Pflegegeld,* wenn Angehörige oder andere nahestehende Personen (nicht ausgebildete, ehrenamtliche Laienhelfer) die Betreuung übernehmen:
  215/225/235 Euro bei Stufe I,
  420/430/440 Euro bei Stufe II und
  675/685/700 Euro bei Stufe III.
- *Monatliche Sachleistungen* (Hausbesuche von Pflegefachkräften):
  420/440/450 Euro bei Stufe I,
  980/1 040/1 100 Euro bei Stufe II und
  1 470/1 510/1 550 Euro bei Stufe III;
  im Härtefall bis 1 918 Euro.
- *Verhinderungspflege* (Ersatzpflege) für bis zu vier Wochen pro Jahr, wenn die Hauptpflegeperson verhindert ist (→ Seite 37): durch Fachkräfte oder Laienhelfer 1 470/1 510/1 550 Euro bei allen Stufen; durch bis zum zweiten Grad verwandte Laienhelfer nach den Sätzen des monatlichen Pflegegeldes je nach Stufe.

  Die Inanspruchnahme professioneller Pflegekräfte muss durch entsprechende Rechnungen vollständig nachgewiesen werden. Bei einer Pflegevertretung durch verwandte Laienhelfer können notwendige und durch Belege nachgewiesene zusätzliche Aufwendungen (zum Beispiel in Anspruch genommene Sachleistungen, Fahrtkosten, Verdienstausfall) geltend gemacht werden. Der Maximalbetrag für Pflegegeld plus Zusatzaufwendungen ist 1 470/1 510/1 550 Euro.
- *Zusätzliche Betreuungsleistungen* für Pflegebedürftige mit erheblichem allgemeinem Betreuungsbedarf (→ Seite 90): Für Betreuungskosten, die zusätzlich zu den je nach Pflegestufe bewilligten Leistungen für ambulante und teilstationäre Pflege entstehen, werden 1 200 Euro (Grundbetrag) bzw. 2 400 Euro (erhöhter Betrag) jährlich erstattet. Wird der Betrag in einem Jahr nicht voll ausgeschöpft, kann der Rest auf das nächste Jahr übertragen werden.
- *Teilstationäre Tages- oder Nachtpflege* (→ Seite 157):

  Zuschüsse von monatlich
  420/440/450 Euro bei Stufe I,
  980/1 040/1 100 Euro bei Stufe II und
  1 470/1 510/1 550 Euro bei Stufe III.
- *Kurzzeitpflege* (→ Seite 161): Für alle Pflege-

Optimal kombinieren

Die Entscheidung, ob man das Pflegegeld, die Sachleistung oder eine Kombination wählen soll, fällt zu Anfang nicht immer leicht. Oft stellt sich erst im Pflegealltag heraus, welche Form der Unterstützung für die Pflegebedürftigen wie für die Pflegenden am hilfreichsten ist. Bereits im Antragsformu-

stufen 1 470/1 510/1 550 Euro pro Jahr (für vier Wochen).

Nach einer Krankheit oder einem Krankenhausaufenthalt des Pflegebedürftigen, oder wenn die Pflege in der Familie für eine begrenzte Zeit aus verschiedenen Gründen nicht möglich ist, kann für bis zu 28 Tage im Jahr eine vollstationäre Betreuung in einer Kurzzeit-Pflegeeinrichtung in Anspruch genommen wer-den. Die Kurzzeitpflege wird nicht auf den Anspruch auf Verhinderungspflege angerechnet.

- *Pflegehilfsmittel* (→ Seite 127): Verbrauchsprodukte: 31 Euro Zuschuss pro Monat, technische Hilfsmittel: Kostenübernahme bis auf 10 Prozent Eigenbeteiligung (maximal 25 Euro).
- *Maßnahmen zur Wohnungsanpassung:* Zuschuss von maximal 2 557 Euro pro Maßnahme, wenn diese für die häusliche Pflege notwendig sind (→ Seite 128).
- *Hausnotruf:* Einmalige Anschlusskosten und Grundkosten monatlich für allein lebende Pflegebedürftige (→ Seite 166).
- *Pflegekurse:* Kostenlose Weiterbildung für pflegende Angehörige (→ Seite 126).
- *Soziale Absicherung der Pflegeperson:* Rentenbeiträge, Unfallversicherung (→ Seite 121).
- *Vollstationäre Pflege* (Pflegeheimplatz): Zuschüsse von monatlich
  1 023 Euro bei Stufe I,
  1 279 Euro bei Stufe II und
  1 470/1 510/1 550 Euro bei Stufe III;
  1 750/1 835/1 918 Euro im Härtefall.

  Durch die Zahlungen werden lediglich die Pflege- und Betreuungsleistungen bis zu den genannten Beträgen abgedeckt, darüber hinausgehende Kosten, die sogenannten Hotelkosten (Unterkunft und Verpflegung) und die Investitionskosten müssen privat bezahlt werden (→ Seite 196).
- *Stationäre Versorgung in Einrichtungen der Behindertenhilfe:* Zuschuss von pauschal 10 Prozent der Pflegekosten für Behinderte in Einrichtungen, in denen auch (Wieder-)Eingliederungshilfe geleistet wird, maximal jedoch 256 Euro monatlich, unabhängig von der Pflegestufe. Anteiliges Pflegegeld für zeitweilige Betreuung zu Hause (→ Kasten Seite 118).

lar (→ Seite 98) soll aber angegeben werden, ob man die Geld- oder die Sachleistung wählt. Lassen Sie sich davon nicht verunsichern: Tragen Sie das ein, was Ihnen aus der momentanen Situation heraus zunächst sinnvoll erscheint – das Kreuz im Antragsformular ist keinesfalls bindend.

Um die Ihnen zustehenden Leistungen optimal nutzen zu können, sollten Sie zunächst die Situation bei sich zu Hause gründlich prüfen, indem Sie die nötigen Pflegehandlungen auflisten und zuordnen. Welche Tätigkeiten können und wollen Sie und Ihre Familie selbst übernehmen, gelegentlich oder regelmäßig, und für welche kommt zum Beispiel die Hilfe von Freunden, Verwandten oder Nachbarn infrage? Welche Verrichtungen fallen in den Bereich der medizinischen Behandlungspflege, werden also ärztlich verordnet und von der Krankenkasse bezahlt, und für welche benötigen Sie die Unterstützung eines Pflegedienstes?

In den meisten Fällen ist es für Laienpflegekräfte leichter, bei hauswirtschaftlichen Tätigkeiten auf professionelle Hilfe zu verzichten und diese selbst zu organisieren als bei anspruchsvollen Pflegetätigkeiten. Auch einfache grundpflegerische Tätigkeiten können häufig selbst übernommen werden, vielleicht abwechselnd mit anderen. Auf diese Weise lassen sich Sachleistungen einsparen.

Haushalten Sie bei Ihrer Pflegeplanung lieber mit Ihren persönlichen Kräften, als an professioneller Unterstützung zu sparen. Legen Sie Ihren eigenen Schwerpunkt möglichst auf die „Leistungen", die Pflegedienste kaum bieten können: Zuwendung und menschliche Wärme. Sicher ist die Delegation mancher Pflegetätigkeiten auch eine Kostenfrage, aber: Es geht darum, eine für alle Beteiligten optimale Arbeitsteilung zu finden (→ Seite 154). Nutzen Sie die vom Gesetz gebotenen Möglichkeiten, sich helfen zu lassen. Wichtig ist, stets so zu planen, dass Ihnen ein wenig Luft bleibt.

Bei der Wahl der für Sie optimalen Kombination können Sie sich von den Mitarbeitern des Medizinischen Dienstes, einer Pflegeberatungsstelle oder von Ihrem Arzt helfen lassen.

Anteiliges Pflegegeld

Die Höhe des Pflegegeldes, das Ihnen für die Betreuung zu Hause zusteht, richtet sich danach, wie viel professionelle Pflege (Sachleistung) Sie anteilig in Anspruch nehmen. Wenn

Einsatz von Sachleistungen – ein Beispiel

Frau Meier (79) leidet seit vielen Jahren an Angina pectoris und Übergewicht. Seit sie wegen einer schweren Infektionserkrankung und Wasseransammlungen in der Lunge ins Krankenhaus musste, kann sie sich nicht mehr selbst versorgen. Das Gehen gelingt nur noch mithilfe eines Rollators, sie braucht Hilfe beim Aufstehen und Zu-Bett-Gehen, bei der Körperpflege und beim Ankleiden. Wenn sie nachts aufwacht, ist sie manchmal verwirrt und kann deshalb nicht mehr allein in ihrer Wohnung bleiben.

Sie zieht zu ihrer 57-jährigen Tochter, die wegen eines Bandscheibenleidens jedoch nicht in der Lage ist, ihrer übergewichtigen Mutter bei der Mobilisation zu helfen oder sie sicher abzustützen, um ihr zum Beispiel aus dem Bett zu helfen.

Frau Meier wurde in Pflegestufe I eingestuft, kann also im Jahr 2009 Sachleistungen bis zu 420 Euro beziehungsweise ein Pflegegeld in Höhe von 215 Euro monatlich in Anspruch nehmen.

Die Familie hat sich unter anderem wegen des Bandscheibenleidens der Tochter für die Sachleistung entschieden. An Wochentagen kommt morgens eine professionelle Pflegekraft ins Haus, um Frau Meier aus dem Bett und bei der morgendlichen Toilette zu helfen sowie einige Mobilisationsübungen mit ihr zu machen. Einmal in der Woche nimmt Frau Meier ein Vollbad; auch dabei hilft der ambulante Pflegedienst. Abends und am Wochenende hilft der noch berufstätige Schwiegersohn, seine Schwiegermutter zu Bett zu bringen.

Monatliche Kosten (Beispiel aus Nordrhein-Westfalen, ***→ Seite 149):***

	22 × Teilwaschung	*→ 8,80 Euro*	*=*	*193,60 Euro*
+	*5 × Ganzwaschung*	*→ 16,40 Euro*	*=*	*82,00 Euro*
=	*Körperpflege*			*275,60 Euro*

Für die Mobilisationsübungen (Atem- und Bewegungsübungen), die die Pflegekraft nach der morgendlichen Toilette mit Frau Meier durchführt, berechnet der Dienst 158,40 Euro (22 × 7,20 Euro). Insgesamt entstehen also Pflegekosten von 434 Euro. Die Pflegekasse zahlt 420 Euro, die Differenz von 14 Euro zahlt Frau Meier selbst.

Sie zum Beispiel Ihren Anspruch auf Sachleistungen nur zu etwa 50 Prozent ausnutzen, steht Ihnen zusätzlich noch die Hälfte Ihres Anspruchs auf Pflegegeld zu.

Das bedeutet im Fall von Pflegestufe II (Sachleistungen = 980 Euro, Pflegegeld = 420 Euro monatlich in 2009) zum Beispiel: Wenn Sie 490 Euro für den Pflegedienst verplanen, stehen Ihnen noch 210 Euro Pflegegeld zu. Oder: Wenn Sie bei Pflegestufe III (1 470 Euro/675 Euro) 70 Prozent des Etats für professionelle Kräfte ausschöpfen, verbleiben für Ihre Arbeit noch 30 Prozent des Pflegegeldes, also 202,50 Euro.

Wenn Sie sich für eine Kombination entschieden haben, müssen Sie diese laut Gesetz zunächst einmal für sechs Monate beibehalten. Stellen Sie jedoch fest, dass sich die Regelung in der Praxis als unzumutbar erweist oder sich Ihre häusliche Situation entscheidend verändert hat, sprechen Sie mit Ihrer Pflegekasse und versuchen Sie, auch vor dem Ende der Halbjahresfrist eine andere Kombination durchzusetzen. Die Halbjahresfrist ist ohnehin nicht bindend, wenn

- die ehrenamtliche Pflegeperson die Pflege wegen einer Erkrankung nicht fortführen kann und diese deshalb zu 100 Prozent von ambulanten Pflegekräften übernommen werden muss,
- entweder nur noch Pflegegeld oder nur noch die Sachleistung gewünscht wird,
- ein Teil der Pflege in einer Tages- oder Nachtpflegeeinrichtung stattfindet (→ Seite 158).

Im Zweifelsfall können Sie zunächst auch die volle Sachleistung in Anspruch nehmen. Stellt sich dann heraus, dass Sie diese nicht voll ausschöpfen, wird Ihnen der nicht genutzte Rest der Leistung auch im Nachhinein anteilig als Pflegegeld ausgezahlt. Sie sollten allerdings zur Sicherheit vorher abklären, wie dieses Verfahren von Ihrer Kasse gehandhabt wird.

Beispiel: Wenn Sie bei Pflegestufe I zunächst die Sachleistung im Wert von 420 Euro beantragen, später jedoch mit professioneller Unterstützung im Wert von 252 Euro gut zurechtkommen, verbrauchen Sie nur 60 Prozent der Sachleistung. Die übrigen 40 Prozent werden Ihnen als Pflegegeld ausgezahlt: Ihnen bleiben noch 86 Euro (40 Prozent von 215 Euro = Pflegegeldsatz für Stufe I). Das Pflegegeld bekommen Sie bei diesem etwas flexibleren Verfahren allerdings erst im Folgemonat. Auch zusätzlich zu einer Tages- oder Nachtpflege stehen

Ihnen Sachleistungen zu, in diesem Fall erweitert sich der Leistungsanspruch auf bis zu 150 Prozent (→ Seite 160). Wenn der Betrag für Tages- oder Nachtpflege nur bis zu 50 Prozent ausgeschöpft wird, steht Ihnen ergänzend noch das Pflegegeld in voller Höhe zu.

Anteiliges Pflegegeld für Behinderte

Werden Behinderte, die in stationären Einrichtungen der Behindertenhilfe leben, zum Beispiel während der Ferien zu Hause gepflegt, besteht für diese Zeit Anspruch auf anteiliges Pflegegeld je nach Pflegestufe. Dabei gelten An- und Abreisetage als volle Tage der häuslichen Pflege. Die Summe des anteiligen Pflegegeldes zusammen mit dem monatlichen Zuschuss an die Einrichtung (maximal 256 Euro) darf jedoch nicht den je nach Pflegestufe geltenden Höchstsatz für Pflegesachleistungen überschreiten.

Berechnung des anteiligen Pflegegeldes

Der 23-jährige Martin lebt in einer Einrichtung der Behindertenhilfe, wird jedoch in regelmäßigen Abständen von seinen Eltern nach Hause geholt und dort betreut. Er ist in Pflegestufe III eingestuft. Im Dezember verbringt er die Zeit zwischen Weihnachten und Neujahr bei seiner Familie. Martin ist in diesem Monat insgesamt neun Tage, vom 23. Dezember bis zum 31. Dezember, nicht im Heim. Das Pflegegeld, das der Familie für diesen Zeitraum der häuslichen Pflege zusteht, errechnet sich wie folgt:

675 Euro Pflegegeld, geteilt durch 31 Tage, mal 9 Tage: macht 195,93 Euro anteiliges Pflegegeld, das in voller Höhe ausgezahlt wird.

Soziale Absicherung der Pflegepersonen

Für ehrenamtlich Pflegende, die nicht selbst schon Rente beziehen und neben der Pflege nicht oder nur bis zu 30 Stunden pro Woche berufstätig sind, zahlt die Pflegekasse Rentenbeiträge. Deren Höhe richtet sich nach der Pflegestufe beziehungsweise der Zeit, die die Pflegetätigkeit beansprucht. Die Beiträge sollen helfen, den Verlust an Rentenansprüchen auszugleichen, der entsteht, wenn die Berufstätigkeit wegen der Pflegetätigkeit ganz oder teilweise aufgegeben wird. Die Beiträge müssen nicht extra beantragt werden, der entsprechende Vordruck wird von den Pflegekassen automatisch zugeschickt. Entscheidend für den Anspruchsbeginn ist immer der Zeitpunkt des Leistungsbeginns für den Pflegebedürftigen (→ Seite 98).

Als „ehrenamtliche Pflegeperson" gilt laut Gesetz, wer einen pflegebedürftigen Menschen in seiner häuslichen Umgebung nicht erwerbsmäßig betreut, und zwar während mindestens 14 Stunden pro Woche. Dieser Zeitaufwand bezieht sich nur auf die Tätigkeiten der Grundpflege und hauswirtschaftlichen Versorgung, die das Pflegeversicherungsgesetz als „wiederkehrende Verrichtungen" definiert (→ Seite 99).

Während ihrer Pflegetätigkeit sind die Pflegenden auch bei allen Tätigkeiten, die mit der Pflege zusammenhängen, gesetzlich unfallversichert, also zum Beispiel

- auf Wegen, die im Zusammenhang mit der Pflege zurückgelegt werden: bei der Hin- oder Rückfahrt zum Pflegebedürftigen, bei Arztbesuchen und bei Besorgungen.
- in der gemeinsamen Wohnung, wenn die Pflegeperson auf dem Weg ins Pflegezimmer oder um dem Pflegebedürftigen zu Hilfe zu eilen, stürzt.

TIPP

Richtig versichern

- **Haftpflichtversicherung:** Wer keine private Haftpflichtversicherung hat, sollte unbedingt eine abschließen: Sie schützt für relativ geringe Beiträge vor existenzbedrohenden Risiken. Wenn Sie die Aufsichtspflicht für einen Demenzkranken haben, haften Sie unter Umständen auch für Schäden, die der Kranke verursacht hat. Es ist wichtig, den Versicherer bei Übernahme der Betreuung auf die Gefahrenerhöhung hinzuweisen und sich schriftlich bestätigen zu lassen, dass er auch in diesem Fall zahlt.

- **Unfallversicherung:** Da die Geldleistungen der gesetzlichen Unfallversicherung gering sind und erst ab einer Invalidität von 20 Prozent gewährt werden, empfiehlt sich für Pflegende auch ein zusätzlicher privater Unfallschutz.

Weitere Informationen und Testergebnisse der Stiftung Warentest zu diesen Versicherungen finden Sie unter www.test.de.

- wenn die Pflegeperson ausrutscht, während sie den Pflegebedürftigen badet oder lagert, oder ihr während der hauswirtschaftlichen Versorgung ein folgenschweres Missgeschick passiert.

Wechseln sich mehrere Personen in der Betreuung ab, werden die Rentenbeiträge je nach Umfang ihrer Pflegetätigkeit aufgeteilt. Pflegt eine Person zwei Pflegebedürftige jeweils mehr als 14 Stunden wöchentlich, so erhöhen sich ihre Rentenbeiträge entsprechend.

Theoretisch kann es zu der ungerechten Situation kommen, dass für eine Pflegeperson, die zwei Menschen pflegt, unter Umständen keine Beiträge gezahlt werden, weil sie zum Beispiel ihren Vater pro Woche elf und ihre Mutter zehn Stunden pflegt. Sie pflegt damit zwar insgesamt deutlich mehr als 14 Stunden, jedoch nicht pro Person. Praktisch ist jedoch ein Pflegeaufwand von mindestens 14 Wochenstunden für einen Pflegebedürftigen schon in Stufe I schnell erreicht.
Wichtig ist: Für die Rentenbeiträge können mehr Pflegestunden pro Woche berücksichtigt werden, als für die Einstufung in die Pflegestufe entscheidend sind. Hier wird je nach Fall unterschieden: Bei gleichem „objektiven" Pflegeaufwand kann die tatsächliche Belastung und damit die benötigte Pflegezeit je nach Fall durchaus verschieden sein.

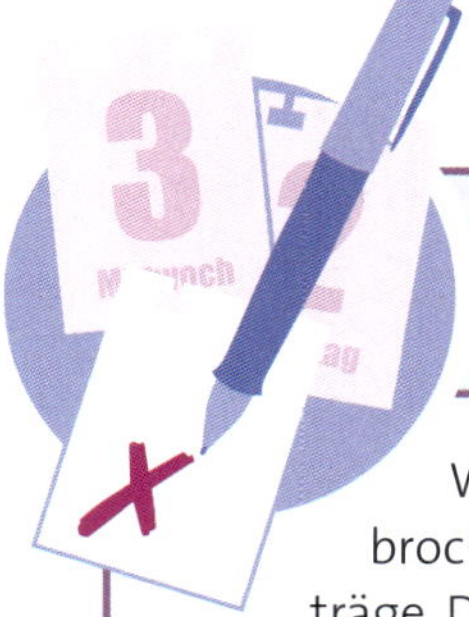

Rentenansprüche bei Unterbrechung der Pflegetätigkeit

Wird die Pflege länger als vier Wochen unterbrochen, ruht auch der Anspruch auf Rentenbeiträge. Dies gilt es zu bedenken, wenn man sich zum Beispiel in der Pflege monatlich mit einer anderen Pflegeperson abwechseln will. Da in diesem Fall die Rentenbeiträge jeweils nur für den „Pflegemonat" gezahlt würden, empfiehlt sich eher ein vierzehntägiger Wechsel.

Der Anspruch ruht ebenfalls ab dem 29. Tag einer vollstationären Krankenhausbehandlung sowie ab dem 43. Tag eines Auslandsaufenthalts.

TIPP

Weitere Informationen

Detaillierte Informationen finden Sie in der Info-Broschüre „Rente für Pflegepersonen" der Deutschen Rentenversicherung. Sie ist kostenlos in den Geschäftsstellen der Rentenversicherungsträger (BfA, Landesversicherungsanstalten) oder unter **www.deutsche-rentenversicherung.de**, Formulare und Publikationen, Stichwort: Info-Broschüren, als Download erhältlich.

Mit welchem Rentenanspruch können Sie rechnen?

Die Bemessungsgrundlage (= theoretisch angenommenes Brutto-Arbeitsentgelt für die Zeit der Pflege) für den Rentenanspruch orientiert sich an der aktuellen Bezugsgröße (= durchschnittliches Arbeitseinkommen). 2008 betrug diese in den westlichen Bundesländern 2 485 Euro, in den östlichen 2 100 Euro monatlich.

Wenn Sie zum Beispiel im Monat wöchentlich 14 Stunden Pflege nach Pflegestufe I leisten, werden für Sie Beiträge gezahlt, die einem Arbeitsentgelt von knapp 27 Prozent des Durchschnitts-Monatseinkommens (der Bezugsgröße) entsprechen. Das waren im Jahr 2008 in den westlichen Bundesländern 662,67 Euro, in den östlichen 560 Euro. Aus einer Pflegetätigkeit von mindestens einem Jahr erwächst in diesem Fall ein monatlicher Rentenanspruch von 6,94 Euro (West) beziehungsweise 6,10 Euro (Ost).

Beispiel für Pflegestufe III und 28 Pflegestunden pro Woche: Die 28 Stunden werden mit 80 Prozent der Bezugsgröße veranschlagt, also mit 1 988 Euro (West) beziehungsweise 1 680 Euro (Ost). Die daraus resultierende Rentenzahlung beträgt nach einem Jahr monatlich 20,83 Euro (West) beziehungsweise 18,30 Euro (Ost).

TIPP

Rückkehr ins Berufsleben

Wer nach dem Ende einer rentenversicherten Pflegetätigkeit wieder ins Berufsleben zurückkehren möchte, kann mit Hilfen der Bundesagentur für Arbeit rechnen: Ist eine berufliche Fortbildung oder Umschulung nötig, kann nach Paragraf 46 des Arbeitsförderungsgesetzes ein Unterhaltsgeld gezahlt werden. Nähere Informationen erhalten Sie bei der Agentur für Arbeit.

Steuern und Versicherungen bei Pflegetätigkeit

Leistungen aus der Pflegeversicherung sind weder steuer- noch sozialversicherungspflichtig. Wenn eine Pflegeperson also

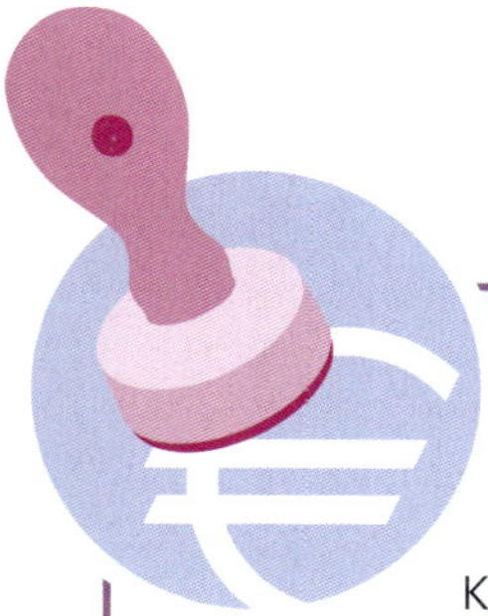

Pflegebedürftigkeit aus der Sicht des Finanzamts

Pflegebedürftige können Kosten, die die Pflegeversicherung nicht übernimmt, häufig von der Steuer absetzen, wenn sie zu Hause oder im Heim auf Hilfe angewiesen sind. Auch pflegende Angehörige können Steuererleichterungen geltend machen. Es lohnt sich in jedem Fall, dies zu prüfen. Unterstützung dabei bieten beispielsweise Lohnsteuerhilfevereine. Hier ein Kurzüberblick über die Regelungen, die für 2009 gelten:

- Haushaltsnahe Dienstleistung: Wer eine Haushaltshilfe beschäftigt, kann die Kosten von der Steuer absetzen. 20 Prozent vom Lohn zieht das Finanzamt direkt von der Steuerschuld ab; arbeitet die Haushaltshilfe angestellt, auch 20 Prozent von den Sozialabgaben. Maximal berücksichtigt es Kosten von 20 000 Euro jährlich, damit beträgt die höchstmögliche Steuerersparnis 4 000 Euro im Jahr. Bei einem Minijob zieht das Finanzamt 20 Prozent der Lohn- und Sozialabgaben ab, die maximale Steuerermäßigung beträgt 510 Euro jährlich (bei 2 550 Euro Lohn- und Sozialabgaben). Bei Beauftragung selbstständiger Dienstleister müssen die Kosten durch Vorlage einer Rechnung und die Zahlung auf das Konto des Empfängers durch einen Bankbeleg nachgewiesen werden können.
- Auch Heimbewohner können Kosten für haushaltsnahe Dienstleistungen wie die Zimmerreinigung oder den Hausmeister abrechnen. Voraussetzung ist, dass ihre Bleibe als Haushalt gilt, also über eine Kochgelegenheit, ein Bad und eine eigene Toilette verfügt. Da das Finanzamt nur die Lohnkosten anerkennt, benötigt der Bewohner von der Heimleitung eine gesonderte Abrechnung, die Lohn- und Materialkosten getrennt ausweist.
- Pflegekosten: Pflegekosten zählen wie Krankheitskosten (zum Beispiel für Medikamente, Rollstühle oder die Praxisgebühr) zu den außergewöhnlichen Belastungen. Sie können nach Abzug der "zumutbaren Belastung" vom Pflegebedürftigen oder pflegenden Angehörigen geltend gemacht werden. Was als zumutbar gilt, hängt vom Familienstand, der Kinderzahl und der Höhe der Einkünfte des Steuerzahlers ab.
- Pflegepauschbetrag: Wer einen Angehörigen unentgeltlich zu Hause pflegt oder ihn regelmäßig aus dem Heim nach Hause holt, kann den Pflegepauschbetrag von 924 Euro im Jahr geltend machen. Voraussetzung ist, dass der Gepflegte die Pflegestufe III hat oder als anerkannt Schwerbehinderter als hilflos gilt.

Pflegegeld erhält, gilt dies nicht als Einkommen – es sei denn, sie bekommt vom Pflegebedürftigen mehr als die der Pflegestufe entsprechende Summe an Pflegegeld. In diesem Fall ist der Mehrbetrag steuerpflichtig. Die Pflegekasse wird dann eventuell auch prüfen, ob es sich noch um ehrenamtliche Pflege handelt oder schon um ein sozialversicherungspflichtiges Beschäftigungsverhältnis, beziehungsweise um eine selbstständige Pflegetätigkeit.

Wenn zwischen Pflegeperson und Pflegebedürftigem ein Arbeitsvertrag abgeschlossen wurde, muss der vereinbarte Gesamtlohn versteuert werden, und es besteht Sozialversicherungspflicht. Beiträge zur Kranken- und Rentenversicherung müssen Pflegebedürftiger (= Arbeitgeber) und Pflegeperson (= Arbeitnehmer) dann je zur Hälfte zahlen. Wer als selbstständige Pflegekraft arbeitet, muss die vollen Beiträge selbst aufbringen.

Da das Pflegegeld nicht als Einkommen, sondern als Anerkennung – und daher nicht als Sicherung des Lebensunterhalts – gilt, wird es nicht auf andere soziale Leistungen wie zum Beispiel Sozialhilfe oder Arbeitslosenunterstützung angerechnet.

Bei letzterer kann es allerdings zu Problemen mit der Vermittlungsfähigkeit kommen, wenn die Pflegeperson wegen der Pflege „unabkömmlich" ist. Dies wird von der Arbeitsagentur dann unterstellt, wenn der Arbeitslose einen Schwerstpflegebedürftigen (Pflegestufe III) allein pflegt. Aufgrund der zeitlichen Belastung wird es dann als nicht mehr möglich angesehen, mindestens 15 Stunden wöchentlich zu arbeiten.

TIPP

Wenn Arbeitslose bei der Pflege helfen

Wenn eine Pflegeperson, die vom Pflegebedürftigen Pflegegeld erhält, Arbeitslosengeld bezieht, sollte sie keinen offiziellen Arbeitsvertrag mit dem Pflegebedürftigen abschließen. In diesem Fall würde nämlich das Einkommen aus der Pflegetätigkeit auf die Arbeitslosenunterstützung angerechnet.

Beratungsangebote und Fortbildungskurse

Das Pflegeversicherungsgesetz verpflichtet die Kassen zu umfassender individueller Beratung der Pflegebedürftigen und ihrer pflegenden Angehörigen (→ Seite 43) sowie zum Angebot kostenloser Pflegekurse für Laienpfleger. Denn die häusliche Pflege ist eine anspruchsvolle Tätigkeit, die Fachwissen erfordert. Die Pflegekassen müssen auch über ergänzende und unterstützende Leistungen informieren, die die Kranken- oder Rentenkassen zahlen, wie zum Beispiel physiotherapeutische Angebote oder Rehabilitationskuren.

Die Pflegekurse vermitteln ganz konkrete Kenntnisse und Fertigkeiten für die häusliche Pflege, informieren über Hilfsmittel und deren Anwendung und beraten bei bestimmten Pflegeproblemen. Durch den Austausch mit anderen Teilnehmern und kompetenten Fachkräften bieten sie den Pflegenden nicht zuletzt eine wertvolle persönliche und seelische Unterstützung (→ Seite 45).

Da immer mehr Demenzkranke zu Hause betreut werden, werden mittlerweile auch spezielle Kurse angeboten, die auf die Probleme des Pflegealltags mit Demenzkranken eingehen.

Anbieter der für Angehörige kostenlosen Pflegekurse sind meist Pflegedienste oder Sozialstationen. Wenn bestimmte Pflegetätigkeiten oder der Umgang mit einem Pflegehilfsmittel gezeigt werden sollen, kann ein „Spezialkurs" auch schon mal zu Hause direkt am Bett des betroffenen Pflegebedürftigen stattfinden. In diesem Fall sollte die Kostenübernahme vorher geklärt werden.

Informationen über Kurse vor Ort erhalten Sie bei Ihrer Pflegekasse.

Pflegehilfsmittel

Pflegehilfsmittel sind Vorrichtungen, Geräte und Sachmittel, die zur häuslichen Pflege notwendig sind, sie erleichtern und dazu beitragen sollen, eine selbstständige Lebensführung zu ermöglichen. Dabei wird zwischen technischen Hilfsmitteln und sogenannten Verbrauchsprodukten unterschieden.

Technische Hilfsmittel sind zum Beispiel ein Pflegebett, Lagerungshilfen, Bettpfanne, Badewannenlift, mobiles Hebegerät, Notrufsysteme und Geräte zur Gehhilfe. Wenn Rollstühle oder Gehhilfen ärztlich verordnet werden, tragen die Krankenkassen die Kosten.

Für die Anschaffung technischer Hilfen gilt eine Zuzahlungsregelung von 10 Prozent, maximal jedoch 25 Euro pro Hilfsmittel. Auch die Kosten für Wartung und Instandsetzung technischer Hilfsmittel werden gegen Rechnungsvorlage übernommen. Größere technische Hilfsmittel werden oft leihweise überlassen. Wer sich ein technisches Gerät, das auch leihweise zur Verfügung gestellt wird, kaufen will, muss die Kosten in voller Höhe selbst tragen.

Die Kosten für *Verbrauchsprodukte* wie Einmalhandschuhe oder Betteinlagen werden nur bis zu 31 Euro pro Monat erstattet – gegen Vorlage der entsprechenden Quittungen bei der Pflegekasse. Verbrauchsprodukte wie Windeln für Erwachsene zahlt die Krankenkasse, wenn sie ärztlich verordnet wurden, denn Inkontinenz gilt als medizinisches Pflegeproblem.

TIPP

Infotelefon Pflegeversicherung

Ein Bürgertelefon des Bundesministeriums für Gesundheit bietet Beratung rund um die Pflegeversicherung:

Tel. 0 180 5/99 66 03
(14 Cent / Minute)

Montag bis Donnerstag von 8 bis 18 Uhr
Freitag von 8 bis 12 Uhr

Alle Geräte und Sachmittel, die als Pflegehilfsmittel gelten, sind im „Hilfsmittelverzeichnis der Gesetzlichen Krankenkassen" aufgelistet, das Sie in Sanitätshäusern oder bei Ihrer Kasse einsehen können. Benötigte Geräte können Sie direkt bei der Pflegekasse beantragen. Dabei sollten Sie sich auch von Ihrem Hausarzt beraten und helfen lassen. Vor der Bewilligung bekommen Sie eventuell einen „therapeutischen Hausbesuch" eines Mitarbeiters der Pflegekasse. Er stellt dabei den Bedarf an Hilfsmitteln fest, berät und weist Sie in den Gebrauch des benötigten Geräts ein.

Wenn Sie Pflegesachleistungen beziehen, also mit einem ambulanten Pflegedienst zusammenarbeiten, kümmert sich dieser meist um die Beschaffung der notwendigen Hilfsmittel.

Zuschüsse zur Wohnungsanpassung

Um die häusliche Pflege zu erleichtern – oder manchmal überhaupt erst möglich zu machen – kann es notwendig werden, einige Umbauten in der Wohnung vornehmen zu lassen, im Bad zum Beispiel den Einbau einer bodengleichen Dusche, die Beseitigung von Türschwellen, die Verbreiterung von Türen, den Einbau eines Treppenlifts, vielleicht auch den Umbau einzelner Möbel wie zum Beispiel das Tieferlegen von Arbeitsplatten in der Küche (→ Seite 50).

Die Pflegekasse zahlt auf Antrag bis zu 2 557 Euro Zuschuss für eine Maßnahme zur Wohnungsanpassung. Die anzupassende Wohnung muss nicht die Wohnung des Pflegebedürftigen sein, aber sein Lebensmittelpunkt. Ein solcher Zuschuss kann auch ein zweites Mal gewährt werden, wenn sich die Pflegesituation so verändert hat, dass ein erneuter Umbau nötig wird.

Statt der Umbaukosten bezuschusst die Pflegekasse auch einen Umzug, wenn die alte Wohnung nicht umgebaut werden kann und eine häusliche Pflege und möglichst selbstständige Lebensführung stark erschwert oder unmöglich macht. Beispiel: einen Umzug aus einer Dachgeschoss-Wohnung ohne Aufzug in eine barrierefrei erreichbare Wohnung.

Die Pflegekassen folgen dabei stets dem Grundsatz „lieber zu Hause als im Heim“ – sie wollen also vermeiden, dass eine unzureichend ausgestattete Wohnung zum Grund für einen Umzug ins Heim wird. Bei der Bemessung des Zuschusses wird meist ein Eigenanteil erhoben, der sich nach dem Einkommen des Pflegebedürftigen richtet.

Pflegeleistungen anderer Kostenträger

Hilfe zur Pflege vom Sozialamt

Das Sozialgesetzbuch XII (SGB XII-Sozialhilfe) sieht zur Deckung von Pflegekosten, die nicht durch die Kranken- oder Pflegekasse finanziert werden und die die Pflegebedürftigen nicht aus ihrem Einkommen und Vermögen finanzieren können, „Hilfe zur Pflege“ vor.

Sie kommt zum Beispiel für Pflegebedürftige in Betracht, die in keine Pflegestufe eingestuft wurden (Pflegestufe 0) oder die keinen Anspruch auf Leistungen der Pflegeversicherungen haben, weil sie beispielsweise nicht die vorgeschriebenen Versicherungszeiten vorweisen können. Das Sozialamt beteiligt sich auch an den Pflegekosten, wenn die von der Pflegeversicherung bewilligten Leistungen nicht ausreichen und die nötige zusätzliche Hilfe nicht aus eigenen Mitteln finanziert werden kann. Nicht zuletzt erhalten viele Pflegeheimbewohner „Hilfe zur Pflege“ (→ Seite 196).

Hilfe zur Pflege orientiert sich in ihrem Leistungsumfang an den Regelungen der Pflegeversicherung. Die Kosten für eine stationäre Einrichtung werden nur übernommen, wenn eine häusliche Pflege nicht möglich ist. Die Leistungen nach dem SGB XII sind allerdings nicht budgetiert, das heißt, es werden alle dem Bedarf des Pflegebedürftigen entsprechenden Leistungen für häusliche Pflege, Pflegehilfsmittel, teilstationäre oder Kurzzeitpflege und falls nötig auch für vollstationäre Pflege übernommen.

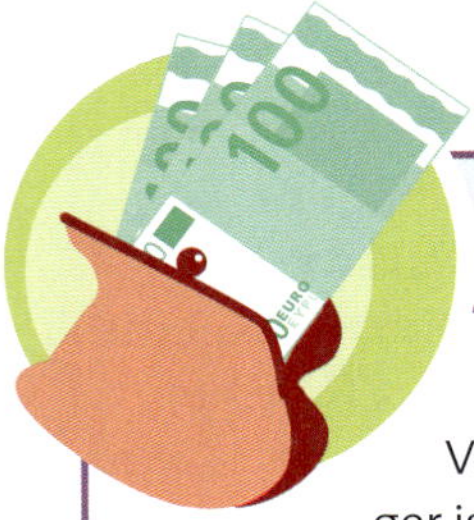

Grundsicherung

Im Zusammenhang mit der Versorgung Pflegebedürftiger ist auch die „Grundsicherung" von Bedeutung. Sie ist eine steuerfinanzierte Leistung zur Sicherung des Existenzminimums. Nach den Kriterien des Sozialamts können „bedürftige" Menschen (→ oben) ab 65 sowie Volljährige, denen es aus medizinischen Gründen dauerhaft nicht möglich ist zu arbeiten, beim Sozialamt einen Antrag auf Grundsicherung stellen.

Der Umfang der Grundsicherungsleistungen entspricht den „Leistungen zum Lebensunterhalt" nach dem SGB XII und wird nach dem sogenannten Regelsatz bemessen. Für Haushaltsvorstände (und Alleinlebende) beträgt der durchschnittliche monatliche „Eckregelsatz" 351 Euro (Stand: 1. Juli 2008).

Im Unterschied zu anderen Leistungen der Sozialhilfe ist das Einkommen von Kindern oder Eltern des Antragstellers bei der Grundsicherung nur dann relevant, wenn es mehr als 100 000 Euro im Jahr beträgt. Ab dieser Grenze, die auch für das gemeinsame Einkommen der Eltern des Antragstellers gilt, entfällt der Anspruch auf Grundsicherung.

Darüber hinaus sieht das SGB XII Hilfen vor, die es bedürftigen alten Menschen ermöglichen, am sozialen Leben teilzunehmen. Zudem können sie für die Instandsetzung und altersgerechte Verbesserung von Wohnraum Finanzhilfen beantragen (Altenhilfeparagraf des SGB XII). Ausführliche Informationen über die verschiedenen Beihilfen und die Leistungsvoraussetzungen geben die Sozialämter.

Bedürftigkeit als Voraussetzung

Pflegehilfe vom Sozialamt zählt zu den „Hilfen in besonderen Lebenslagen". Hilfen nach dem SGB XII richten sich immer nach den Einkommens- und Vermögensverhältnissen. Sozialhilfe wird nur gezahlt, wenn das regelmäßige Einkommen und die Ersparnisse nicht ausreichen, um den Lebensunterhalt und in diesem Fall den Bedarf an Pflege zu decken.

Das Sozialamt prüft deshalb stets die „Bedürftigkeit". Ersparnisse bis zu 2 600 Euro (Haushaltsvorstand) plus 614 Euro (Ehe- oder Lebenspartner) werden allerdings nicht angerechnet, ebenso wenig ein selbst bewohntes „angemessenes" Wohneigentum, Familienerbstücke, Kapital und Erträge für eine staatlich geförderte zusätzliche Altersvorsorge oder andere Vermögenswerte, deren Einsatz zum Bestreiten des Lebensunterhalts eine besondere Härte für den Hilfebedürftigen bedeuten würde. Was im Einzelfall als „angemessen" gilt, entscheidet das zuständige Sozialamt.

Unterhaltspflicht von Angehörigen

Es wird nicht nur die finanzielle Situation des Antragstellers überprüft (regelmäßiges bereinigtes Nettoeinkommen und Vermögen), sondern auch die unterhaltspflichtiger Angehöriger. Im Falle pflegebedürftiger alter Menschen sind dies meist die Kinder. Dabei werden nur Verwandte ersten Grades in die Pflicht genommen, die ein eigenes Einkommen haben. Ist die Tochter eines bedürftigen Antragstellers zum Beispiel eine verheiratete Hausfrau, muss ihr Ehemann nicht zahlen, unabhängig davon, wie viel er verdient. Wäre sie berufstätig, würde allein ihr Einkommen zählen.

Als leistungsfähig (fähig, Unterhalt zu zahlen) gelten Verwandte ersten Grades dann, wenn ihr bereinigtes Nettoeinkommen einen monatlichen Mindestselbstbehalt von 1 400 Euro (Alleinstehende) übersteigt. Sind sie verheiratet, erhöht sich dieser Mindestselbstbehalt um 800 bis 1 100 Euro (je nach Bundesland).

Wenn zusätzlich noch für eigene Kinder gesorgt werden muss, gelten gesonderte Freibeträge. Die Hälfte des Einkommens, das über diesen Beträgen liegt, wird zur Deckung des Unterhalts der Eltern herangezogen.

Das Sozialamt ist gehalten, stets nach den besonderen Umständen im Einzelfall zu entscheiden. Ein Antrag auf Pflege-

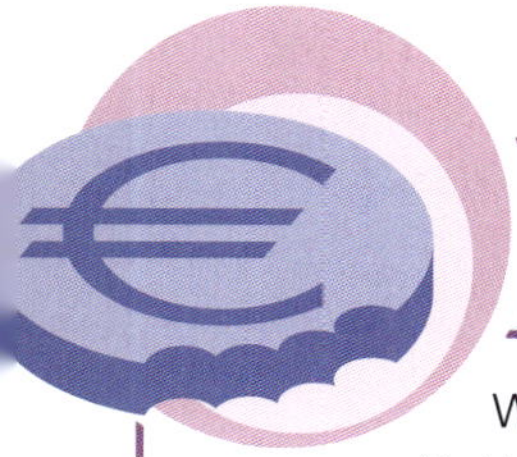

Bereinigtes Nettoeinkommen

Wenn Sie Ihr bereinigtes Nettoeinkommen berechnen möchten, müssen Sie alle Einkünfte wie das Bruttogehalt, Mieteinnahmen und Zinseinkünfte zusammenzählen. Davon werden Steuern, Beiträge zur Sozialversicherung und für sonstige Versicherungen sowie Werbungskosten abgezogen.

leistungen durch das Sozialamt sollte deshalb die Lage des Hilfebedürftigen (finanzielle und soziale Situation, gesundheitlicher Zustand, Pflegebedarf) ausführlich und individuell schildern.

Betreuung Schwerbehinderter

Wer durch eine chronische Krankheit oder ein Handicap behindert und daher in den meisten alltäglichen Belangen auf Unterstützung angewiesen ist, kann beim zuständigen Versorgungsamt einen Schwerbehindertenausweis beantragen. Als schwerbehindert gelten Menschen, die mindestens einen Grad der Behinderung von 50 haben. Dafür reichen auch geistige Einschränkungen, wie sie beispielsweise bei einer fortgeschrittenen Demenzerkrankung bestehen. Die Anerkennung als Schwerbehinderter bietet steuerliche und zahlreiche finanzielle Vergünstigungen wie Befreiung von den Rundfunkgebühren oder die Möglichkeit, im innerdeutschen Bahn- und Flugverkehr kostenlos eine Begleitperson mitzunehmen.

Unter Umständen ist es Schwerbehinderten möglich, sich einen Zivildienstleistenden vermitteln zu lassen, der je nach den individuellen Erfordernissen hilft – zum Beispiel bei der Körperpflege, bei Hausarbeiten, Einkäufen, als Begleitung oder stundenweise als Ersatzbetreuer. Informationen zur „individuellen Schwerbehindertenbetreuung (ISB)“ erteilen die Wohlfahrtsverbände (Adressen → Seite 217), die Kirchen oder das Sozialamt.

Medizinische Behandlungspflege

Leistungen, die zur Behandlung von Krankheiten oder medizinischen Problemen, die sich aus der Pflegebedürftigkeit ergeben, nötig werden, zahlt in aller Regel die Krankenkasse. Dazu gehören zum Beispiel das Verabreichen von Spritzen, das Behandeln von Druckgeschwüren, das Versorgen eines Katheters, regelmäßige Verbandswechsel, Blutzuckermessungen oder das Anlegen von speziellen Kompressionsstrümpfen. Für die medizinische Behandlungspflege sollten immer Fachkräfte eingesetzt werden.

Voraussetzung für die Bewilligung ist eine ärztliche Verordnung. Ärzte verschreiben jedoch nicht immer alle Leistungen, die ihren Patienten zustehen würden. Daher ist es wichtig, sich gut zu informieren und dem Arzt gegenüber deutlich zu machen, welche Hilfen zur Verbesserung der häuslichen Pflegesituation notwendig sind.

Die Krankenkasse übernimmt auch die Kosten für Hilfsmittel, die ärztlich verordnet wurden. Dies können Einmalhandschuhe und Krankenunterlagen sein, die auch als Pflegehilfsmittel gelten (→ Seite 127). Hilfsmittel, die in jedem Fall ärztlich verordnet werden, sind zum Beispiel Dauerkatheter, spezielles Verbandsmaterial oder Lagerhilfen.

Bevor Sie die Sachleistungen festlegen, die Sie über die Pflegeversicherung in Anspruch nehmen wollen, sollten Sie also genau prüfen, welche Tätigkeiten eventuell in den Bereich der medizinischen Behandlungspflege fallen, also nicht zulasten Ihres Budgets an Pflegeversicherungsleistungen gehen.

Krankenkassen- und Pflegekassenleistungen

Frau Müller (83) erhält monatlich 215 Euro Pflegegeld für Pflegestufe I. Sie wird von ihrer Tochter versorgt. Um die Behandlung ihres offenen Beines kümmert sich die ausgebildete Krankenschwester eines ambulanten Pflegedienstes, den ihre Hausärztin vermittelt hat. Die Kosten für die Wundversorgung und den Verbandswechsel zahlt die Krankenkasse. Es handelt sich also nicht um eine pflegerische Sachleistung, deren Kosten Frau Müller vom Pflegegeld abgezogen würden.

Auch wer die Voraussetzungen für Leistungen aus der Pflegeversicherung (→ Seite 97) nicht erfüllt, kann zum Beispiel bei Krankheit bis zu vier Wochen (= 28 Arbeitstage), in Ausnahmefällen wie bei einem Beinbruch auch länger, neben medizinisch erforderlicher Pflege Hilfen im Bereich der Grundpflege oder im Haushalt von der Krankenkasse bezahlt bekommen. Selbst der Einsatz von Tag- und Nachtwachen ist möglich.

Die Kassen bewilligen solche Leistungen, wenn dadurch ein Krankenhausaufenthalt vermieden oder verkürzt werden kann. Für Pflegeleistungen der Krankenkassen gibt es jedoch keinen festen Leistungskanon, das Angebot ist von Kasse zu Kasse verschieden.

An den Leistungen der gesetzlichen Krankenkassen müssen sich Versicherte mit Zuzahlungen von 10 Prozent des Abgabepreises (mindestens 5 und höchstens 10 Euro) beteiligen. Für häusliche Krankenpflege werden 10 Prozent der Kosten zuzüglich 10 Euro pro Verordnung fällig.

Für Zuzahlungen gilt eine Belastungsgrenze von 2 Prozent der jährlichen Bruttoeinnahmen. Für chronisch Kranke beträgt die Belastungsgrenze nur 1 Prozent.

Pflegeleistungen der Krankenkasse sind Ermessensleistungen; das bedeutet, über sie wird stets im Einzelfall entschieden. Hier ist Ihr Hausarzt gefragt. Beraten Sie gemeinsam, welche Pflegeleistungen medizinisch begründet beziehungsweise verordnet werden können. Je besser ein Anspruch begründet ist, desto größer ist die Wahrscheinlichkeit, dass die Leistung bewilligt wird. Wenn zum Beispiel glaubhaft dargelegt wird, dass ohne Behandlungspflege eine Krankenhaus- oder Heimeinweisung unumgänglich ist, kann die Krankenkasse die Leistungen kaum verweigern.

Häusliche Kurzzeitpflege statt Krankenhaus

Die 72-jährige Frau F. hat sich den Arm gebrochen und benötigt deshalb Hilfe bei der Körperpflege und im Haushalt. Medizinisch besteht kein Grund, sie im Krankenhaus zu behalten. Wenn die Krankenkasse die Kosten für die häusliche Pflege kurzfristig übernimmt, spart Frau F. auf diese Weise die (höheren) Kosten für den Krankenhausaufenthalt.

Da medizinische Behandlungspflege parallel zu Pflegeversicherungsleistungen in Anspruch genommen werden kann, ergeben sich in der Praxis oft Abgrenzungsprobleme – anders ausgedrückt: Es kommt nicht selten vor, dass die Krankenkassen versuchen, die nötige Behandlungspflege nicht anzuerkennen beziehungsweise als Grundpflege zu deklarieren, für die die Pflegekasse zuständig ist. Wenn dies geschieht, sollten Sie sich in jedem Fall wehren. Ziehen Sie dabei Ihren Hausarzt sowie eine pflegerische Fachkraft Ihres Vertrauens zurate. Wenn Sie als Pflegeperson Tätigkeiten der medizinischen Behandlungspflege durchführen sollen, bei denen Sie sich unsicher fühlen, sollten Sie die Übernahme ablehnen. Lassen Sie sich nicht von einem Sachbearbeiter der Kasse einschüchtern (das kann vorkommen!), sondern bestehen Sie auf Ihrem guten Recht.

Bei der Durchsetzung eines Anspruchs auf medizinische Behandlungspflege kommt es sehr auf das Engagement der behandelnden Ärzte an. Ein vertrauensvolles Verhältnis zum Hausarzt ist eine wichtige Unterstützung für Pflegebedürftige.

Rehabilitationsleistungen

Nach dem Pflegeversicherungsgesetz hat die Rehabilitation Vorrang vor der Pflege. Pflegebedürftige oder Erkrankte können zur Wiederherstellung Ihrer Kräfte deshalb Reha-Maßnahmen und -leistungen in Anspruch nehmen.

Rehabilitationsleistungen sind zum Beispiel Krankengymnastik, Bewegungs- und Sprachtherapie (beispielsweise nach einem Schlaganfall), Rehabilitationskuren – meist im Anschluss an einen Krankenhausaufenthalt (währenddessen ist auch die Bewilligung einer Haushaltshilfe zur Kinderbetreuung möglich, wenn Kinder unter 12 Jahren im Haushalt leben) –, Hilfsmittel wie Prothesen, Verbands- und Heilmittel.

Auch über Rehabilitationsleistungen wird je nach Einzelfall entschieden. Sie werden von den Kranken- oder Rentenversicherern bezahlt. Besonders gut stehen die Chancen auf Bewilligung für Pflegebedürftige, wenn sie noch berufstätig sind.

Pflege im Ausland

Leistungen der Pflegeversicherung

Versicherte der gesetzlichen Pflegekassen haben einen Anspruch auf Pflegegeld auch dann, wenn sie in einem Staat des Europäischen Wirtschaftsraums (EWR, EU-Länder plus Island, Liechtenstein und Norwegen) oder der Schweiz leben. Voraussetzung ist, dass sie in Deutschland pflegeversichert sind und ausreichend lange Beiträge eingezahlt haben. Die Pflege im Ausland muss durch Angehörige oder professionelle Pflegekräfte gesichert sein. Privat Versicherte haben keinen solchen Anspruch. Sachleistungen können nicht in Anspruch genommen werden, da es bisher keine entsprechenden Verträge mit ambulanten Pflegediensten im Ausland und keine Gutachter zur Beurteilung der Pflegestufe gibt. Letzteres macht auch eine eventuelle Neueinstufung problematisch. Wer zum Beispiel in einem Pflegeheim auf Mallorca betreut wird, erhält maximal 675 Euro Pflegegeld (bei Pflegestufe III) – was zumindest als Zuschuss zu den Pflegekosten betrachtet werden kann.

Bei einem Umzug in ein Land außerhalb des EWR können gar keine Leistungen der Pflegeversicherung bezogen werden.

Leistungen der Krankenversicherung

Wenn Sie in ein Land ziehen wollen, mit dem ein Sozialversicherungsabkommen besteht (EWR-Länder), können Sie über Ihre bisherige Krankenkasse versichert bleiben. Sie müssen sich aber trotzdem bei Ihrer deutschen Krankenkasse ab- und bei einem Versicherungsträger im neuen Land anmelden. Die Kassenleistungen erfolgen durch die örtliche Krankenkasse, die mit der deutschen Kasse abrechnet.

Über die jeweilige Leistung sollten Sie sich vorher gründlich informieren. Eventuell ist es empfehlenswert, eine private Zusatzversicherung abzuschließen, da es in manchen Ländern für einige Leistungen höhere Eigenbeteiligungen gibt. Wenn Sie dauerhaft im Ausland wohnen, übernimmt die dortige Kasse die Kosten für eine lang andauernde Behandlung in der Bundesrepublik nicht – außer wenn es in der Wahlheimat keine Möglichkeit zu einer erfolgreichen Therapie gibt. Wenn Sie vom Auslandswohnsitz aus eine Reise nach Deutschland machen und hier einen Arzt aufsuchen, genügt die Vorlage der deutschen oder der vom Träger am Wohnort ausgestellten europäischen Krankenversicherungskarte.

Privat Versicherte sollten ihren Vertrag daraufhin überprüfen, ob eine Übersiedlung ohne Komplikationen möglich ist. Manche Versicherer lösen bei einem dauerhaften Wechsel ins Ausland den Vertrag auf.

TIPP

Weitere Informationen

Ausführliche Informationen rund um Pflege- und Krankenversicherungsleistungen im Ausland bietet das Merkblatt „Meine Krankenversicherung bei Wohnort im Ausland“ der DVKA (Deutsche Verbindungsstelle Krankenversicherung Ausland), als Download unter **www.dvka.de**, Merkblatt für Rentner.

Pflege auf Urlaubsreisen

Das Pflegeversicherungsgesetz macht es theoretisch möglich, eine Pflegekraft mit in den Urlaub zu nehmen, wenn man trotz Pflegebedürftigkeit reisefähig ist. Für einen Zeitraum von bis zu sechs Wochen im Jahr können Pflegebedürftige auch im Ausland weiter Pflegegeld beziehen, sich also während einer Reise von ihrer Hauptpflegeperson betreuen lassen. Die Pflegeperson ist für diesen Zeitraum auch weiterhin rentenversichert.

Wer zu Hause professionell betreut wird, also eine pflegerische Sachleistung beansprucht, hat es schwerer. Da die Kosten für eine professionelle Pflegekraft als Reisebegleiter sehr hoch sind – es sind mit etwa 250 Euro pro Tag zu rechnen – können Sie davon ausgehen, dass Sie einen Großteil der Kosten selbst tragen müssen, denn der mögliche Zuschuss pro Jahr beträgt höchstens 1 470 Euro. Doch vielleicht finden Sie einen Laienhelfer, der den Pflegebedürftigen auch gegen ein geringes Honorar gern während der Ferien betreut, wenn ihm die Reisekosten, Unterkunft und Verpflegung bezahlt werden.

Günstiger kann es sein, an einer organisierten Reise mit Betreuung teilzunehmen. Immer mehr Reiseveranstalter bieten Reisen mit ärztlicher und/oder pflegerischer Begleitung an. Auch für Reisende mit Handicaps, zum Beispiel für Rollstuhlfahrer, gibt es mittlerweile viele Möglichkeiten zum Urlaubmachen in der Ferne, ob in der Gruppe oder mit persönlicher Betreuung. Entsprechende Angebote finden Sie im Internet (Stichworte für die Suche: „Reisen für Pflegebedürftige", „Behindertenreisen").

Literaturtipp

Yvo Escales: Handicapped-Reisen Deutschland. FMG Fremdenverkehrs-Marketing GmbH, Meerbusch 2006.

Dieser 450-seitige, jährlich aktualisierte Hotel- und Unterkunftsführer für Rollstuhlfahrer / Behinderte enthält viele nützliche Tipps und Adressen. Er ist im Buchhandel erhältlich (16,80 Euro).

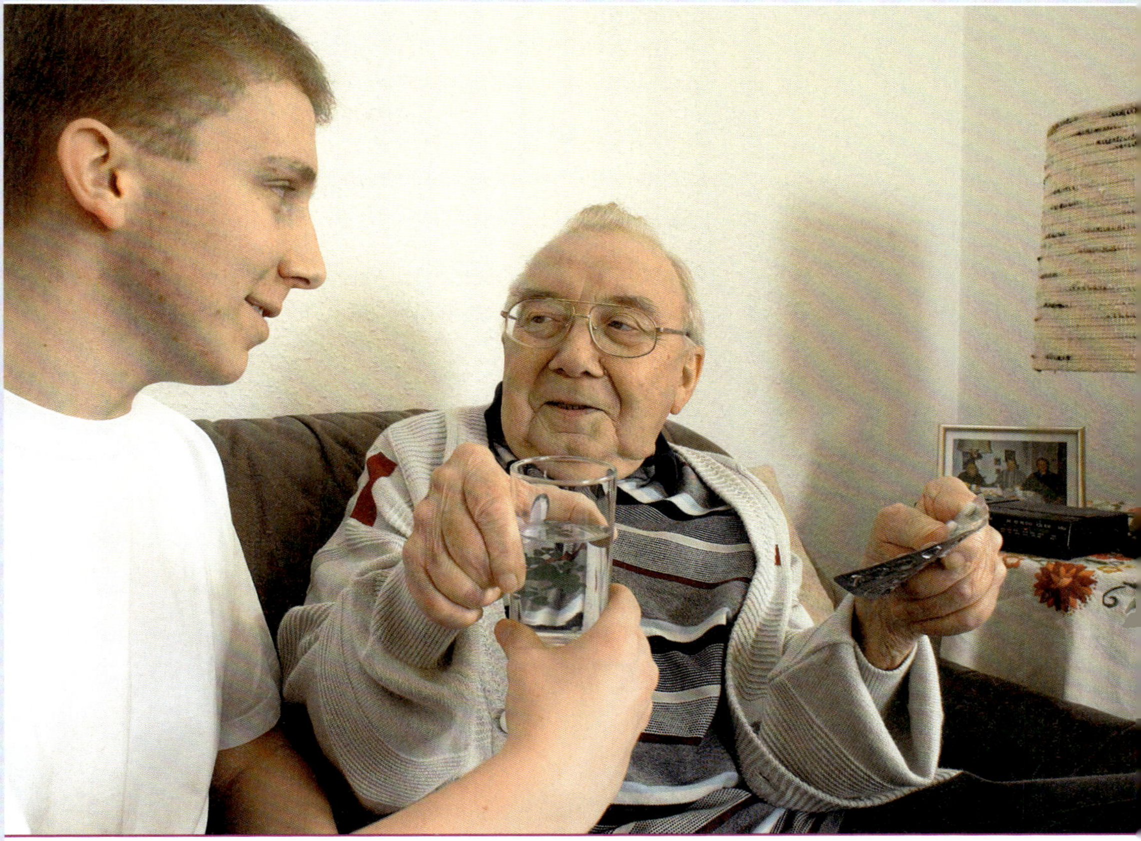

Entlastung durch professionelle Hilfe

Ambulante Dienste bedeuten eine wichtige Unterstützung bei der Bewältigung des Pflegealltags. Die fachliche Hilfe und tatkräftige Entlastung durch die Profis trägt zur bestmöglichen Versorgung der Pflegebedürftigen bei und schützt die pflegenden Familien vor Überforderung. Ohne sie wäre eine häusliche Pflege in vielen Fällen gar nicht möglich.

Darüber hinaus können die Angebote der Kurzzeitpflege und teilstationärer Einrichtungen Pflegenden dringend benötigten Freiraum verschaffen – beispielsweise für einen Urlaub oder um weiterhin einer Teilzeitarbeit nachzugehen.

Andere Serviceleistungen und Hilfsangebote wie die „Mobilen Sozialen Dienste" oder Besuche ehrenamtlicher Helfer bieten hauswirtschaftliche Entlastung für Pflegende, Beistand und Abwechslung für Betreute.

Ambulante Pflegedienste und Mobile Hilfsdienste machen es auch allein lebenden Pflegebedürftigen oft möglich, zu Hause wohnen zu bleiben. Für Berufstätige, die einen hilfebedürftigen Angehörigen betreuen, sind sie in der Regel unverzichtbar.

Die Verfügbarkeit ambulanter Hilfen ist auch ein wesentlicher Bestandteil von Angeboten des „Betreuten Wohnens".

Ambulante Pflegedienste

Ambulante Pflegedienste bieten meist Leistungen der Grundpflege, der medizinischen Behandlungspflege sowie im hauswirtschaftlichen Bereich an. Sie informieren und beraten darüber hinaus bei allen Fragen rund um die häusliche Pflege und vermitteln Mobile Hilfsdienste.

Die größten Pflegedienste sind zumeist die von den Verbänden der freien Wohlfahrtspflege, den Kirchen oder Gemeinden getragenen Sozialstationen. Unter ihrem Dach arbeiten Teams aus Kranken-, Familien- und Altenpflegern sowie Zivildienstleistenden. Daneben gibt es immer mehr private Pflegedienste unterschiedlicher Größe, vom kleinen spezialisierten Team bis zur „Pflegefirma" mit großem Mitarbeiterstab.

Das Angebot an ambulanten Hilfen – und auch deren Qualität – ist von Ort zu Ort sehr unterschiedlich. Deshalb ist es ratsam, die verfügbaren Möglichkeiten genau zu prüfen, bevor man sich für einen Dienst entscheidet.

Angebote und Kosten

Ambulante Pflegedienste bieten je nach Größe und eventueller Spezialisierung ein unterschiedliches Spektrum an Leistungen an. Professionelle Hilfe, die die Pflegekasse als Sachleistung bezuschusst, leisten sie in den im Pflegeversicherungsgesetz festgelegten Bereichen der Grundpflege (→ Seite 100): Körperpflege, Nahrungsaufnahme, Ausscheidung, Lagerung und Mobilisation sowie im Bereich der hauswirtschaftlichen Versorgung. Mit der Krankenkasse abgerechnet werden fast alle Leistungen der medizinischen Behandlungspflege (→ Seite 132). Diese sollten von ausgebildeten Krankenpflegekräften des Dienstes durchgeführt werden.

Die meisten Pflegedienste bieten darüber hinaus umfassende Beratung in allen Fragen rund um die häusliche Pflege. Sie kümmern sich um die Beschaffung von Pflegehilfsmitteln oder verleihen sie. Größere Dienste bieten Pflegekurse und unterstützende Angebote für Angehörige (→ Seite 45), Krankengymnastik und Rehabilitationsmaßnahmen. Sie organisieren Fahrdienste, Krankentransporte, manchmal auch Nachbarschaftshilfe und verschiedenste (in der Regel privat zu bezahlende) Dienstleistungen (→ Seite 163).

Nicht wenige private Dienste haben sich spezialisiert: Sie betreuen zum Beispiel vorwiegend Behinderte, pflegebedürftige Kinder, Schlaganfallpatienten, Demenzkranke, Aids- und Krebspatienten oder begleiten Sterbende.

Auswahl eines Pflegedienstes

Der erste Schritt auf der Suche nach einem geeigneten Pflegedienst ist eine allgemeine Beratung, wie sie zum Beispiel die Pflegestützpunkte und die Sozialstationen der Wohlfahrtsverbände anbieten. In vielen Städten oder Landkreisen haben auch Kommunen, Verbraucherzentralen und Wohlfahrtseinrichtungen Pflegeberatungsstellen eingerichtet, daneben erteilen die Sozialämter und natürlich die Pflegekassen erste Auskünfte (→ Seite 168). Dort sind in der Regel auch Adresslisten der ortsansässigen Pflegedienste erhältlich.

Um verschiedene Angebote vergleichen und eine Vorauswahl treffen zu können, empfiehlt es sich, zunächst mehrere Dienste anzurufen und um Zusendung von Informationsmaterial zu bitten. Dieses sollte Auskunft über die angebotenen Pflegeleistungen geben, außerdem eine Preisliste und ein Muster des Pflegevertrags enthalten. Ein Besuch der Dienste, die infrage kommen, und ein ausführliches persönliches Gespräch mit den Mitarbeitern vermitteln neben detaillierteren Informationen auch einen Eindruck von der menschlichen Atmosphäre der Einrichtung. Ein Pflegedienst sollte über dieses Erstgespräch hinaus zu einem kostenlosen und unverbindlichen Hausbesuch bereit sein.

Ein Erfahrungsaustausch mit anderen Kunden des Pflegedienstes kann zusätzlich weiterhelfen. Fragen Sie in der Nachbarschaft, wer eventuell vom betreffenden Dienst betreut wird. Vielleicht arbeitet auch Ihr Hausarzt mit dem Dienst zusammen und kann Ihnen einen Eindruck vermitteln.

Auswahlkriterien

Die folgenden Fragen sind wichtige Auswahlkriterien bei der Suche nach einem geeigneten Pflegedienst:

- Hat der Dienst mit der Pflegekasse einen *Versorgungs- und Vergütungsvertrag* für alle Pflegestufen abgeschlossen? Dies ist die Voraussetzung dafür, dass er mit der Pflegekasse abrechnen kann.
- *Betreuungsspektrum:* Kann der ambulante Dienst alle Bereiche abdecken, in denen Hilfe benötigt wird?
- *Standort:* Ist der Standort des Pflegedienstes in der Nähe und kennen sich die Mitarbeiter in Ihrem Wohngebiet aus? – Weite Wege erschweren die Flexibilität und die Kooperation mit Betreuungseinrichtungen im Wohnviertel.
- *Feste Ansprechpartner:* Wie viele Mitarbeiter werden den Pflegebedürftigen betreuen? Ist es möglich, von einem kleinen, festen Mitarbeiterteam versorgt zu werden („Bezugspflege")? Gibt es einen bestimmten Ansprechpartner, falls Probleme auftreten sollten? – Je geringer die Fluktuation des Pflegepersonals, desto eher kann ein Vertrauensverhältnis zwischen Betreuern und Betreuten entstehen. Ein gewisser Wechsel der Pflegekräfte ist jedoch wegen verschiedener Dienstzeiten, Urlaub, Krankheit usw. kaum zu vermeiden. Deshalb sollte es unbedingt einen festen Ansprechpartner geben, der für die Betreuung des Kunden insgesamt verantwortlich ist.
- *Qualifikation des Personals:* Wie viele fest angestellte Fachkräfte arbeiten bei dem Pflegedienst? Es ist kein gutes Zei-

chen, wenn ein Betrieb im Verhältnis zu seiner Größe mit relativ wenig Fachkräften und viel Hilfspersonal arbeitet. Neben der fachlichen ist jedoch auch die menschliche Qualifikation und das Engagement der ambulanten Pflegekräfte eine wichtige Voraussetzung dafür, dass die Zusammenarbeit mit Pflegebedürftigen und Angehörigen gelingt.

- *Flexibilität:* Können die Einsätze des Pflegedienstes mit Rücksicht auf die Gewohnheiten des Betreuten geplant werden, zum Beispiel auf die Zeiten des Aufstehens und Zu-Bett-Gehens? Sind bei Bedarf auch zusätzliche Einsätze möglich, auch am Wochenende oder in der Nacht, falls sich der Gesundheitszustand des Pflegebedürftigen kurzfristig verschlechtert?
- *Pflegekonzept:* Arbeitet der Dienst nach einem bestimmten Pflegekonzept? – Wenn eine Einrichtung nach einem durchdachten Konzept arbeitet und die eigene Arbeit immer wieder auch überprüft, spricht dies für die Qualität ihrer Leistungen. Lassen Sie sich das Pflegekonzept ausführlich erklären.
- *Pflegeplan:* Wird ein individueller Pflegeplan für den Pflegebedürftigen erarbeitet und zusammen mit den Angehörigen besprochen? – Eine gute Pflege ist nur möglich, wenn sie den persönlichen Bedürfnissen des Pflegebedürftigen entspricht.
- *Pflegedokumentation:* Wird die Pflege ausführlich und nachvollziehbar dokumentiert und die Dokumentation in der Wohnung des Betreuten hinterlegt? – Dies ist gesetzlich vorgeschrieben und für eine eventuelle Krankenhauseinweisung oder auch einen Wechsel des Pflegedienstes sehr wichtig. Außerdem lässt sich anhand der Pflegedokumentation auch die monatliche Abrechnung des Pflegedienstes kontrollieren: durch einen Vergleich der Aufzeichnungen über die erbrachten Pflegeleistungen mit den berechneten.
- Ist die *Kostenkalkulation* verständlich? – Aus der Kalkulation sollte deutlich hervorgehen, welche Kosten die Pflegekasse übernimmt, und welche Leistungen selbst gezahlt werden müssen. Es ist in jedem Fall zu empfehlen, sich einen Kostenvoranschlag machen und das Abrechnungsverfahren erklä-

Je besser der Pflegedienst mit anderen Einrichtungen und Institutionen im Gesundheitsbereich zusammenarbeitet – also zum Beispiel mit dem sozialen Dienst einer Klinik, mit Tagesstätten, teilstationären Einrichtungen und auch den behandelnden Hausärzten seiner Kunden –, desto größer ist die Palette der verfügbaren Hilfen, an Information und Beratung für den pflegebedürftigen Kunden und seine Angehörigen.

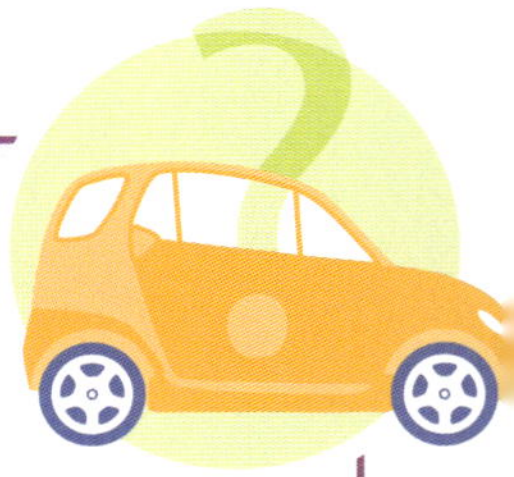

Karitativ oder privat?

Ob Sie lieber ein privates Pflegeunternehmen oder einen alteingesessenen, freigemeinnützigen Pflegedienst in Anspruch nehmen, sollten Sie ganz pragmatisch entscheiden – je nachdem, welcher Dienst vor Ort die für Sie persönlich optimale und günstigste Versorgung bietet. Grundsätzlich sagt es über die Qualität der angebotenen Unterstützung nichts aus, ob ein Pflegedienst zum Beispiel von der Kirche getragen wird oder ein Privatunternehmen ist. Religiöse Bindungen können zwar für Pflegebedürftige eine wichtige Rolle spielen – entscheidend sollte jedoch immer die Qualität der Pflege sein. Hier einige Aspekte, die vielleicht bei der Auswahl helfen können:

- Die Sozialstationen haben neu gegründeten privaten Pflegediensten viele Jahre Erfahrung in der Gemeinde- und Krankenpflege voraus. Untereinander sind sie gut vernetzt. Sie kennen die örtlichen Gegebenheiten und die soziale Infrastruktur genau. Meist besteht eine langjährige Kooperation mit den wichtigen Ansprechpartnern vor Ort: Krankenhäusern, Ärzten, Therapeuten, sozialen Einrichtungen und Servicediensten, Alten- und Pflegeheimen.
- Gute private Pflegedienste bieten manchmal mehr Extra-Leistungen als die Sozialstationen – eine positive Auswirkung der Konkurrenz, der sie ausgesetzt sind. Manche haben sich auch auf bestimmte Pflegeleistungen spezialisiert. „Service am Kunden" wird meist großgeschrieben, während die Sozialstationen schon mal behäbig und wenig flexibel auf die Wünsche ihrer Klientel reagieren.
- Die Pflegekräfte der Wohlfahrtsverbände und der Kirchen sind sehr oft erfahrene Fachkräfte. Die Sozialstationen haben auch für spezielle Pflegeprobleme das entsprechend qualifizierte Personal und können eine umfassende Versorgung anbieten.
- Für Leistungen wie Einkaufs- und Begleitdienste oder hauswirtschaftliche Tätigkeiten, die keine besondere Qualifikation erfordern, setzen die Sozialstationen oft Zivildienstleistende ein. Die Privaten beschäftigen in diesen Bereichen eher junge Frauen, meist ungelernte Aushilfskräfte, auf Teilzeitbasis.
- Die Sozialstationen erhalten Zuschüsse vom jeweiligen Trägerverband oder der Kirche und stehen deshalb weniger unter Konkurrenzdruck als die Privaten. Das wirkt sich unter anderem auf den zeitlichen Spielraum bei der Hauspflege aus. Zeit ist hier weniger gleich Geld – das schützt auch vor möglichen Abrechnungsmanipulationen.
- Private Pflegedienste sind dazu berechtigt, ihren Kunden anteilige Betriebskosten („Investitionskosten") in Rechnung zu stellen, da sie nicht öffentlich bezuschusst werden. Je größer der Dienst, desto geringer ist in der Regel der Anteil für den einzelnen Kunden.

ren zu lassen. Bei der Prüfung der Kosten kann eine neutrale Pflegeberatung, wie zum Beispiel die der Verbraucherzentralen (Zentralen in Ihrer Nähe unter **www.verbraucherzentralen.de**), helfen.

Der Pflegevertrag

Im Pflegevertrag werden der zwischen Ihnen und dem Pflegedienst vereinbarte Leistungsumfang, die Pflegezeiten und die Kosten festgeschrieben. Ihre Pflegekasse schickt Ihnen auf Wunsch einen Mustervertrag zu, den Sie mit dem Vertragsentwurf des Pflegedienstes vergleichen können. Die Pflegedienste gestalten ihre Verträge selbst; von der Kasse zugelassene Dienste sind jedoch im Wesentlichen an landesweit geltende Rahmenverträge gebunden, in denen bestimmte Qualitätsgrundsätze festgeschrieben sind. Dem Pflegevertrag sollte in der Anlage ein Abdruck des Landes-Rahmenvertrags und der Qualitätsgrundsätze beigefügt sein.

Pflegekosten, die über der Summe an Sachleistungen liegen, die Ihnen für Ihre Pflegestufe zustehen, müssen Sie privat bezahlen. Deshalb ist die genaue Berechnung der anfallenden Leistungen plus eventuell anfallender Zusatzkosten vor Vertragsabschluss sehr wichtig. Um die Kostenberechnung des Dienstes zu beurteilen, können Sie die aktuellen Vergütungsvereinbarungen zwischen Pflegekassen und -diensten anfordern, wenn sie dem Vertrag nicht ohnehin als Anlage beigefügt sind. In ihnen ist festgelegt, welche Leistungen beziehungsweise Leistungspakete in welcher Höhe von den Kassen erstattet werden. Im Pflegevertrag sollten die vereinbarten Pflegeleistungen, deren Einzelkosten sowie die für Sie entstehenden Gesamtkosten genau aufgeführt sein.

Der Pflegedienst sollte Ihnen ausreichend Zeit lassen, den Pflegevertrag in Ruhe zu Hause zu prüfen. Wenn Sie sich in bestimmten Punkten unsicher sind, können Sie sich zur Beratung an die Verbraucherzentralen, Pflegestützpunkte oder Ihre Pflegekasse wenden. Achten Sie neben den grundlegenden Vereinbarungen besonders auf

- *die Regelung zusätzlicher Leistungen:* Wenn Sie mit dem Pflegedienst Leistungen vereinbaren möchten, die die Pflegekasse nicht übernimmt (wie zum Beispiel Pediküre, Wäscheservice oder Begleitdienste), oder mehr Pflegeleistungen, als der Rahmen Ihrer Pflegestufe Ihnen zugesteht, sollten Zeitaufwand und Kosten im Vertrag genau festgehalten werden. Anhaltspunkt, auch für die Berechnung zusätzlicher Leistungen, ist die aktuelle Vergütungsvereinbarung (→ Seite 145). Bedenken Sie: Sie sind Kunde des Dienstes, also können Sie die Preise mit denen anderer Pflegedienste vergleichen und auch versuchen, günstige Konditionen auszuhandeln.

- *Leistungen durch Kooperationspartner:* Manche Pflegedienste arbeiten mit Kooperationspartnern zusammen, die bestimmte Leistungen im Auftrag des Pflegedienstes erbringen, zum Beispiel im therapeutischen oder im hauswirtschaftlichen Bereich. Für die Zuverlässigkeit und Qualität solcher von anderen erbrachter Leistungen ist der Pflegedienst verantwortlich. Dies sollte im Vertrag festgelegt sein.
- *Ende des Pflegeverhältnisses:* Der Vertrag darf keine langen Kündigungsfristen enthalten. Wenn Sie mit dem Pflegedienst nicht zurechtkommen, müssen Sie die Möglichkeit haben, wenn nicht jederzeit, so doch spätestens zum jeweiligen Monatsende zu kündigen. Nach dem ersten Pflegeeinsatz kann der Vertrag innerhalb von zwei Wochen fristlos gekündigt werden. Die gesetzliche Kündigungsfrist beträgt zwei Wochen (spätestens am 15. zum Ende des Monats). Umgekehrt darf der Pflegedienst bei Zahlungsverzug oder Problemen, die zum Beispiel durch mangelnde Kooperation demenzkranker Pflegebedürftiger entstehen können, nicht sofort die Leistungen aufkündigen. Eine Frist von mindestens vier Wochen und eine vorherige Abmahnung sollten selbstverständlich sein, damit der Pflegebedürftige nicht plötzlich ohne Hilfe dasteht. Wenn die Pflege durch einen stationären Aufenthalt – im Krankenhaus, in einer Rehabilitationsklinik oder wegen einer Kurzzeitpflege – unterbrochen wird, ruht der Vertrag üblicherweise während dieser Zeit. Stirbt der Pflegebedürftige, sollte es selbstverständlich sein, dass mit dem Todestag das Vertragsverhältnis sofort endet.
- *Absage eines Pflegetermins:* Der Pflegedienst kann einen vereinbarten Pflegeeinsatz in Rechnung stellen, wenn Sie nicht rechtzeitig, das heißt bis spätestens 12 Uhr des Vortages, abgesagt haben – allerdings nur zu höchstens 80 Prozent. Auch Fahrtkosten/Wegegelder dürfen in diesem Fall nicht berechnet werden. Ein Pflegetermin, der wegen einer plötzlichen Krankenhauseinlieferung oder einer vergleichbaren, unaufschiebbaren Maßnahme ausfällt, darf gar nicht berechnet werden.

- *Honorarerhöhung:* Der Pflegedienst kann die Honorarsätze für Leistungen erhöhen, die er nicht mit den Kassen abrechnet, wenn es die Betriebskalkulation erfordert. Er muss dies jedoch vorher schriftlich ankündigen. Auch Preiserhöhungen, die durch Neuverhandlungen zwischen Pflegekassen und ambulanten Diensten begründet sind, müssen schriftlich angekündigt werden. Pflegebedürftige sind bei Preiserhöhungen grundsätzlich zur sofortigen Kündigung (zum Zeitpunkt der Wirksamkeit der Erhöhung) berechtigt.
- *Zahlungsbedingungen:* Forderungen nach Vorschuss-, Abschlagszahlungen oder einer Einzugsermächtigung sind nicht akzeptabel. Pflegedienste müssen jeden Monat aktuell abrechnen, und zwar nach den tatsächlich erbrachten Leistungen. Üblicherweise geschieht dies jeweils am Monatsanfang für den Vormonat.

  Leistungen, die die Pflege-, die Krankenkasse oder das Sozialamt übernimmt, müssen Sie keinesfalls vorfinanzie-

Die Schlüsselfrage

Wenn es nötig ist, dem Pflegedienst einen Wohnungsschlüssel zu überlassen, muss sich dieser im Vertrag dazu verpflichten, für eine sichere Aufbewahrung zu sorgen. Eine gängige und sichere Aufbewahrungsart ist das Nummernsystem: Die Wohnungsschlüssel der Pflegebedürftigen werden dabei mit einer Nummer versehen im Büro des Pflegedienstes in einem Schlüsselkasten verwahrt. Die Namens- beziehungsweise Adressenliste zur Zuordnung der Nummern wird an einem anderen gesicherten Platz abgelegt. Die Schlüssel kommen nach jedem Einsatz sofort wieder in den Kasten.

Manche Pflegedienste bieten auch einen Schlüsselservice an für den Fall, dass der Kunde den Wohnungsschlüssel verlegt, verloren, sich aus- oder eingeschlossen hat oder aus anderen Gründen die Wohnungstür nicht öffnen kann. Den Schlüssel verwahrt der Pflegedienst, bei Bedarf fährt ein Mitarbeiter mit dem Schlüssel zum Kunden.

ren – es sei denn, Sie sind privat versichert. Der Pflegedienst sollte Sie regelmäßig über die abgerechneten Beträge informieren.

- *Sonderklauseln:* Klauseln, die den Diensten die Möglichkeit eröffnen, nicht näher definierte Leistungen zu berechnen, etwa durch Formulierungen wie „zusätzliche Leistungen, falls es die Pflege erfordert" sind ebenso unzulässig wie rückwirkende Preiserhöhungen.
- *Haftungsfragen:* Verträge, die eine Haftung für Körper- oder Gesundheitsschäden, die direkt oder mittelbar durch die Pflege entstehen, ausschließen oder auf „grobe Fahrlässigkeit" beschränken, sind rechtlich unzulässig. Bei sonstigen Schäden kann eine Beschränkung der Haftung auf Vorsatz und grobe Fahrlässigkeit aber erfolgen. Für Schäden, die ein Mitarbeiter des Pflegedienstes verursacht hat, müssen er und der Dienst auch geradestehen. Mitarbeiter von Pflegediensten müssen durch eine Berufshaftpflichtversicherung abgesichert sein.

Den Vertrag sollte lediglich der Pflegebedürftige oder sein gesetzlicher Vertreter unterschreiben. Verlangt ein Pflegedienst die zusätzliche Unterschrift eines Angehörigen, bedeutet dies, dass im Falle einer Zahlungsunfähigkeit die Haftung auf den Angehörigen ausgeweitet wird.

Die Abrechnung: Punkte, Module und Komplexe

Die Abrechnung von Pflegeleistungen geschieht nach einem relativ komplizierten Verfahren, das die Spitzenverbände der Pflegekassen und der Pflegedienstanbieter erdacht haben:

Pflegehandlungen, die häufig in Anspruch genommen werden oder die zusammengehören, wie zum Beispiel alle Tätigkeiten und Handgriffe rund um ein Vollbad oder um das morgendliche Aufstehen, Waschen und Anziehen sind zu „Leistungspaketen" oder „Leistungskomplexen" zusammengefasst. Jeder Leistungskomplex ist nach seinem Umfang beziehungsweise nach dem erforderlichen Arbeitsaufwand mit einer feststehenden Punktzahl bewertet. Diese Punktzahl wird mit einem zwischen Pflegekasse und Pflegedienst auf Länderebene ausgehandelten Cent-Betrag multipliziert. Daraus ergibt sich der Preis für einen Leistungskomplex.

Der Inhalt und die Preise der Leistungspakete sind von Bundesland zu Bundesland, mitunter sogar in einzelnen Regionen, unterschiedlich. Die aktuellen Preise und Leistungen an Ihrem Wohnort erfahren Sie über Ihre Pflegekasse.

Die vereinbarten Beträge für die Punktzahlen schwankten zum Beispiel in Nordrhein-Westfalen 2008 je nach Anbieter zwischen 3,5 und 4,5 Cent. In der Summe können diese Differenzen Preisspannen von mehreren Euro pro Leistungskomplex ergeben – und für die Kunden entsprechend mehr, je nachdem wie oft sie den Leistungskomplex abrufen.

Die Pflegedienste sollten sich in der Gestaltung der vorgegebenen Leistungskomplexe flexibel zeigen, also ein Leistungspaket auch individuell zusammenstellen können, ohne zusätzliche Kosten zu berechnen. Manche Dienste bieten ein „Modulsystem", aus dem sich ihre Kunden ein individuelles Paket zusammenstellen können, zum Beispiel Grundmodule wie Waschen und Ankleiden und Zusatzmodule wie Frisieren/Rasieren oder Maniküre/Pediküre.

Das System aus Punkten, Komplexen und Modulen wird durch die regional unterschiedlichen Vergütungssysteme und -festlegungen noch komplizierter. Zum Beispiel wird in manchen Bundesländern bei der Berechnung auch danach unterschieden, ob die Leistung von einer Fach- oder von einer Hilfskraft ausgeführt wird.

Beispiel aus 2008 (Nordrhein-Westfalen):
Der Leistungskomplex „Ganzwaschung" beinhaltet Duschen, Baden oder eine Ganzkörperwäsche im Pflegebett; Hautpflege, Mund- und Zahnpflege, Haarpflege, Nagelpflege, An- und Auskleiden inklusive An- und Ablegen von Prothesen, Vorbereiten/Aufräumen des Pflegebereiches. Er ist mit 410 Punkten bewertet und kann zwischen 14,35 Euro und 18,45 Euro kosten.

Der Leistungskomplex „Teilwaschung" beinhaltet dieselben Leistungen, aber statt der Ganz- nur eine Teilwaschung (zum Beispiel des Intimbereichs). Er ist mit 220 Punkten bewertet und kostet zwischen 7,70 Euro und 9,90 Euro.

Abrechnung kontrollieren

Das wichtigste Instrument, um von Zeit zu Zeit die Abrechnung kontrollieren zu können, ist die Pflegedokumentation. Der Pflegedienst ist verpflichtet, alle erbrachten Leistungen zu dokumentieren. Am Monatsende werden Ihnen Leistungsnachweise zur Unterschrift vorgelegt.

Mit Ihrer Unterschrift bestätigen Sie, die Leistung auch tatsächlich erhalten zu haben. Erst danach kann der Pflegedienst mit der Kasse abrechnen. Sie können verlangen, dass der Pflegedienst Ihnen Kopien der abgerechneten Leistungsnachweise überlässt. Es empfiehlt sich, dies im Pflegevertrag festzuhalten.

Da die Pflegedokumentation während der Pflege bei Ihnen zu Hause verbleibt, können Sie anhand der Aufzeichnungen nachvollziehen, was an Pflegeleistungen erbracht wurde – und von wem. Darüber hinaus können Sie Pflegetätigkeiten, die zusätzlich zum im Vertrag festgelegten „Normalprogramm“

Vorsicht, schwarze Schafe!

Die vor allem in größeren Städten bestehende Konkurrenzsituation auf dem Pflegemarkt führt nicht nur zu Anstrengungen, den besten Service zu bieten, sondern verleitet auch dazu, auf Kosten der Pflegebedürftigen mit möglichst wenig Aufwand möglichst viel Umsatz zu machen. In solchen Fällen werden Abrechnungen manipuliert, Aushilfskräfte schwarz und schlecht bezahlt und dazu noch als Fachkräfte deklariert.

Das komplizierte Abrechnungssystem begünstigt betrügerische Absichten durchaus: Die unübersichtlichen Leistungstabellen machen es den Pflegebedürftigen und ihren Angehörigen nicht leicht zu beurteilen, ob tatsächlich korrekt abgerechnet wurde. Wer nicht alles akribisch aufzeichnet, kann sich am Monatsende wohl kaum mehr genau daran erinnern, welcher Handgriff wann, wie oft und ob von einer Aushilfs- oder Fachkraft durchgeführt wurde. Bei demenzkranken oder vergesslichen Pflegebedürftigen haben Betrüger ohnehin leichtes Spiel.

Um Abrechnungstricks vorzubeugen, hilft jedoch nur das Motto „Vertrauen ist gut, Kontrolle ist besser“ – also die am Anfang regelmäßige, später stichprobenartige Kontrolle der Leistungen, bevor die Abrechnung am Monatsende unterschrieben wird. Das ist zwar mühsam und nicht gerade ein Vertrauensbeweis, aber die einzige Methode, um sich zu schützen.

durchgeführt wurden, in einem Kalender festhalten. Wenn Ihnen die Abrechnung des Dienstes vorliegt, können Sie dann prüfen, ob alle aufgeführten Leistungen erbracht worden sind, ob Leistungen der medizinischen Behandlungspflege auch als solche deklariert wurden und so weiter.

Falls Sie in einem Bundesland wohnen, wo das Abrechnungsverfahren die unterschiedliche Qualifikation der Pflegedienst-Mitarbeiter berücksichtigt: Achten Sie darauf, ob Leistungen, die Hilfskräfte ausführen, auch tatsächlich entsprechend günstiger abgerechnet werden. Es passiert nämlich nicht selten, dass die höheren Honorarsätze für Fachkräfte abgerechnet werden, auch wenn die Pflege von Zivildienstleistenden oder anderen nicht ausgebildeten Hilfskräften geleistet wurde.

Möglichkeiten der ambulanten Hilfe

Die Arbeit guter Fachkräfte kann für pflegende Familien eine wertvolle Hilfe und Entlastung bedeuten. Die Schwestern und Pfleger übernehmen einen wichtigen Teil der häuslichen Pflege und tragen häufig auch zur Entspannung der oft allzu engen Beziehung zwischen Pflegenden und Betreuten bei. Sie haben die nötige Distanz, beraten und informieren, bringen Abwechslung und neue Ideen, sind erfahren und tatkräftig. Wenn sie selbst einmal mit ihrem Wissen am Ende sind, kümmern sie sich um weitergehende Unterstützung.

Pflegebedürftige sind um die „fremde“ Hilfe meist froh, wenn auch manchmal erst nach einer Anlaufphase. Es kommt nicht selten vor, dass sie bei bestimmten Tätigkeiten den Beistand von professionellen Pflegern leichter annehmen können als von ihren Angehörigen. Sich beispielsweise bei der Intimpflege von den eigenen Kindern helfen zu lassen, ist für viele Betreute keine angenehme Vorstellung. Es kann ein Stück Selbstbestimmung und Erhaltung der Würde bedeuten, nicht völlig auf Angehörige angewiesen zu sein, sondern auf andere Helfer zurückgreifen zu können. Der Gedanke, die Kinder zu belasten, schreckt ebenfalls viele ab.

Auch wo sich in einer lang andauernden Pflegebeziehung bestimmte Verhaltensmuster auf beiden Seiten verfestigt haben, kann die Hilfe einer neutralen Person Wunder wirken. Zum Beispiel kann die Weigerung, sich baden zu lassen, zum

Konfliktpunkt zwischen Mutter und pflegender Tochter werden, der mehr mit der Beziehung der beiden zu tun hat als mit der Sache, um die es geht (→ Seite 17).

Das Verhältnis zu professionellen Pflegekräften kann sich dagegen relativ unkompliziert gestalten: Die Pflegebedürftigen müssen nicht „dankbar sein" und fühlen sich deshalb oft weniger abhängig – schließlich ist es der Beruf der externen Helfer, sie zu pflegen.

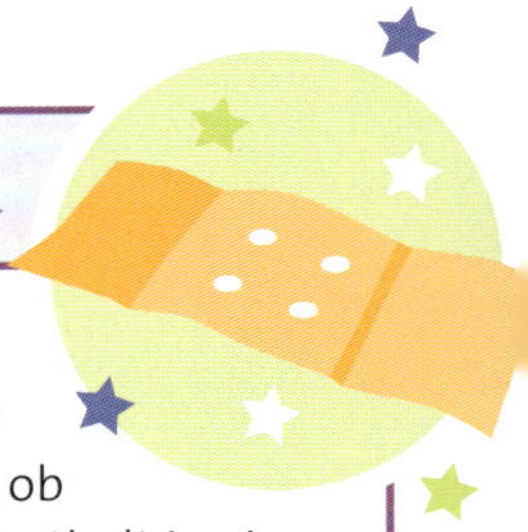

Rehabilitation

Pflegebedürftigkeit ist kein gleichbleibender Zustand. Es gibt in vielen Fällen Möglichkeiten, verlorene Kräfte wiederherzustellen oder zumindest die noch vorhandenen Fähigkeiten so zu trainieren, dass sie noch lange Zeit weitgehend erhalten bleiben. Speziell ausgebildete Fachkräfte, die ins Haus kommen, können hier wertvolle Hilfestellung leisten.

Manchmal ist es eine bloße Übungsfrage, ob es gelingt, Lebensqualität und Selbstständigkeit zum Beispiel nach einem längeren Krankenhausaufenthalt wiederzuerlangen: Es kann von der Kraft eines einzigen Muskels – dem Oberschenkelstrecker – abhängen, ob ein Patient in der Lage ist, ohne Hilfe aus einem Stuhl aufzustehen. Auch geistige Fähigkeiten lassen sich beispielsweise mit beschäftigungstherapeutischen Übungen trainieren.

Präventions- und Rehabilitationsmaßnahmen haben zum Ziel, einer Verschlechterung des Gesundheitszustandes vorzubeugen und verlorenes Terrain zurückzuerobern. Größere ambulante Dienste beschäftigen oft ausgebildete Fachkräfte wie Krankengymnasten oder Sprachheiltherapeuten oder arbeiten mit ihnen zusammen. Ein häusliches Rehabilitationsprogramm, ob im Anschluss an einen Aufenthalt in einer Reha-Klinik oder als vorbeugende Maßnahme, wird zunächst von einer Fachkraft durchgeführt. Später können einzelne Übungen vielleicht auch von Angehörigen angeleitet und in die tägliche Pflege eingebaut werden. Ambulante Prävention und Rehabilitation kann nicht nur den Pflegebedürftigen wieder zu mehr Lebensfreude verhelfen, sondern auch die Pflegenden spürbar entlasten.

Entscheidend für den Erfolg solcher Maßnahmen ist es, die Betreuten dabei immer wieder zu motivieren. Ein Rehabilitationsprogramm kann sehr anstrengend sein: zum Beispiel bedarf es der Überwindung, zu Anfang schmerzhafte Übungen regelmäßig zu praktizieren.

Geduld und immer wieder Ermunterung vonseiten der Anleitenden hilft den Pflegebedürftigen, das Programm durchzuhalten. Wenn sich die ersten Erfolge einstellen und bestimmte Tätigkeiten wieder allein gelingen, nimmt auch die Motivation zu.

... und ihre Grenzen

Eine Arbeitsteilung zwischen Familie und Pflegedienst ist meist die beste Lösung für alle Beteiligten. Dennoch kann es in der Praxis zu Schwierigkeiten kommen. Häufig entstehen Probleme durch Zeit- und Personalknappheit. Der Zeitdruck kann durch personelle Engpässe bei den Pflegediensten schon einmal so hoch werden, dass den Pflegenden nichts anderes übrig bleibt, als sich strikt nach dem Dienstplan zu richten und nicht nach den Bedürfnissen der (zu) Pflegenden.

Nicht immer kann ein Dienst die Pflegetermine so anbieten, dass sie zeitlich genau mit den Gewohnheiten des Pflegebedürftigen übereinstimmen. Nachvollziehbar ist, dass nicht alle Kunden des Dienstes, die Hilfe beim Aufstehen und Waschen benötigen, morgens um Punkt 8 Uhr versorgt werden können. Durch einen Notfall oder einen außergewöhnlich hohen Betreuungsbedarf eines anderen Kunden kann sich der ganze Dienstplan verschieben, deshalb ist es der gewohnten Pflegekraft nicht immer möglich, zur vereinbarten Uhrzeit im Haus sein.

Über den Mangel an Gesprächen und seelischem Beistand in Heimen wird viel geklagt; doch ist nicht gesagt, dass am-

Sind Sie mit dem Pflegedienst unzufrieden?

Wenn die Zusammenarbeit mit dem Pflegedienst nicht klappt, sich der Dienst als unzuverlässig erweist oder Sie das Gefühl haben, die Mitarbeiter erledigen ihre Arbeit nicht sorgfältig, sollten Sie dies nicht hinnehmen. Sprechen Sie zunächst mit den Pflegekräften, die zu Ihnen ins Haus kommen, oder mit Ihrem Ansprechpartner beim Pflegedienst. Lassen sich die Differenzen nicht ausräumen, wenden Sie sich an die Leitung des Dienstes. Falls offene Gespräche über Ihre Beschwerden keine Besserung der Situation bewirken, brauchen Sie keine Hemmungen zu haben, sich nach einem anderen Dienst umzusehen und, wenn sie einen gefunden haben, dem bisherigen Dienst zu kündigen (Kündigungsfristen → Seite 146).

In krassen Fällen, wenn Sie sich hintergangen fühlen oder den Eindruck haben, dass der Pflegedienst aus fachlichen oder anderen Gründen nicht in der Lage ist, gute Pflegeleistungen zu erbringen, sollten Sie erwägen, dies der Pflegekasse mitzuteilen. Eine Überprüfung fragwürdiger Angebote durch die Kasse ist schließlich auch im Interesse anderer Hilfebedürftiger.

bulante Pflegekräfte hier über mehr Möglichkeiten verfügen. Denn auch sie stehen häufig unter massivem Zeitdruck und sind gezwungen, sich bald nach der nötigen Pflege wieder zu verabschieden, um zum nächsten Hilfebedürftigen zu eilen. Gespräche und Trost werden von der Pflegeversicherung nicht als „Leistung" bezahlt, und die Pflegedienste müssen wirtschaftlich arbeiten.

Für Pflegebedürftige ist auch der manchmal unvermeidliche Wechsel der Betreuer schwer zu akzeptieren. Durch verschiedene Arbeitszeiten, durch Urlaub oder Krankheit der Mitarbeiter kann nicht jederzeit dieselbe Pflegekraft ins Haus kommen. Trotzdem schaffen es viele Pflegedienste durchaus, ihre Dienstpläne so zu organisieren, dass die Pflegebedürftigen von einem möglichst kleinen und festen Team versorgt werden.

Neben der fachlichen ist die menschliche Qualifikation der Pflegekräfte, die schließlich auch bei intimsten Verrichtungen helfen sollen, entscheidend. Die Sympathie zwischen Betreuern, Betreuten und auch den Angehörigen ist eine der wichtigsten Voraussetzungen für eine gute und hilfreiche Pflege. Wenn der Pflegebedürftige eine Pflegekraft zum Beispiel einfach nicht mag, ist die nötige Zusammenarbeit zwischen beiden Seiten erschwert. Und wenn Angehörige ständig als Vermittler auftreten müssen, ist ihnen nicht viel geholfen.

Zusammenarbeit organisieren

Für Pflegebedürftige wie pflegende Angehörige ist eine gute Zusammenarbeit mit den professionellen Kräften wichtig, deshalb sollten genaue Absprachen getroffen werden. Dazu gehört, dass klar geregelt ist, welche Aufgaben der Pflegedienst wann übernehmen soll und welche Tätigkeiten Sie oder andere ehrenamtliche Helfer ausführen können.

Durch die Vorbereitung auf den Gutachterbesuch zur Einstufung durch die Pflegekasse haben Sie bereits einen Überblick über die anfallenden Pflegetätigkeiten (→ Seite 105). Nach erfolgter Einstufung wissen Sie auch, welcher Umfang an Sachleistungen beziehungsweise wie viel Pflegegeld Ihnen zusteht und können anhand der Pflegedienst-Honorare ausrechnen, welche Kombination (→ Seite 117) Sie sich leisten können und darüber hinaus noch leisten möchten.

Haben Sie einen geeigneten Pflegedienst gefunden, legen Sie zusammen mit den Fachkräften, die Ihnen künftig helfen sollen, in einem ausführlichen Gespräch den Umfang und die Zeiten der ambulanten Hilfe fest. Ein guter Pflegedienst wird Sie umfassend in allen Fragen beraten, in denen Sie sich unsicher fühlen. Sprechen Sie in jedem Fall auch mit Ihrem Hausarzt. Eine kontinuierliche ärztliche Begleitung und gute Zusammenarbeit von Arzt und Pflegedienst sind wichtige Voraussetzungen für eine optimale Betreuung des Pflegebedürftigen.

Organisieren Sie die Zusammenarbeit mit den ambulanten Kräften so, dass der Umfang der Ihnen zustehenden Leistungen Ihnen möglichst viel Entlastung bringt.

- Ein Kriterium ist der *Zeitpunkt der Profi-Einsätze*: Benötigen Sie wochentags mehr Unterstützung, weil Ihr Partner und andere Laienhelfer während der Woche kaum mithelfen können? Oder möchten Sie als Pflegende am Wochenende Abstand von der Pflege gewinnen, greifen also lieber samstags und sonntags gezielt auf Entlastung von außen zurück? Brauchen Sie eher am Morgen Unterstützung, weil Sie berufstätig sind, oder am Abend, weil Sie nach einem langen (Pflege-)Tag etwas freie Zeit für sich nötig haben?
- Ein anderes Kriterium ist die *Art der Pflegetätigkeiten*, bei denen Sie Hilfe brauchen. Vielleicht widmen Sie sich lieber selbst der Pflege und lassen sich dafür im Haushalt entlasten? Führen Sie bestimmte Pflegetätigkeiten nur ungern aus oder sind sie Ihnen ohne Hilfe unmöglich, zum Beispiel weil es Ihnen an Körperkraft fehlt?
  Scheuen Sie sich nicht, Pflegetätigkeiten, die Ihnen unangenehm sind oder bei denen Sie sich unsicher fühlen, den bezahlten Kräften zu überlassen. Eine Arbeitsteilung, die sich nach den individuellen Vorlieben und Fähigkeiten richtet, ist für alle Beteiligten am besten.

Natürlich sollten Sie den Pflegebedürftigen bei der Organisation der Pflege mit einbeziehen, sich dabei also auch nach seinen Wünschen richten. Wenn Ihre Bedürfnisse sich nicht vereinbaren lassen, suchen Sie einen Kompromiss, mit dem Sie beide leben können.

Als Pflegende müssen Sie Rücksicht nehmen, wenn der pflegebedürftige Mensch darunter leidet, nicht mehr unabhängig über sein Leben bestimmen zu können. Umgekehrt darf es nicht so sein, dass Sie Ihr Leben nur noch an den Wünschen des Betreuten ausrichten.

Vorbehalte überwinden

In manchen pflegenden Familien besteht von Anfang an eine gewisse Skepsis gegenüber den Mitarbeitern eines ambulanten Pflegedienstes. Diese werden kritisch beäugt, ob sie die Pflege auch „gut genug" machen. Es kann sein, dass sich Pflegebedürftige Fremden gegenüber sehr ängstlich und misstrauisch verhalten – obwohl sie spüren, dass ihre vertrauten Pflegepersonen Unterstützung benötigen. Oder Angehörige empfinden Ratschläge und Wissensvermittlung als Besserwisserei und Kontrolle – selbst wenn in einer schon lang erprobten Pflegeroutine plötzlich Schwierigkeiten auftreten, die mit der Hilfe von Fachkräften leicht zu bewältigen wären.

Es kann Unbehagen auslösen, wenn fremde Menschen in die eigene Privatsphäre vordringen. Manchmal spielen auch unbestimmte Ängste vor Veränderungen eine Rolle, oder die tiefsitzende Überzeugung, nur man selbst könne wirklich beurteilen, was am besten für den Pflegebedürftigen ist. Hinzu kommt, dass professionelle Kräfte nur kurzfristig und für bestimmte Tätigkeiten ins Haus kommen und die Dimension des Umsorgens bei den Angehörigen verbleibt. Da kann es naheliegen, „das bisschen" auch noch selbst zu machen, nach dem Motto: „Was die Pflegerin kann, kann ich auch, und habe ich doch sowieso schon immer gemacht". Zumal eine medizinisch erforderliche Behandlungspflege in der Regel ohnehin von Krankenpflegekräften durchgeführt wird.

Falls Pflegefachkräfte die Angehörigen auf Pflegefehler hinweisen, ist dies keine Maßregelung, sondern sie handeln im Sinne der Pflegebedürftigen. Nicht immer können Laienhelfer, selbst wenn (manchmal auch: gerade wenn) sie schon jahrelang pflegen und sich eine gewisse Routine herausgebildet hat, objektiv beurteilen, ob sie bestimmte Tätigkeiten (noch) richtig ausführen. Wenn die Pflegenden zum Beispiel selbst schon älter sind, überfordern sie sich leicht und können dabei sowohl den Betreuten als auch sich selbst schaden. Oft ist es dann besser, bestimmte Tätigkeiten den Fachkräften zu überlassen. Nicht

TIPP

Mit Geduld geht es besser

Haben Sie Geduld, wenn nicht alles von vorneherein glatt läuft. Manchmal braucht es eine Weile, bis sich die Zusammenarbeit eingespielt hat. Mit der Zeit werden Sie spüren, dass es eine große Entlastung bedeutet, regelmäßige Unterstützung durch eine Fachkraft zu erfahren. Dabei spielt nicht nur die konkrete Hilfe bei der Pflege und im Alltag eine Rolle, sondern auch der Austausch, die Anleitung und nicht zuletzt die Rückversicherung, dass man nichts falsch macht.

zuletzt können die ausgebildeten Schwestern und Pfleger immer wieder Neuerungen und Tipps vermitteln, die den Pflegealltag spürbar erleichtern.

Teilstationäre Pflege

In teilstationären Pflegeeinrichtungen werden hilfebedürftige Menschen tagsüber oder während der Nacht von Pflegefachkräften betreut. So können sich Pflegende Freiräume schaffen, um Kraft zu schöpfen oder weiterhin berufstätig sein zu können. Für die Pflegebedürftigen kann die zeitweise Betreuung außerhalb ihrer gewohnten vier Wände eine willkommene Abwechslung sein. Eine teilstationäre Betreuung bedeutet für Angehörige meist eine große Entlastung und kann Pflegebedürftigen den Umzug in ein Heim ersparen.

Die Möglichkeit der Tages- oder Nachtpflege außer Haus schließt eine Lücke zwischen der ambulanten Betreuung durch Pflegedienste in der eigenen Wohnung und der vollstationären Pflege. Alle Formen teilstationärer Pflege können auch einen sanften Übergang zur vollstationären Pflege darstellen. In diesem Fall ist es sinnvoll, eine Einrichtung zu wählen, die direkt an ein infrage kommendes Heim angebunden ist. Ist eine dauernde Heimpflege in absehbarer Zeit nötig, fällt die Umstellung durch die allmähliche Gewöhnung an eine Betreuung außer Haus leichter. Pflegebedürftige wie Angehörige bekommen ein realistisches Bild vom Leben im ausgewählten Heim.

Tagesstätten, Sonderschulen und -kindergärten für Behinderte sowie Tages- oder Nachtkliniken für psychisch Erkrankte gehören im Sinne der Pflegeversicherung nicht zu den teilstationären Pflegeeinrichtungen, da in diesen Einrichtungen nicht die Pflege, sondern die (psycho)soziale, psychiatrische oder auch berufliche Betreuung im Vordergrund steht.

Informationen über teilstationäre Einrichtungen in Ihrer Nähe erhalten Sie bei den Wohlfahrtsverbänden, ambulanten Pflegediensten oder bei Ihrer Pflegekasse.

Tagespflege

Tagespflegeplätze werden mittlerweile fast überall in Deutschland angeboten. In einer Tagespflegeeinrichtung verbringen Pflegebedürftige etwa acht Stunden täglich (meist von 8 Uhr bis 16 oder 17 Uhr), wohnen und schlafen jedoch in der eigenen Wohnung oder bei ihren Angehörigen.

Ein Fahrdienst holt sie morgens ab und bringt sie nachmittags wieder zurück. Beim Aufstehen und Zu-Bett-Gehen, während der Nacht und meist auch am Wochenende werden sie zu Hause von ihren Angehörigen oder von ambulanten Betreuern versorgt.

Eine Tagesbetreuung kann die Pflege zu Hause wesentlich erleichtern oder überhaupt erst ermöglichen. Wenn die Tageseinrichtung eine Pflege mit aktivierenden Angeboten bietet, kann sie die häusliche Pflege zudem positiv ergänzen. Allein lebenden älteren Menschen bietet die Tagesbetreuung auch Wege aus einer drohenden Vereinsamung. Sie kommen aus dem

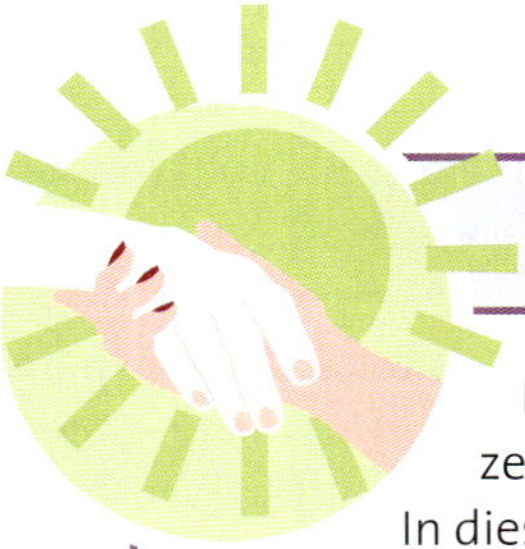

Wer bietet Tagespflegeplätze an?

Derzeit werden die meisten Tagespflegeplätze von Alten- und Pflegeheimen angeboten. In diesem Fall verbringen die Hilfebedürftigen, die nicht im Heim wohnen, ihren Tag in der Regel zusammen mit den Heimbewohnern. Das Tagesprogramm – Freizeitaktivitäten, Mahlzeiten, Therapieangebote – ist meist das im jeweiligen Heim übliche. Es gibt aber auch spezielle Tagespflegeeinrichtungen, die keiner stationären Einrichtung angeschlossen sind, sondern zum Beispiel von den Wohlfahrtsverbänden, der Gemeinde, von freien Trägern, manchmal auch von ambulanten Pflegediensten angeboten werden. Manche haben den offenen Charakter eines Nachbarschaftszentrums oder Seniorentreffs, bieten jedoch auch therapeutische Betreuung an. Die Angebote der Tagespflege sind von Ort zu Ort unterschiedlich. Informieren Sie sich deshalb gründlich und nehmen Sie die Einrichtung persönlich in Augenschein, bevor Sie sich entscheiden.

Haus und erhalten dadurch neue Anregungen und Kontaktmöglichkeiten, können meist auch sportliche oder kulturelle Freizeitangebote nutzen und trainieren ihre noch vorhandenen Fähigkeiten.

Die Erfahrung zeigt, dass viele Hilfebedürftige, die sich zu Hause einsam fühlen und Schwierigkeiten haben, sich selbst zu versorgen, durch den regelmäßigen Besuch einer Tagespflegegruppe wieder aufleben und sich ihr Zustand insgesamt verbessert.

Eine Form der Tagespflege stellen Betreuungsgruppen für Demenzkranke dar. In diesen Gruppen werden meist drei bis acht Personen an ein oder zwei Tagen in der Woche für einige Stunden betreut.

Wie sieht eine gute Einrichtung aus?

Eine gute Einrichtung bietet eine klare, aber nicht zu starre Tagesstruktur und arbeitet mit einem Konzept, das speziell auf die Tagespflege ausgerichtet ist. Das Tagesprogramm sollte flexibel auf die Bedürfnisse der Gäste abgestimmt sein: So brauchen Demenzkranke einen stets gleichen Tagesablauf, während sich körperlich eingeschränkte Hilfebedürftige über Abwechslung freuen. Der Zeitraum der Tagesbetreuung sollte individuell abgesprochen werden können – also zum Beispiel auch halbtags und je nach Bedarf auch mal einige Stunden länger.

In der Regel umfasst das Angebot einer Tageseinrichtung:

- *Transport* von der Wohnung in die Einrichtung und zurück durch einen Fahrdienst
- Einnahme der *Mahlzeiten*, je nach Dauer der Betreuung vom Frühstück bis zum Nachmittagskaffee
- *Pflege:* je nach Bedarf Hilfe beim Essen, beim Toilettengang oder bei der Einnahme von Medikamenten; medizinische Behandlung
- *Therapieangebote:* Heilgymnastik, Mobilitätsübungen, Gedächtnistraining, Kontinenztraining
- *Beschäftigung und Alltagsaktivitäten:* handarbeiten, malen, spielen, singen, Musik hören, lesen oder vorlesen, Spaziergänge und Ausflüge; Teilnahme an hauswirtschaftlichen Tätigkeiten, die im Tagesablauf anfallen
- *Soziale Kontakte und Austausch:* Gesprächskreise, psychosoziale Betreuung

Nachtpflege

In einer Einrichtung mit Nachtpflege werden Hilfebedürftige am Abend und während der Nacht betreut. Tagsüber übernehmen Angehörige oder ambulante Dienste die Pflege. Nachtpflegeplätze sind hilfreich für Pflegebedürftige, die nachts sehr unruhig oder ängstlich sind, einen veränderten Tag-Nacht-Rhythmus haben oder die nachts medizinisch versorgt werden müssen. Während der Abend- und frühen Nachtstunden können die Betreuten unterhaltende und entspannende Angebote wahrnehmen und so leichter zur Ruhe finden.

Auch ein Nachtpflegeplatz erleichtert den Angehörigen die häusliche Pflege sehr: Viele Tätigkeiten der Grundpflege (waschen, aus- und anziehen, zu Bett bringen, beim Aufstehen helfen, Abendbrot und Frühstück richten) werden ihnen abgenommen, und sie können ungestört und unbesorgt durchschlafen. Nachtpflegeeinrichtungen sind bisher allerdings noch selten – diese Betreuungsmöglichkeit ist nicht sehr bekannt, und die Nachfrage ist erheblich geringer als bei Tagespflegeplätzen.

Kosten

Die Kosten für einen Tages- oder Nachtpflegeplatz übernimmt die Pflegeversicherung bis zu den je nach Pflegestufe festgelegten Höchstbeträgen (→ Seite 116) für Pflegesachleistungen. Die teilstationäre Einrichtung muss allerdings einen Versorgungsvertrag mit den Pflegekassen abgeschlossen haben.

Bezuschusst werden nur die Pflegekosten im Rahmen des Pflegeversicherungsgesetzes. Die sogenannten Hotelkosten (Verpflegung, bei Nachtpflegeplätzen auch die Unterkunft), je nach Bundesland Beiträge zu den „Investitionskosten" der Einrichtung sowie die Kosten für zusätzliche Angebote wie Freizeitaktivitäten, muss der Versicherte wie bei einem Heimplatz selbst zahlen. Diese Kosten sind im jeweiligen Pflegesatz der Einrichtung enthalten. Sie werden von den Kassen nicht bezahlt. Für Bedürftige übernimmt auf Antrag das Sozialamt diesen Kostenanteil. Von der Einrichtung berechnete Fahrtkosten werden als „pflegebedingte Aufwendung" von der Pflegekasse übernommen.

Die Pflegereform 2008 hat die Kombinationsmöglichkeiten von häuslicher Betreuung mit Tages- und Nachtpflege verbessert: Werden Leistungen der Tages- und Nachtpflege nur bis zu 50 Prozent beansprucht, besteht daneben noch ein 100-prozentiger Anspruch auf Pflegegeld oder Pflegesachleistung. Wird der Anspruch auf Tages- oder Nachtpflege zu 100 Prozent ausgeschöpft, verbleiben immerhin noch 50 Prozent des Pflegegeldes oder der Pflegesachleistung. Auch andere Kombinationen, zum Beispiel im Verhältnis von 70 : 80 sind möglich. (→ Seite 118).

Pflegebedürftige, die in ihrer Alltagskompetenz eingeschränkt sind und deshalb Anspruch auf zusätzliche Betreuungsleistungen jährlich haben (→ Seite 116), können diesen Betrag für eine Tages- oder Nachtpflege einsetzen.

Kurzzeitpflege

Die Kurzzeitpflege ist eine vollstationäre Rund-um-die-Uhr-Pflege im Heim, jedoch nur für einen begrenzten Zeitraum. Sie ist eine wichtige Hilfe in Situationen, in denen die Pflege zu Hause durch ambulante Pflegekräfte oder in der Familie kurzfristig nicht möglich ist, zum Beispiel

- wenn die Haupt-Pflegeperson krank wird, dringend Urlaub oder Abstand von der Pflege braucht oder aus anderen Gründen ausfällt,
- wenn sich der Gesundheitszustand des Pflegebedürftigen vorübergehend verschlechtert, zur Stabilisierung nach einer schweren Erkrankung oder einem Krankenhausaufenthalt,
- zur Vorbereitung auf eine häusliche Pflege, wenn beispielsweise Umbauten in der Wohnung nötig werden (Wohnungsanpassung, → Seite 50),
- zur Überbrückung der Wartezeit auf einen Heimplatz.

In diesen und ähnlichen Situationen kann für vier Wochen jährlich eine vollstationäre Betreuung in einer Pflegeeinrichtung in Anspruch genommen werden.

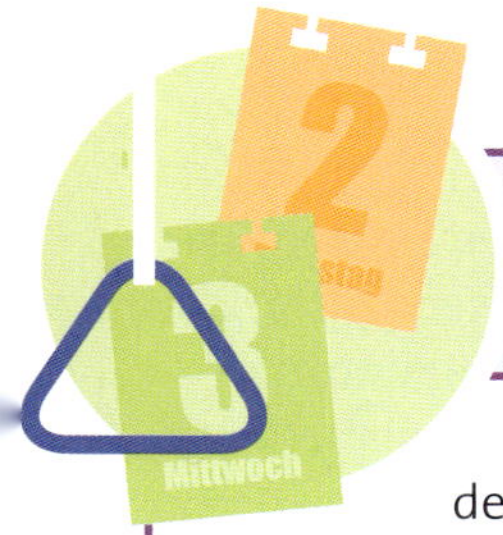

Wer bietet Kurzzeitpflegeplätze an?

Kurzzeitpflegeplätze werden vielfach von Pflegestationen in Heimen angeboten, oder sie sind Sozialstationen angegliedert. Manche stehen als „Urlaubsbetten“ nur während der Ferienzeit zur Verfügung. Auf Kurzzeitpflege spezialisierte Einrichtungen sind bisher noch selten.

> TIPP
>
> **Geschickte Planung**
>
> Da sich der Anspruch auf Kurzzeitpflege mit jedem Jahreswechsel erneuert, ist es im Dezember und Januar auch möglich, maximal acht Wochen hintereinander in einer solchen Einrichtung zu verbringen.
>
> Falls Sie eine Kurzzeitpflege während der Schulferien einplanen, ist es ratsam, sich möglichst frühzeitig um einen entsprechenden Pflegeplatz zu kümmern.

Bei der Wahl eines Kurzzeitpflegeplatzes sollte es nicht darum gehen, den Pflegebedürftigen lediglich für einige Zeit zu „verwahren". Erkundigen Sie sich, welche therapeutischen Angebote und Leistungen die Einrichtung speziell für die Kurzzeit-Bewohner bietet, wie zum Beispiel aktivierende Pflege und Hilfen zur Mobilisation.

Ein zeitlich begrenzter Tapeten- und Betreuungswechsel in eine Einrichtung mit engagierten Fachkräften kann möglicherweise neue Anregungen für die häusliche Pflege bieten. Eine Kurzzeitpflege erlaubt zudem einen guten Einblick in den Alltag der gewählten Einrichtung. Dies bedeutet eine große Entscheidungshilfe, falls irgendwann die Suche nach einem dauerhaften Pflegeplatz nötig wird.

Eine bereits von der Kasse bezahlte „Verhinderungspflege" (Vertretung für die Pflege zu Hause) mindert den Anspruch auf vier Wochen Kurzzeitpflege pro Jahr übrigens nicht, wenn die häusliche Pflege kurzzeitig unmöglich ist.

Kosten

Die Einrichtungen mit Kurzzeitpflegeangebot berechnen ihre Tagessätze ähnlich wie Pflegeheime, in manchen Einrichtungen schlägt der im Vergleich zum Pflegeheim unter Umständen höhere Organisationsaufwand für eine kurzfristige Aufnahme extra zu Buche. An den Kosten der Kurzzeitpflege beteiligt sich die Pflegekasse mit insgesamt bis zu 1 470 Euro ab 1.1.2010 1 510, ab 1.1.2012 1 550 jährlich, unabhängig von der Pflegestufe. Mit der Höhe der Pflegestufe steigen jedoch auch die Tagessätze für die Kurzzeitpflege, sodass in Pflegestufe III mit einem höheren Eigenanteil zu rechnen ist als in Pflegestufe I.

Wie bei der teilstationären Pflege bezuschussen die Pflegekassen nur den Anteil des Pflegesatzes, der sich auf die Pflegekosten bezieht, das heißt, die „Hotelkosten" sowie einen eventuellen Investitionskostenzuschuss muss der Pflegebedürftige selbst tragen. Wenn sein Einkommen und Vermögen nicht ausreichen, übernimmt unter Umständen das Sozialamt die Kosten (→ Seite 129).

Falls Anspruch auf den Zuschuss für „zusätzliche Betreuungskosten" besteht, kann der Betrag von jährlich 1 200 beziehungsweise 2 400 Euro auch für die Kurzzeitpflege verwendet werden (→ Seite 90).

Serviceleistungen und Hilfsangebote

Unterstützung im Alltag über die Pflege hinaus und auch bei Kontakten des Betreuten nach außen leisten die Mobilen Sozialen Dienste (MSD, oder auch MSHD = Mobile Soziale Hilfsdienste). Diese Dienste werden von den Sozialstationen, den ambulanten Pflegediensten, von privaten Firmen und ehrenamtlichen Helfern angeboten oder vermittelt. Dort wie bei den freien Wohlfahrtsverbänden und Kirchen können Sie sich informieren und beraten lassen.

Mobile Hilfsdienste können auch für allein lebende ältere Menschen, deren Kräfte allmählich nachlassen oder Pflegebedürftige, die tagsüber lange allein sind, eine wichtige Unterstützung bedeuten. Oft sind es zunächst die kleinen Dinge des Alltags, bei denen Unterstützung nötig wird: ob im Haushalt oder im Garten, beim Einkaufen, Spazierengehen, bei Behördengängen, Arztbesuchen oder auch bei nötigen Reparaturen. Solche Alltagshilfe wird häufig von Angehörigen, Freunden, Bekannten und Nachbarn geleistet. Doch nicht jeder kann oder will bei Bedarf stets auf familiäre oder Freundschaftsdienste zurückgreifen. Für Angehörige, die nicht im selben Haushalt leben wie der Pflegebedürftige oder die berufstätig sind, bedeutet der Einsatz Mobiler Hilfsdienste oft eine große Beruhigung und Entlastung.

Leistungen der Mobilen Sozialen Dienste

Die Mitarbeiter der Mobilen Sozialen Dienste werden meist stundenweise bezahlt. Die Sätze können je nach Ort, Tätigkeit und Anbieter zwischen 5 und 25 Euro pro Stunde schwanken. Bei anerkannter Pflegebedürftigkeit werden hauswirtschaftliche Tätigkeiten teilweise von der Pflegekasse übernommen. Hat der Pflegebedürftige nur ein geringes Einkommen, kann das Sozialamt die Kosten einzelner Dienstleistungen übernehmen. Ein Schwerbehindertenausweis (→ Seite 132) berechtigt zu Vergünstigungen beispielsweise bei der Inanspruchnahme von Fahrdiensten.

Zum Angebot der Mobilen Sozialen Dienste gehören in der Regel folgende Leistungen:

- *Mahlzeiten-Service:* Essensdienste „auf Rädern“ helfen, wenn der Betreute tagsüber allein ist und das Kochen schwerfällt: Sie liefern täglich eine warme Mahlzeit oder wöchentlich einen Vorrat tiefgekühlter Fertiggerichte frei Haus.
  Die fertigen Menüs sollten möglichst viel frisches Gemüse, Salate und Obst enthalten. Leider ist noch immer vieles, was aus Großküchen kommt, zu fett, zu salzig und zu fleischlastig. Vergleichen Sie das Angebot verschiedener Firmen, achten Sie bei den Bestellungen aber auch selbst darauf, ob Abwechslung im Speiseplan besteht.
  Neben der Essensqualität ist die Zuverlässigkeit des Dienstes wichtig: Die Mahlzeiten sollten verlässlich zur vereinbarten Zeit eintreffen. Manche Dienste liefern das Essen lediglich aus, bei anderen bringt möglichst immer dieselbe Person die Mahlzeiten in die Wohnung, deckt den Tisch und bereitet die Portionen bei Bedarf auch mundgerecht zu.
- *Stationärer Mittagstisch:* Eine gute Alternative zum Mahlzeiten-Bringservice ist das vielerorts vorhandene Angebot von Altenbegegnungs- und Tagesstätten, Altenheimen oder auch teilstationären Einrichtungen, am stationären Mittagstisch teilzunehmen und dort in Gesellschaft zu essen.
- *Hilfe im Haushalt:* Reinigungskräfte helfen, die Wohnung in Schuss zu halten. Wäschedienste holen schmutzige Wäsche zu Hause ab und bringen sie gewaschen und gebügelt wieder zurück. Wäschedienste sind häufig auch ein Angebot privater Wäschereien oder Reinigungen vor Ort.
- *Einkaufsdienste:* Vom Großeinkauf bis zur Besorgung in einem Fachgeschäft nehmen die Helfer der Einkaufsdienste viele beschwerliche Wege ab. Oft ist es auch möglich, sich den Einkauf vom Lebensmittelgeschäft vor Ort nach Hause bringen zu lassen.
- *Erledigungen aller Art:* Dienstbare Geister kümmern sich beispielsweise um Reparaturen in der Wohnung oder am Haus, organisieren Handwerker, pflegen Balkon- und Zimmerpflanzen, übernehmen Behördengänge oder größere Einkäufe. Oft sind hier Zivildienstleistende oder junge Menschen im freiwilligen sozialen Jahr im Einsatz. Es gibt aber auch

professionelle „Erlediger“ – freundliche Angestellte von Firmen, die sich auf Erledigungen und Botengänge spezialisiert haben.

- *Friseurbesuch:* Die Friseurin kommt ins Haus, wenn die Kundin oder der Kunde es nur noch mit Mühe selbstständig verlassen kann. Auch Maniküre und Pediküre sind möglich. Dieser Service wird von vielen Friseurgeschäften angeboten.
- *Fahr- und Begleitservice:* Wer sich nicht mehr allein außer Haus bewegen kann oder möchte, kann sich von Mitarbeitern dieser Dienste von zu Hause abholen und wieder zurück-

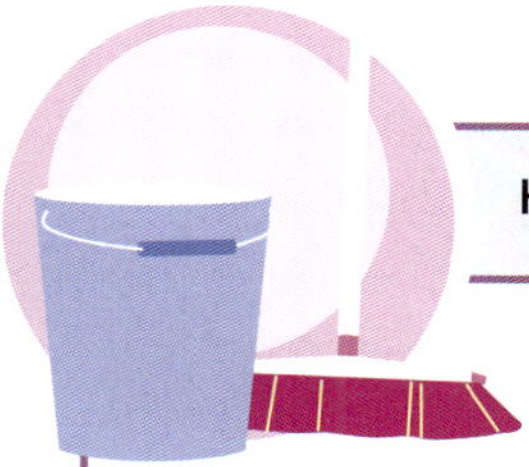

Haushaltshilfen aus Osteuropa

Lebt in Ihrem Haushalt eine pflegebedürftige Person oder sind Sie selbst pflegebedürftig (mindestens Pflegestufe I), können Sie für die Dauer von bis zu drei Jahren eine Haushaltshilfe aus Osteuropa (EU-Mitgliedsstaaten) einstellen. Diese darf allerdings keine pflegerischen, sondern nur hauswirtschaftliche Tätigkeiten übernehmen. Osteuropäische Haushaltshilfen haben je nach Bundesland einen Anspruch auf einen Tariflohn zwischen 1 065 und 1 306 Euro monatlich sowie auf Unterkunft und Verpflegung. Von diesen Kosten können Senioren 52 Euro im Monat von der Steuer absetzen (→ Seite 125).

Für die Vermittlung solcher Arbeitsverhältnisse ist ausschließlich die Zentrale Auslands- und Fachvermittlung (ZAV) zuständig, private Arbeitsvermittlungen sind nicht zulässig. Nähere Auskunft hierzu gibt das „Merkblatt zur Vermittlung von Haushaltshilfen in Haushalte mit Pflegebedürftigen nach Deutschland“. Das Merkblatt ist unter www. arbeitsagentur.de im Internet abrufbar (→ Suche Stichwort Haushaltshilfen). Es kann auch bei der ZAV angefordert werden:

ZAV
Villemombler Straße 76, 53123 Bonn
Tel. 02 28/7 13-14 14
Fax 02 28/7 13-2 70-14 15
ZAV-Bonn.Haushaltshilfen@arbeitsagentur.de

Daneben dürfen auch osteuropäische Pflegeunternehmen privaten Haushalten in Deutschland Pflege-Dienstleistungen anbieten bzw. Mitarbeiter entsenden. Diese dürfen neben Haushaltstätigkeiten in Grenzen auch Pflegetätigkeiten übernehmen. Dabei schließt der deutsche Auftraggeber einen Vertrag mit der ausländischen Firma. Die Vermittlung betreiben Agenturen, die ihre Dienste zum Beispiel im Internet anbieten. Es bleibt abzuwarten, wie sich die Bedingungen auf dem deutsch-osteuropäischen „Pflegemarkt“, der sich teilweise in einer rechtlichen Grauzone bewegt, zukünftig entwickeln werden. Mehr Informationen finden Sie unter www.test.de, Stichwort „Haushaltshilfe Osteuropa“.

bringen, oder auch begleiten lassen – zum Beispiel bei Behördengängen, Arztbesuchen, aber auch zu Freizeittreffs und kulturellen Veranstaltungen.

- *Bücherdienste, Schreib- und Vorlesedienste:* Bei einer mobilen Bibliothek können von zu Hause aus Bücher ausgeliehen oder bestellt werden. Ehrenamtliche oder Honorarkräfte helfen bei der Korrespondenz und lesen die Zeitung oder aus einem Buch vor.
- *Besuchsdienste:* Meist ehrenamtliche, zum Beispiel von Wohlfahrtsverbänden fachlich angeleitete Helfer besuchen hilfebedürftige Menschen, die wenige Kontakte haben. Oft sind die Besucher selbst im fortgeschrittenen Alter. Sie kommen gern auch einmal zu einer längeren Unterhaltung in die Wohnung und haben ein offenes Ohr für die Sorgen ihrer Gesprächspartner. Die Helfer organisieren auch gemeinsame Unternehmungen wie Cafébesuche oder Ausflüge, oder sie stellen Kontakte zu anderen Kunden des Besuchsdienstes, zu Freizeittreffs oder Altentagesstätten her.

Notrufe

Ein „Hausnotruf“ ist eine Sicherheitshilfe für pflegebedürftige oder allein lebende ältere Menschen. Ein Hausnotruf funktioniert über ein Telefon-Zusatzgerät, das einen eventuellen Hilferuf an eine Notrufzentrale weiterleitet. Die Notrufzentrale verfügt über alle notwendigen Daten des Teilnehmers, um schnell und effektiv Hilfe leisten zu können: medizinische Informationen, Telefonnummern des behandelnden Arztes und eventuell des Pflegedienstes, der Nachbarn und Angehörigen.

Meist ist einem Hausnotruf ein sogenannter Funkfinger angeschlossen, ein kleiner Apparat mit Notruftaste, der an einem Band um den Hals oder wie eine Armbanduhr getragen wird und über den im Notfall sofort Hilfe herbeigerufen werden kann. In manchen Fällen meldet sich das Zusatzgerät automatisch bei einer angeschlossenen Notrufzentrale, wenn der Teilnehmer nicht innerhalb von 24 Stunden einmal per Knopfdruck signalisiert hat, dass alles in Ordnung ist. Es gibt auch elektronische Systeme, die über Sensoren Alarm auslösen, zum Beispiel wenn die Toilette lange Zeit nicht benutzt wird.

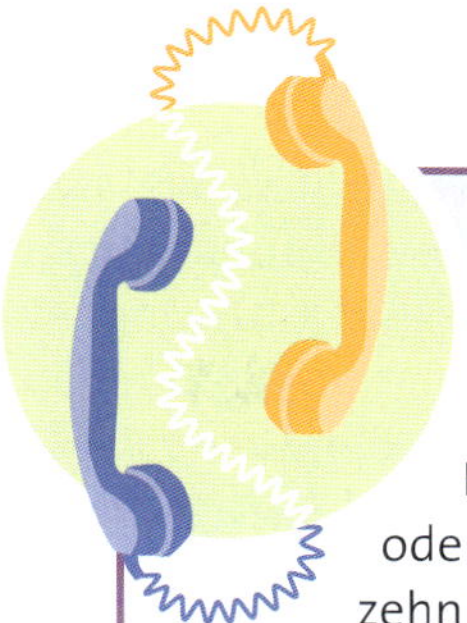

Notruf selbst organisiert

Eine kommunikative und kostengünstige Form des Sicherheitsrufs ist die Telefonrunde oder Telefonkette: Eine Gruppe von maximal zehn Teilnehmern ruft sich einmal am Tag reihum in einer festgelegten Reihenfolge an. Der zuletzt Angerufene meldet sich beim ersten Anrufer und sagt Bescheid, wenn eine Person aus der Runde nicht erreichbar war oder etwas Außergewöhnliches passiert ist. In diesem Fall wird ein Hilfsdienst angerufen und nach dem Teilnehmer geschaut.

Sie können natürlich auch mit Verwandten, Freunden oder Nachbarn einen regelmäßigen täglichen Anruf zu einer bestimmten Uhrzeit vereinbaren.

Anerkannt Pflegebedürftigen, die allein leben oder tagsüber längere Zeit auf sich gestellt sind, erstattet die Pflegekasse die einmaligen Anschlusskosten sowie die monatlichen Grundkosten eines Notrufsystems.

Mittlerweile gibt es auch die Möglichkeit, sich außerhalb der Wohnung per Notruf bemerkbar zu machen: Handys mit Notruftaste und Global Positioning System (GPS) zeigen sogar an, an welchem Ort sich der Betreute aufhält. Wird der Notruf ausgelöst, erhält die angeschlossene Notrufzentrale eine SMS mit den über Satellit empfangenen genauen Standortdaten.

Ehrenamtliche Hilfe

Vielerorts gibt es Initiativen und Vereine, deren Mitglieder sich für hilfe- und pflegebedürftige Mitmenschen einsetzen. Manchmal machen sie „nur" Besuche, ob zu Hause oder in Heimen, oder sie unternehmen etwas mit den von ihnen Betreuten. Viele ehrenamtliche Helfer engagieren sich aber auch ganz praktisch und tatkräftig, bieten Unterstützung im Haushalt, bei Reparaturen, beim Einkaufen oder sogar bei der Pflege.

Ehrenamtlich Tätige dürfen pro Jahr bis zu 2 100 Euro steuer- und sozialversicherungsfrei erhalten. Verlangt der Helfende kein

Geld, so freut er sich möglicherweise über eine gelegentliche Aufmerksamkeit wie eine Einladung zum Essen, ein Geschenk oder zumindest über die Erstattung seiner Anfahrtskosten.

Wenn Sie die Unterstützung Ehrenamtlicher in Anspruch nehmen möchten, wenden Sie sich am besten an das Sozialamt, die Beratungsstellen der Gemeinde, Altenhilfeeinrichtungen und Seniorenbüros, an die Wohlfahrtsverbände und Kirchen. Dort erhalten Sie Adressen von Betreuungs-Initiativen Ehrenamtlicher oder es wird Ihnen ein freiwilliger Helfer vermittelt.

Auch im Internet finden Sie die Adressen zahlreicher lokaler Vermittlungsstellen, wenn Sie das Stichwort „Freiwilligen-Agentur" bei einer Suchmaschine wie zum Beispiel Google eingeben. Eine Möglichkeit ist auch die Suche unter **www.meine-stadt.de**, unter dem Stichwort „Ehrenamt".

Auskunftsstellen

Bei allen im Folgenden aufgeführten Stellen erhalten Sie Rat und Informationen zu Fragen rund um das örtliche Angebot an Mobilen Sozialen Diensten, ehrenamtlichen oder Nachbarschaftshilfen sowie ambulanten Pflegediensten und teilstationären oder Kurzzeitpflegeplätzen. Die lokalen Beratungsstellen der Behörden und Verbände finden Sie im Telefonbuch. Sofern sich in Ihrer Nähe bereits ein Pflegestützpunkt (→ Seite 43) befindet, sollten Sie dort eine umfassende persönliche Beratung, alle nötigen Informationen und Kontakte erhalten.

Auskunft bei Städten und Gemeinden

- *Seniorentelefon:* Allgemeine telefonische Beratung und Information für ältere Menschen; je nach Bedarf Weitervermittlung an die zuständige Stelle.
- *Bürgerberatungsstelle:* Zentrale Anlaufstelle der Stadt oder Gemeinde für Auskunft und Beratung, die ebenfalls je nach Frage an das zuständige Amt weitervermittelt, zum Beispiel das Sozial- oder Wohnungsamt.
- *Informationsstelle für ältere Menschen:* Vielerorts gibt es eine spezielle Beratungs- und Anlaufstelle für ältere Menschen.

Die Mitarbeiter führen teilweise auch Hausbesuche durch. Sie informieren über die örtlichen Angebote für Senioren, beantworten Fragen zu Betreuung und Pflege oder leisten konkrete Hilfe, wenn Anträge ausgefüllt werden müssen.

- *Sozialamt:* Sozialämter sind neben der Hilfe in finanziellen Notlagen auch für „Hilfen in allen Fragen der Inanspruchnahme altersgerechter Dienste" zuständig. Sozialämter in größeren Städten haben deshalb meist auch eine spezielle Altenhilfe-Abteilung. Die Sozialämter beraten zu allen Fragen rund um Mobile Soziale Dienste, ambulante oder (teil-)stationäre Pflege, Wohnen und Freizeit. Wenn es bei Ihnen vor Ort keine speziellen Beratungsstellen gibt oder Sie keine kennen, ist das Sozialamt der geeignete Ansprechpartner.

Sonstige Auskunftsstellen

- *Wohlfahrtsverbände:* Wichtige Anlaufstellen sind die großen Verbände der Freien Wohlfahrtspflege (Arbeiterwohlfahrt, Volkssolidarität, Deutscher Paritätischer Wohlfahrtsverband, Deutsches Rotes Kreuz, Caritas, Diakonisches Werk und Zentralwohlfahrtsstelle der Juden in Deutschland; Adressen → Seite 217).
  Sie sind im ganzen Bundesgebiet vertreten und helfen Ratsuchenden bei Hilfe- oder Pflegebedarf, kostenlos und unabhängig von Konfession oder Verbandsmitgliedschaft.
- *Kirchengemeinden*
- *Pflegeberatungsstellen*
- *Wohnberatungsstellen*
- *Seniorenberatungsstellen und Seniorenbüros*
- *Seniorenvertretungen, Seniorenbeiräte*

Eine weitere Informationsquelle sind Agenturen für ehrenamtliche Arbeit, aber auch Altenbegegnungsstätten, Seniorencafés und ähnliche Einrichtungen. Dort treffen Sie Menschen, die Ihnen möglicherweise von ihren Erfahrungen mit Sozialen Diensten und Alltagshilfen berichten und wertvolle Tipps geben können. Vielleicht ist auch Ihr Hausarzt über das lokale Angebot informiert und kann einen passenden Service empfehlen.

Wenn Sie selbst aktiv werden möchten, können Sie schwarze Bretter zum Beispiel in Gemeindezentren oder in Arztpraxen nutzen, eine Zeitungsanzeige aufgeben und nicht zu-

TIPP

Angebote kritisch auswählen

Wenn Sie sich für ein Angebot des Betreuten Wohnens interessieren, sollten Sie sich sehr genau erkundigen, welche Vorteile und Betreuungsleistungen die offerierte Wohnung tatsächlich bietet – vor allem, wenn wirklich einmal eine Notlage eintreten oder umfassende Pflege nötig werden sollte. Geben Sie sich nicht mit einer einmaligen Besichtigung und den Informationen von Verkäufer- oder Vermieterseite zufrieden. Das Umfeld zu erkunden, mit den potentiellen Nachbarn zu sprechen, die Wohnung mit ähnlichen Angeboten zu vergleichen und vor allem die Serviceleistungen sehr genau zu prüfen, verhindert Enttäuschungen. Es spricht für die Einrichtung, wenn die Möglichkeit eines ein- bis zweiwöchigen Probewohnens besteht.

Hilfreich sind auch die in manchen Bundesländern eingeführten Gütesiegel, die Projektträger erhalten, die festgelegte Qualitätskriterien erfüllen.

letzt das Internet als Kontaktbörse nutzen. Viele Informationen und Anregungen finden Sie dort zum Beispiel unter www. senioren-initiativen.de.

Wann ist Betreutes Wohnen eine Alternative?

Angebote des „Betreuten Wohnens" richten sich an ältere Menschen, die allein leben und im Alltag Unterstützung brauchen oder die für eine spätere Hilfebedürftigkeit vorsorgen möchten. Das Grundprinzip dieser Wohnform ist es, selbstständig in der eigenen Wohnung zu leben und bei Bedarf schnell und zuverlässig so viel Hilfe in Anspruch nehmen zu können, wie nötig ist. Das kann zum Beispiel im Krankheitsfall vorübergehend eine ambulante Pflege sein, während in relativ gesunden Zeiten vielleicht eine Putzhilfe genügt.

Betreute Wohnungen sind in der Regel barrierefrei, altersgerecht ausgestattet und in eine Wohnanlage integriert, deren Architektur die Kontakte der Bewohner untereinander fördert. Serviceleistungen wie Beratung, Hausnotrufanlage, Mahlzeitenservice, hauswirtschaftliche und pflegerische Hilfen, medizinische Versorgung sowie Gemeinschaftseinrichtungen gehören zum Angebot. Unterschieden wird dabei zwischen pauschal berechneten Grund- und zusätzlich zu zahlenden Wahlleistungen.

Senioren, die sich für eine betreute Wohnung interessieren, können in der Regel nur in eine entsprechende Anlage einziehen, wenn sie ihren Haushalt noch weitgehend selbstständig führen können. Die angebotenen Betreuungsleistungen sollen helfen, die vorhandenen Fähigkeiten zu erhalten oder wiederzuerlangen, wenn man zum Beispiel nach einer Erkrankung eine Weile auf Pflege angewiesen war.

Ob es auch bei dauerhaftem Pflegebedarf möglich ist, in der betreuten Wohnung zu bleiben, hängt davon ab, in welchem Umfang ambulante Pflegeleistungen abrufbar sind. Manche Einrichtungen bieten für stärker Pflegebedürftige eine Tages- oder Nachtbetreuung in kleinen Gruppen an. Eine Betreuung rund um die Uhr, wie sie beispielsweise bei stark demenzkranken Personen nötig wird, ist aber meist ausgeschlossen. Der Umfang der angebotenen Pflegeleistungen sollte deshalb vor Einzug genau geklärt werden, ebenso wie die Höhe der dafür anfallenden Kosten.

Der Kauf- oder Mietpreis einer betreuten Wohnung liegt meist über dem ortsüblichen Niveau einer vergleichbaren normalen Wohnung – unter anderem deshalb, weil die Gemeinschaftsräume und -einrichtungen mitbezahlt werden müssen. Doch auch die öffentliche Hand fördert diese Wohnform, sodass betreute Wohnungen nicht nur auf dem freien Markt, sondern auch im sozialen Wohnungsbau angeboten werden.

Die monatlichen Kosten setzen sich üblicherweise aus der Kaltmiete und den Nebenkosten für die Wohnung sowie einer Betreuungspauschale für den Grundservice (zwischen 70 und 150 Euro) zusammen. Dazu kommen je nach Inanspruchnahme von Wahlleistungen zusätzliche Servicekosten.

TIPP

Weitere Informationen

Ausführliche Informationen zu den Qualitätskriterien für Betreutes Wohnen finden Sie in der Broschüre „Qualitätssiegel Betreutes Wohnen für ältere Menschen NRW". Sie ist erhältlich beim NRW-Ministerium für Gesundheit, Soziales, Frauen und Familie, Broschürenstelle, Fürstenwall 25, 40190 Düsseldorf. Im Internet kann sie unter **www.mags.nrw.de/08_pdf/soziales/qualitaetssiegel_betreutes-wohnen.pdf** kostenlos heruntergeladen werden.

Betreutes Wohnen zu Hause

Betreutes Wohnen ist grundsätzlich nicht nur in einer speziell dafür errichteten Wohnanlage möglich, sondern auch in der angestammten Wohnung – vorausgesetzt, sie ist dafür geeignet oder wird entsprechend angepasst. Angebote des „Betreuten Wohnens zu Hause" bieten die Sicherheit abrufbarer, professionell organisierter Service- und Betreuungsleistungen. Anders als bei der Unterstützung durch einzelne Dienste liegt die Koordination von Hilfeleistungen in einer Hand, und die Betreuten haben feste Ansprechpartner.

Leider gibt es im Bundesgebiet bisher nur wenige Projekte dieser Art. Sie wurden von unterschiedlichen Trägern – Wohnungsbaugesellschaften, Kommunen, gemeinnützigen Vereinen, Altenhilfeeinrichtungen – ins Leben gerufen. Mal richtet sich das Angebot nur an ältere Bewohner einer Siedlung, mal an Hilfebedürftige einer ganzen Gemeinde. So wie die Betreuungskonzepte sind auch die vertraglichen Vereinbarungen und die Finanzierung verschieden.

Erkundigen Sie sich bei den Auskunftsstellen vor Ort (→ Seite 168), ob es in Ihrer Nähe ein solches Projekt gibt.

Nähere Informationen erhalten Sie zum Beispiel auf der Internetseite des Projekts „SIMBA" (Sicherheit im Alter – betreut zu Hause) des Sozialdienstes Germering unter www.sd-germering.de → Senioren → Hilfsangebote → Simba.

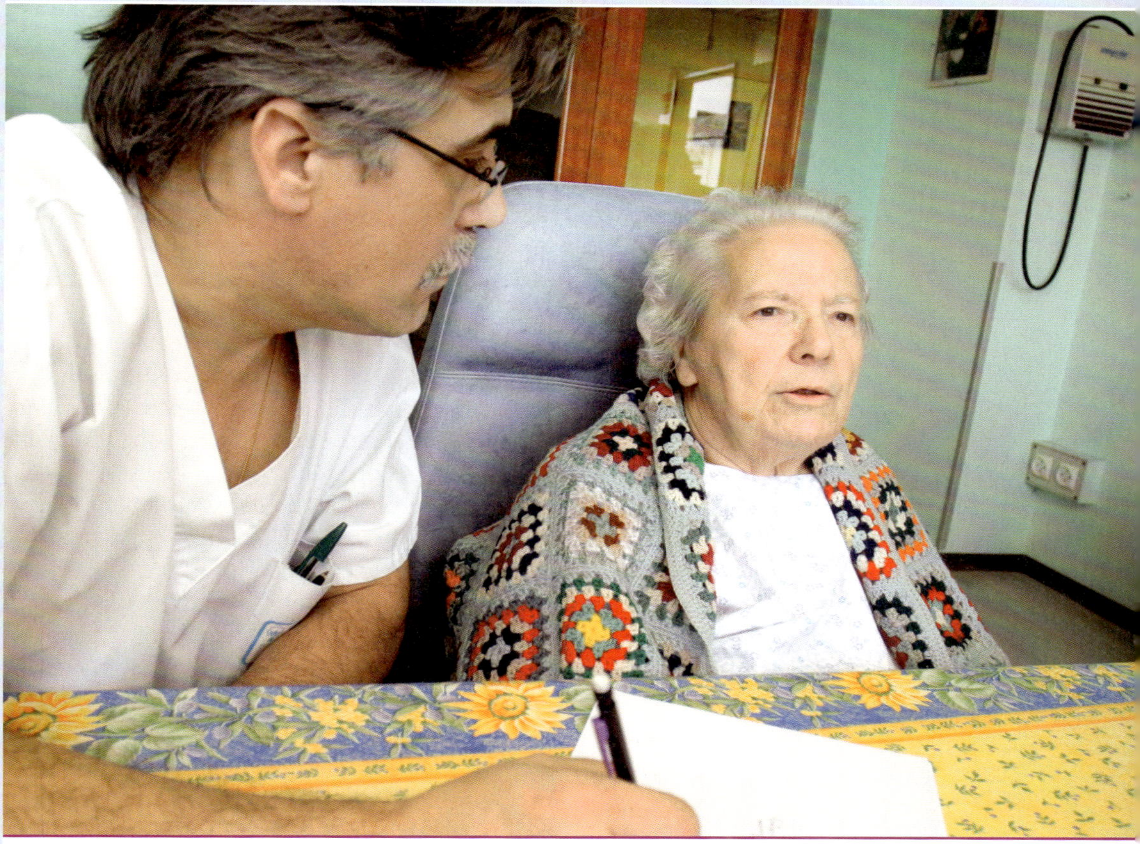

Wenn es zu Hause nicht mehr geht

Die meisten pflegebedürftigen alten Menschen werden in ihrem vertrauten Zuhause von Angehörigen und professionellen Kräften betreut, solange es irgendwie geht.

Doch wenn die Grenzen einer häuslichen Pflege erreicht sind, kann der Umzug in eine betreute Einrichtung die bessere Möglichkeit für alle Beteiligten sein. Das gilt zum Beispiel für eine sehr umfassende Betreuung, wie sie bei einer fortgeschrittenen Demenzerkrankung nötig ist. Mit einer solchen Aufgabe ist eine Familie meist überfordert – besonders dann, wenn sich die Pflege über eine lange Zeit erstreckt.

Die klassische Lösung ist der Umzug in ein Pflegeheim. Noch bis vor wenigen Jahren gab es dazu kaum Alternativen, und die stationäre Vollversorgung bedeutete nicht selten eine Überversorgung und den vollständigen Verlust der Selbstständigkeit.

Mittlerweile haben sich jedoch neue Angebote für Menschen entwickelt, die eine umfassende Betreuung benötigen. In ambulant oder stationär betreuten Wohngruppen wird versucht, Versorgungssicherheit mit Lebensqualität und Selbstbestimmung zu vereinbaren. Hier steht nicht die Pflege, sondern ein möglichst normaler Lebensalltag im Vordergrund, und die Betreuung richtet sich nach dem individuellen Bedarf der Bewohner. Wohngruppen-Modelle werden inzwischen auch in immer mehr modernen Pflegeheimen erprobt.

Da solche Angebote trotz aller Vorteile noch längst nicht im gesamten Bundesgebiet vorhanden sind, sind die meisten Pflegebedürftigen, deren häusliche Situation einen Umzug in eine betreute Einrichtung nötig macht, nach wie vor darauf angewiesen, ein gutes herkömmliches Pflegeheim in ihrer Nähe zu finden. Wer sich gründlich informiert und rechtzeitig vorbereitet, kann vermeiden, mit der erstbesten Einrichtung vorlieb nehmen zu müssen.

Betreute Wohngemeinschaften

Die ambulante Betreuung in einer Wohngemeinschaft (WG) ermöglicht es Pflegebedürftigen, trotz umfassenden Hilfebedarfs selbstbestimmt in einem privaten Zuhause zu leben. Das relativ neue Betreuungsmodell ist sowohl eine Alternative zum Pflegeheim als auch zum Alleinleben im „Betreuten Wohnen" (→ Seite 170), das mit zunehmender Pflegebedürftigkeit an seine Grenzen stoßen kann.

Eine betreute Wohngemeinschaft (auch Pflegewohngruppe genannt) ist eine Gruppe von etwa sechs bis acht hilfe- oder pflegebedürftigen Menschen, die gemeinsam in einer großen, barrierefrei (um)gestalteten Wohnung oder einem Haus lebt. Ein Betreuerteam unterstützt die Gruppe stundenweise, bei Bedarf auch rund um die Uhr im Haushalt, bei der Zubereitung der Mahlzeiten und bei Freizeitaktivitäten. Die Betreuer helfen den einzelnen Bewohnern auch in persönlichen Angelegenheiten. Was darüber hinaus an Pflegeleistungen nötig ist, übernehmen ambulante Dienste.

Die Bewohnerinnen und Bewohner haben bei dieser Wohnform jederzeit Ansprechpartner und die Sicherheit einer ihrem persönlichen Bedarf entsprechenden, verlässlichen Betreuung. Sie bleiben trotz Hilfebedarf so selbstständig wie möglich, können sich im Rahmen ihrer Möglichkeiten gegenseitig unterstützen und ihre Fähigkeiten in die Gemeinschaft einbringen.

Ambulant betreute Wohngemeinschaften sind keiner stationären Einrichtung angegliedert, sondern meist in einem ganz normalen Wohnviertel angesiedelt. Im Idealfall ist es das Viertel, in dem die Bewohner schon vorher gelebt haben, sodass ihnen ihr vertrautes Umfeld und alte nachbarschaftliche Kontakte erhalten bleiben.

Jeder Bewohner hat einen privaten Schlaf- und Wohnbereich mit eigenen Möbeln und persönlichen Dingen. Dieser persönlich gestaltete Rückzugsraum bleibt in betreuten Wohngemeinschaften auch schwer Pflegebedürftigen und Demenzkranken erhalten. Wohnzimmer, Küche, Esszimmer, Bäder, Terrasse oder Garten gestalten und benutzen die WG-Mitglieder gemeinsam. Im gemütlich eingerichteten Gemeinschaftsbereich mit (Wohn-)Küche spielt sich das Alltagsleben ab.

In ambulant betreuten Wohngemeinschaften bleiben die Pflegebedürftigen (oder deren persönliche Vertreter) die „Hausherren", die Betreuungs- und Pflegekräfte sind Gäste beziehungsweise Dienstleister.

Dabei bleiben die Pflegebedürftigen (oder deren persönliche Vertreter) die „Hausherren", die Betreuungs- und Pflegekräfte sind Gäste beziehungsweise Dienstleister. Die Bewohner haben ganz normale Mietverträge, der Eigentümer der WG-Wohnung ist in der Regel nicht der Träger oder Initiator der Wohngemeinschaft. Ambulant betreute Wohngemeinschaften unterliegen auch nicht dem Heimgesetz, die Ausstattung der WG-Wohnung muss sich also nicht nach besonderen Auflagen richten, und der Personaleinsatz kann selbst bestimmt werden. Über den Umfang und die Art der Unterstützung durch ambulante Dienste entscheiden die Bewohner oder ihre gesetzlichen Betreuer gemeinsam mit Angehörigen – ebenso wie über die Zusammensetzung der Gruppe, die Einrichtung der Wohnung, den Essensplan oder die Tagesgestaltung.

In der Praxis stößt die grundsätzliche Selbstbestimmung der Bewohner jedoch häufig an Grenzen. Vor allem in Wohngruppen, in denen ausschließlich demenzkranke ältere Menschen leben und in denen ständig Betreuungskräfte anwesend sind, müssen Träger, Betreuer und Angehörige darauf achten, dass die Wohngemeinschaft nicht zum „Miniheim" wird, in dem sich die Mitarbeiter als Hausherren fühlen und die Regeln vorgeben.

Initiatoren, Bewohner und Objekte

Die Initiatoren von betreuten Wohngemeinschaften sind häufig kleinere Organisationen, in der Mehrzahl ambulante Pflegedienste, aber auch Seniorenvereine oder Initiativen von Angehörigen. Dies ist möglich, weil eine betreute Wohngemeinschaft in der Regel leichter zu etablieren ist als eine stationäre Einrichtung. Die Betreuungs- und Pflegekräfte sind meist Mitarbeiter ambulanter Dienste. Auch die sogenannten Investitionskosten, wie sie in Pflegeheimen für den Bau und Unterhalt der Einrichtung anfallen, bleiben überschaubar. Löst sich eine Wohngemeinschaft auf, kann die Wohnung auch wieder anders genutzt werden – dies ist bei stationären Einrichtungen kaum möglich.

Fast 90 Prozent der Bewohner betreuter Wohngemeinschaften haben einen im Sinne des Pflegeversicherungsgesetzes anerkannten Pflegebedarf. Alter, Geschlecht und Hilfebedürftigkeit von WG-Mitgliedern sind im Durchschnitt ähnlich wie in Alten- und Pflegeheimen. Die meisten wohnen bis zu ihrem Lebensende in ihrer Gemeinschaft.

Mittlerweile existieren in Deutschland eine ganze Reihe betreuter Wohngruppen. Vor allem in und um Berlin, Braunschweig und Bielefeld gibt es seit den 1990er Jahren sogar ein relativ großes Angebot. Hier haben die ersten Projekte aufgrund guter Erfahrungen viele Nachahmer vor Ort gefunden – eine Entwicklung, die für die noch unterversorgten Regionen Anlass zu Optimismus gibt.

TIPP

Weitere Informationen für Initiatoren

Tragen Sie sich mit dem Gedanken, selbst eine betreute Wohngemeinschaft ins Leben zu rufen? Dann brauchen Sie viel Engagement und solides Wissen rund um die finanziellen, rechtlichen und konzeptionellen Voraussetzungen zur Gründung einer Wohngruppe. Die Bertelsmann Stiftung und das Kuratorium Deutsche Altershilfe (KDA) haben 2006 für Interessierte den Band „Ambulant betreute Wohngruppen – Arbeitshilfe für Initiatoren" herausgegeben, der grundlegende Informationen und wertvolle Tipps zum Thema bietet.

Bezug:
Kuratorium Deutsche Altershilfe
An der Pauluskirche 3
50677 Köln
Tel. 02 21/93 18 47-0
Fax 02 21/93 18 47-6
info@kda.de

Internet: Buchbestellung oder zum Herunterladen unter www.kda.de (Stichwort „Projekte", „Leben und Wohnen im Alter").

Die zahlenmäßig größte Gruppe unter den vorhandenen Projekten sind betreute Wohngemeinschaften für demenzkranke alte Menschen. Diese Projekte mit Rund-um-die-Uhr-Betreuung verzeichnen derzeit auch den stärksten Zuwachs. Dass sich das Wohnen in Gemeinschaft für Demenzkranke besonders eignet, haben inzwischen auch wissenschaftliche Untersuchungen belegt.

Positive Wirkungen des Lebens in der Gemeinschaft

Die bisherigen Erfahrungen mit dem Leben in betreuten Wohngruppen zeigen viele positive Wirkungen auf die Bewohner. Menschen, die zuvor lange allein oder in einem Heim mit wenig engagierter Betreuung gelebt und im Laufe dieser Zeit viele ihrer Fähigkeiten verloren haben, können diese durch die intensive Betreuung und das Miteinander in der Gruppe teilweise wieder zurückgewinnen. Sie leben auf, werden aktiver und selbstständiger. Sie ernähren sich besser und bewegen sich mehr. Depressive oder demenzkranke Bewohner brauchen weniger Medikamente, weil das Leben in der Gemeinschaft offenbar beruhigend und stabilisierend wirkt. Positiv wirkt sich zudem aus, dass die Bewohner ihren natürlichen Tagesrhythmus behalten können und sich zum Beispiel bei den Aufsteh- und Zubettgehzeiten nicht nach einer Heimroutine richten müssen.

Durch die gute Betreuungssituation in Wohngruppen können in vielen Fällen auch Krankenhausaufenthalte vermieden werden. Medizinische Behandlungen sind hier im Gegensatz zur eigenen Wohnung und selbst zum Heim häufig ambulant möglich, weil je nach Bedarf eine intensive persönliche Pflege organisiert werden kann.

Dadurch, dass betreute Wohngemeinschaften möglichst in einem normalen Viertel angesiedelt werden, „verschwinden" alte und hilfebedürftige Bewohner nicht in Sonderwohnformen wie Heimen. Sie bleiben für alle wahrnehmbar mitten im Leben des vertrauten Quartiers, an dem sie teilnehmen können, soweit es ihnen möglich ist. Sie können ein normales Leben führen, und auch innerhalb der Wohnung bleibt ihre Privatsphäre erhalten. Häufig sind die privaten Räume größer als in Heimen, Zweibettzimmer gibt es nur im Ausnahmefall.

Pflegebedürftige, die vorher allein gewohnt haben, leben durch die intensive Betreuung und das Miteinander in der Gruppe auf, werden aktiver und selbstständiger. Depressive oder demenzkranke Bewohner brauchen häufig weniger Medikamente.

Trotz professioneller Betreuung und Therapie in guten Pflegeheimen ist es besonders für Demenzkranke schwer, sich in einer oft wenig überschaubaren, „fremden" Umgebung zurechtzufinden und gut aufgehoben zu fühlen. Die kontinuierliche Betreuung, persönliche Ansprache und Geborgenheit in einer familienähnlichen Gemeinschaft bietet ihnen dagegen Orientierung und Sicherheit.

Schließlich bedeutet die Betreuung in einer Wohngemeinschaft für Angehörige, die mit der häuslichen Pflege an ihre Grenzen gestoßen sind, eine große Erleichterung. Sie wissen ihre pflegebedürftigen Eltern oder Partner gut aufgehoben und können sich in der Wohngruppe auch weiterhin engagieren, ohne sich dabei zu überfordern.

Alltagsgestaltung

Je nach Betreuungskonzept kann der Alltag in einer Wohngruppe ganz unterschiedlich organisiert sein. So kümmern sich in manchen Wohngemeinschaften Betreuungs- und Pflegekräfte rund um die Uhr um die Bewohner und strukturieren den Tag. In anderen sind sie nur stundenweise anwesend, und die Gruppenmitglieder gestalten ihren Alltag überwiegend selbst.

Der Tagesablauf richtet sich möglichst nach den Wünschen der Bewohner. Das fängt bei den Frühstückszeiten an, die ebenso wenig wie das Aufstehen einheitlich geregelt sind: Der eine ist Frühaufsteher, die andere schläft lieber etwas länger – also wird der Frühstückstisch erst abgeräumt, wenn alle Bewohner gefrühstückt haben. Wie bei der ambulanten Einzelpflege auch muss allerdings zeitlich abgestimmt werden, wann die Pflegekräfte bei der Morgentoilette helfen.

In die hauswirtschaftlichen Arbeiten wie einkaufen, kochen, waschen werden die Bewohner soweit möglich einbezogen. Jeder tut das, was er noch kann und tun möchte. Die Betreuungskräfte ermuntern zu gemeinsamen Aktivitäten, dabei entscheidet jeder Bewohner selbst, ob er teilnimmt oder sich lieber zurückzieht. Alles in allem überwiegt ein ganz normaler Rhythmus aus Aktivität und Muße, die Atmosphäre ist wohnlich, das Alltagsleben nicht von pflegerischer oder medizinischer Versorgung geprägt.

In betreuten Wohngemeinschaften überwiegt ein ganz normaler Rhythmus aus Aktivität und Muße, die Atmosphäre ist wohnlich, das Alltagsleben ist nicht von pflegerischer oder medizinischer Versorgung geprägt.

In manchen Wohngemeinschaften kommen zu bestimmten Zeiten ambulante Pflegedienste ins Haus und versorgen einzelne Bewohner, in anderen übernehmen die festen Betreuungskräfte auch die nötigen Pflegeleistungen. In Wohngruppen, in denen vorwiegend Demenzkranke leben, gibt es meist auch eine Nachtwache, in anderen reicht nachts eine Notrufsicherung. In den meisten Wohngruppen arbeiten ausgebildete Pflege- und Hauswirtschaftskräfte, teilweise Sozialarbeiter/-pädagogen und Zivildienstleistende. Viele beschäftigen stundenweise auch Hilfskräfte für bestimmte Tätigkeiten wie Einkaufen oder die Begleitung bei Spaziergängen und Arztbesuchen.

In betreuten Wohngemeinschaften haben die Betreuungskräfte in der Regel mehr Zeit für die persönlichen Belange jedes

Bewohners als in herkömmlichen Pflegeheimen oder bei der ambulanten häuslichen Pflege, und der menschliche Kontakt ist deutlich intensiver.

Angehörige können jederzeit zu Besuch kommen und auch bei der Betreuung und Pflege helfen. Grundsätzlich dürfte der Besuch in einer Wohngemeinschaft für die Familie, Freunde und Bekannte einladender und erfreulicher sein als der Besuch in einem herkömmlichen Pflegeheim. In manchen Wohngruppen ist der Einsatz von Angehörigen auch bei der Betreu-

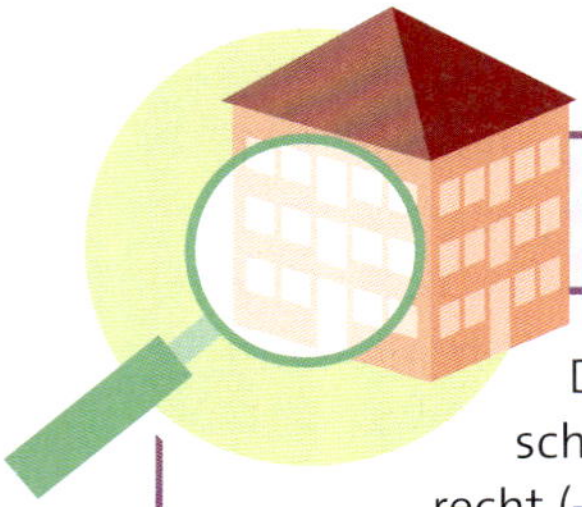

Qualitätssicherung

Da betreute Wohngemeinschaften nicht dem Heimrecht (→ Seite 200) unterliegen, gibt es auch keine Qualitätskontrolle durch die Heimaufsicht. Es gibt weder verbindliche Standards zu Größe und Ausstattung der Wohnung noch zur Qualifikation des Personals und zum Umfang der Betreuung. So ist es theoretisch möglich, dass Betreuungsmängel unentdeckt und unverändert bleiben. Bisher liegen allerdings nur wenige Berichte über Missstände vor; in der Regel arbeiten die Initiatoren und Betreuungskräfte der vorhandenen Wohngruppen mit viel Einsatz, Sachkenntnis und einem guten Gespür für die Belange der Bewohner.

Aufmerksame Angehörige oder gesetzliche Betreuer der Bewohner haben außerdem einen unmittelbaren Einblick in den Alltag der Wohngemeinschaft und können jederzeit Einfluss nehmen. Wer sich als Angehöriger weiterhin in der Betreuung engagiert, genau hinschaut und sich auch für notwendige Veränderungen einsetzt, kann negative Entwicklungen mit ziemlicher Sicherheit vermeiden helfen.

Trotzdem: Aller Voraussicht nach wird sich das Modell der betreuten Wohngemeinschaften in Zukunft stärker durchsetzen. Dann wird es nötig sein, Qualitätsstandards und Möglichkeiten zu ihrer Kontrolle zu schaffen, um ein verlässlich gutes Niveau der Betreuung und Pflege in kleinen Wohngruppen sicherzustellen. Dazu gibt es bereits Ansätze: So hat der Berliner „Verein für Selbstbestimmtes Wohnen im Alter e.V." im Jahre 2002 Qualitätskriterien für Wohngruppen demenzkranker Menschen entwickelt. Der Verein versteht sich als Verbraucherschutz-Instanz, er will Angehörigen Orientierungs- und Entscheidungshilfen bieten und Wohngruppen-Initiatoren zu freiwilliger Selbstkontrolle bewegen.

Kontakt:
Verein für Selbstbestimmtes Wohnen im Alter (SWA) e. V.
c/o Annette Schwarzenau
Grunewaldstraße 56; 10825 Berlin
Tel. 0 30/85 40 77 18
Telefonische Sprechzeiten: dienstags und donnerstags von 16 bis 19 Uhr
Verein@SWA-berlin.de
www.swa-berlin.de

ung fester Bestandteil des Gemeinschaftslebens, in anderen spielt er eine geringere Rolle. Eine Verpflichtung von Angehörigen und anderen ehrenamtlichen Helfern sehen die wenigsten Projekte vor. Die meisten versuchen jedoch, die Angehörigen in Entscheidungen über Gemeinschaftsangelegenheiten, die Organisation des Alltags oder die Einrichtung der Wohnung einzubeziehen. Tatsächlich engagieren sich Angehörige in betreuten Wohngemeinschaften deutlich mehr als in stationären Einrichtungen.

Kosten und Finanzierung

Für das Leben in einer Wohngemeinschaft müssen Bewohner in der Regel Miete, Haushaltsgeld und Betreuungskosten zahlen. Hinzu kommen Pflegeleistungen, die bei anerkannter Pflegebedürftigkeit individuell über die Pflegeversicherung abgerechnet werden.

Die anfallenden Kosten schwanken bei den vorhandenen Projekten erheblich. Dies liegt an unterschiedlichen Mietkosten (zum Beispiel öffentlich geförderte oder frei finanzierte Wohnungen, Zimmergröße, Lage der Wohnung), an den Lebenshaltungskosten vor Ort, an der Qualifikation des Betreuungspersonals und dem Umfang der Betreuung. Die Pflege- und Betreuungskosten werden in den meisten Wohngruppen je nach der Hilfebedürftigkeit der einzelnen Bewohner individuell veranschlagt. Je mehr es gelingt, ehrenamtliche Helfer (ob Angehörige, Bekannte oder Nachbarn) in die Betreuung einzubeziehen, desto günstiger wird es für die Bewohner. Über die Qualität der Betreuung insgesamt sagt die Höhe der Kosten aber nur wenig aus.

Nach Erhebungen des Kuratoriums Deutsche Altershilfe (KDA) betrugen im Jahr 2003 die durchschnittlichen Kosten für Unterkunft und Verpflegung 523 Euro, für Betreuungskosten ohne Pflegeleistungen 704 Euro, mit Pflegeleistungen 2 435 Euro. Mit insgesamt 2 958 Euro monatlich für Unterkunft, Verpflegung, Betreuung und Pflege unterschieden sich die Kostensätze in betreuten Wohngruppen im Durchschnitt nicht wesentlich von denen in stationären Einrichtungen. Allerdings kann der Eigenanteil der Bewohner an der Finanzierung der Pflegekosten im Vergleich zur stationären Betreuung höher liegen. Denn die Pflegeversicherung zahlt für ambulante Pflege

(Sachleistungen) bei Pflegestufe I und II weniger als für stationäre Pflege (→ Seite 116). Immerhin können Mitglieder einer betreuten Wohngemeinschaft seit der Pflegereform 2008 ihre Sachleistungsansprüche zusammenlegen („poolen"). Das heißt, sie können grundpflegerische wie hauswirtschaftliche Leistungen gemeinsam in Anspruch nehmen und dadurch möglicherweise Kosten sparen.

Betreute Wohngemeinschaften gelten sozialrechtlich als eigener Haushalt der Bewohner, und für die hier stattfindende Pflege gelten die Bestimmungen der Pflegeversicherung für ambulante Betreuung. Leistungen der medizinischen Behandlungspflege müssen die Krankenkassen übernehmen, wenn sie vom Arzt verordnet wurden. Den restlichen Betrag tragen die Bewohner, bei Bedürftigkeit springt das Sozialamt ein. Es gab in der Vergangenheit allerdings immer wieder Auseinandersetzungen mit Krankenkassen, die die eigene Häuslichkeit der Bewohner in ihrer Gemeinschaft nicht anerkennen wollten. Auch kommt es immer wieder vor, dass Sozialhilfeträger Kosten nur bis zu einer bestimmten Höhe übernehmen oder gar einen Umzug in eine stationäre Einrichtung verlangen, wenn die Unterbringung dort preiswerter erscheint.

Das Leben in betreuten Wohngemeinschaften ist nicht unbedingt günstiger als im Pflegeheim. Den Kosten für diese Wohnform steht die spezielle Qualität der intensiven Betreuung gegenüber.

Den Kosten für diese Wohnform steht die Qualität der Betreuung gegenüber. In stationären Einrichtungen findet nur selten eine so intensive Betreuung wie in Wohngruppen statt. Personal- und Zeitnot, wie sie in Heimen oft eine gute Pflege erschwert, gibt es in betreuten Wohngemeinschaften so nicht.

Betreute Hausgemeinschaften

Gute Erfahrungen mit ambulant betreuten Wohngemeinschaften haben auch im stationären Bereich, also in den Pflegeheimen, einiges in Bewegung gebracht. Manche Heime haben das vom Kuratorium Deutsche Altershilfe (KDA) entwickelte Konzept der KDA-Hausgemeinschaften (KDA-HGs) aufgegriffen und bieten die Betreuung Pflegebedürftiger in Wohngruppen an. In Fachkreisen wird die grundsätzliche Umstrukturierung der Pflegeheime hin zur Betreuung in kleinen Wohneinheiten diskutiert. KDA-HGs zeigen, wie sich herkömmliche Pflegeeinrichtungen so umwandeln lassen, dass hier auch stärker Pflegebedürftigen ein normaler Wohnalltag erhalten bleibt.

In KDA-Hausgemeinschaften leben in der Regel sechs bis zwölf Bewohnerinnen und Bewohner gemeinsam in einer Wohneinheit innerhalb einer Heimanlage. Manche KDA-HGs werden auch von Pflegeeinrichtungen betrieben, befinden sich aber in einem normalen Wohngebäude außerhalb des Heimgeländes. Jeder Bewohner hat ein eigenes Zimmer, die Privatsphäre bleibt auch bei starker Pflegebedürftigkeit erhalten. Betreuung und Pflege leisten Mitarbeiter des Heims. Bewohner einer KDA-HG haben den Status eines Heimbewohners und nicht wie in betreuten WGs den eines Mieters. Die Kosten bewegen sich im Rahmen der üblichen Heimkosten (→ Seite 196).

Wie bei ambulant betreuten Wohngemeinschaften steht in KDA-Hausgemeinschaften auch bei starker Hilfebedürftigkeit nicht die pflegerische Versorgung, sondern ein möglichst normales Alltagsleben im Mittelpunkt. Die Tagesgestaltung richtet sich nach den Gewohnheiten, Wünschen und Bedürfnissen der Bewohner. Im Rahmen ihrer Möglichkeiten beteiligen sie sich an der Haushaltsführung. Dabei werden sie von Hauswirtschaftskräften unterstützt, je nach Bedarf kommen Pflegekräfte hinzu.

Auf herkömmlichen Pflegestationen bestimmen normalerweise die reibungslose Abfolge der verschiedenen Pflegetätigkeiten und die festgelegten Essenszeiten den Tagesablauf. Der persönliche Rhythmus der Bewohner kann kaum berücksichtigt werden, ihre verbliebenen Fähigkeiten sind wenig gefragt. Die Pflegeroutine soll die Pflegequalität sichern – doch so wichtig eine gute, verlässliche Pflege auch ist: Wird sie zum Dreh- und Angelpunkt des Alltags, kann sie die Lebensqualität stark beeinträchtigen.

Betreute Hausgemeinschaften zeigen, dass es auch in stationären Einrichtungen möglich ist dafür zu sorgen, dass selbst stark Pflegebedürftigen ein normaler Wohnalltag erhalten bleibt.

In Pflegeheimen gibt es Großküchen, Speisesäle, Waschküchen, Eingangshallen, Stationen und Schwesternzimmer. All diese typischen Einrichtungen einer zentral organisierten Versorgung fehlen in KDA-Hausgemeinschaften. Hier findet das Kochen, Essen, Waschen und Putzen sowie die Pflege wie in jedem normalen Haushalt innerhalb der Wohngruppe statt.

Trotz dieser Merkmale unterliegen die meisten KDA-HGs im Gegensatz zu ambulant betreuten Wohngemeinschaften dem Heimrecht mit seinen rechtlichen, baulichen und personellen Vorgaben. Dies führt in der Praxis häufig dazu, dass Ausnahmeregelungen erkämpft werden müssen, um dem Prinzip des normalen Wohnens gerecht werden zu können. Die oft starren Strukturen stationärer Einrichtungen wirken leicht auch in den Alltag einer integrierten Wohngruppe hinein – zum Beispiel deshalb, weil die Betreuungskräfte an die Heimroutine gewöhnt sind und nicht selten Probleme haben, ihre Arbeit auf die Bedürfnisse einer Wohngruppe einzustellen.

KDA-Hausgemeinschaften werden meist dann eingerichtet, wenn der Träger einen Neubau plant oder die Modernisierung eines Traktes beziehungsweise einer Station innerhalb eines Alten- und Pflegeheims ansteht.

Pflegeheime

Das Pflegeheim herkömmlicher Prägung gilt für viele Menschen als „letzte Station“. Die Vorstellung, einmal ins Heim ziehen zu müssen, ist den meisten unerträglich, weil sie „Entmündigung“ und den Verlust ihrer persönlichen Freiheit befürchten. Die Angst, abgeschoben und allein gelassen zu werden, spielt ebenfalls eine große Rolle. Berichte über skandalöse Zustände in einzelnen Pflegeheimen haben die gängigen Vorurteile zementiert.

Doch Heim ist nicht gleich Heim – heute gibt es immer mehr Einrichtungen, die Pflegebedürftigen eine umfassende Versorgung und gute Lebensqualität bieten. Trotzdem ist die Entscheidung, eine häusliche Pflege aufzugeben, für Angehörige wie Betreute in den meisten Fällen sehr schwierig. Oft wird der Umzug in ein Heim so lange hinausgezögert, bis alle Beteiligten am Ende ihrer Kräfte sind und die Pflege zu Hause schlicht unmöglich geworden ist. Damit ist jedoch niemandem gedient. Zudem muss das Ende der häuslichen Pflege nicht das Ende der liebevollen Sorge um den Pflegebedürftigen bedeuten: Als Angehörige haben Sie viele Möglichkeiten, sich im Heim weiterhin zu engagieren und für den Betreuten da zu sein – dann wird er sich auch weder allein gelassen noch abgeschoben fühlen. Mit neuen Kräften und etwas Abstand gelingt oft sogar wieder ein entspannteres Miteinander als zu Hause.

Auch für allein lebende alte Menschen, für die es trotz Unterstützung durch Angehörige und ambulante Hilfen zu unsicher und zu beschwerlich geworden ist, selbstständig in ihrer eigenen Wohnung zu leben, kann die Vollversorgung in einem guten Heim eine große Erleichterung bedeuten. Sie sind von der täglichen Sorge befreit, wie sie allein zurechtkommen sollen und wer ihnen hilft. Medizinische Betreuung und pflegerische Unterstützung sind Tag und Nacht gewährleistet.

Moderne, gut ausgestattete Heime bieten darüber hinaus Kontaktmöglichkeiten und Freizeitangebote und können so aus einer vielleicht isolierten Situation heraushelfen und wieder aktivieren. Immer mehr stationäre Einrichtungen erproben neue Wege in der Betreuung und richten zum Beispiel Pflegeplätze in Wohngruppen ein (siehe Betreute Hausgemeinschaften).

Auch wenn eine Pflege zu Hause möglich ist und gut klappt, sollte für den Fall vorgesorgt werden, dass eine gravierende Verschlechterung des Zustands des Pflegebedürftigen oder eine sonstige Veränderung im häuslichen Umkreis eine Rundum-Betreuung außer Haus unausweichlich macht. Es ist gut zu wissen, welche Einrichtung im Ernstfall infrage kommt – und es hilft allen Beteiligten, frühzeitig und offen miteinander über einen möglichen Umzug zu sprechen.

Heime sind besser als ihr Ruf

Gegen Pflegeheime gibt es eine Reihe von Vorurteilen. Sie beschreiben die Wirklichkeit des Heimlebens allerdings nur einseitig:

- Oft hört man von alten Menschen, die im Heim schnell hinfällig wurden, weil ihnen die Umstellung zu schwerfiel. Der umgekehrte Fall ist in der Praxis jedoch ebenfalls zu beobachten: Ein zunehmend hilflos und einsam gewordener Mensch, der sich nicht mehr richtig ernährt hat und dabei zu verwahrlosen drohte, zieht ins Heim, erfährt dort Zuspruch, eine angemessene Pflege, isst und trinkt wieder regelmäßig und stabilisiert sich seelisch und körperlich allmählich.
- Einsamkeit im Heim: Im Heim sind pflegebedürftige Menschen häufig weniger einsam als zu Hause, wo sie vielleicht nur von einer einzigen Person gepflegt werden und kaum einmal andere Gesichter um sich herum zu sehen bekommen. Im Heim haben sie viel mehr Ansprechpartner.

Als mir die Situation zu einschränkend wurde...

„Ich habe meine demenzkranke Mutter zunächst vier Jahre lang weitgehend alleine als ihr einziges Kind (Sohn) in ihrem Haus bzw. meinem Elternhaus betreut. Mein Vater war gerade gestorben, als die Pflegezeit begann. Als mir diese Situation zu einschränkend für mein eigenes Leben wurde, habe ich meine Mutter – schweren Herzens muss ich sagen – in ein Alten- und Pflegeheim gegeben, wo ich sie jedoch seitdem (jetzt seit zirka drei Jahren) fast täglich für durchschnittlich eine Dreiviertelstunde besuche. Für mich sind diese Besuche in gewissem Sinne immer noch eine Fortsetzung der Pflege, nur eben in einem Ausmaß und Rahmen, der mir weit mehr Spielraum dafür lässt, daneben auch meine eigenen Pläne für mein Leben zu verfolgen."

Herr J.: „Bring mir mal den Bluckibumm...", aus: Gröning u. a.: Pflegegeschichten

- Die für manche bedrückende Vorstellung, im Heim „nur noch mit alten Leuten" zusammen zu sein, entspricht so nicht der Realität. Im Heim ergeben sich meist mehr Kontakte zu Menschen aller Generationen als in einer isolierten Situation zu Hause. Abgesehen von den Betreuern kommt stets Besuch ins Heim, gar nicht so selten ergeben sich Kontakte auch zu den Kindern und Enkeln anderer Mitbewohner.
- Ausgeliefertsein im Heim: Berichte über schlecht geführte Heime mit überlasteten und unqualifizierten Mitarbeitern haben skandalöse Verhältnisse ans Licht gebracht. Doch solche Zustände bleiben nicht über lange Zeit unentdeckt. Aufmerksame Angehörige erleben die Verhältnisse im Heim mit und können durchaus Einfluss nehmen. Es gibt zudem Kontrollinstanzen wie die Heimaufsichtsbehörde, den Medizinischen Dienst der Krankenkassen oder die Hausärzte. Auch in der Familie kann ein Pflegebedürftiger unter ungünstigen Umständen „ausgeliefert" sein, weil es außer der Pflegeperson niemanden gibt, an den er sich wenden kann. Immerhin hat die Pflegeversicherung Pflichtbesuche von Fachkräften vorgeschrieben. Doch diese können die Beziehungsdynamik in einer Familie bei einem solchen Besuch kaum in ihrer ganzen Tragweite erahnen.

Über das Elend in manchen Heimen wird viel berichtet, von den Missständen hinter den Türen mancher Privathaushalte ist dagegen kaum die Rede.

- Viel ist vom Elend in den Heimen die Rede. Für manche außenstehenden Besucher sind die Vorstellung und der Anblick vieler alter, gebrechlicher und verwirrter Menschen an einem Ort in der Tat abschreckend und deprimierend. Vom Elend in den Familien, die die Pflege nicht bewältigen können und in denen die Pflegebedürftigen alles andere als gut aufgehoben sind, vom Elend alleinstehender pflegebedürftiger Menschen, die immer hilfloser werden, schließlich vereinsamen und verwahrlosen, wird dagegen recht selten gesprochen. Dieses Elend bleibt häufig versteckt, für andere unsichtbar hinter der Wohnungstür.

Auch wenn der Umzug in ein Heim nicht freiwillig geschieht, sondern weil es nicht mehr anders geht und weil es vor Ort keine Alternative zu einer stationären Betreuung gibt: Man sollte versuchen, das Beste daraus zu machen. Wer das Heim von vornherein ablehnt, den Blick fest auf die negativen Seiten gerichtet, wird es schwer haben, sich dort einzugewöhnen und die Vorteile des umsorgten Lebens zu sehen.

Die richtige Wahl treffen

Die Pflegeheime in der Bundesrepublik sind von sehr unterschiedlicher Qualität. Ob der Umzug ins Heim für Pflegebedürftige eine positive oder negative Veränderung und Perspektive bedeutet, hängt entscheidend davon ab, ob die Einrichtung eine gute und engagierte Pflege in menschlich warmer Atmosphäre bietet. Deshalb kann bei der Frage, welches Heim in Betracht kommt, gar nicht sorgfältig genug geprüft werden.

Wenn Sie sich rechtzeitig und gründlich über die Möglichkeiten informieren, die die Pflegeheime am gewünschten Ort bieten, können Sie in Ruhe auswählen und wissen in etwa, was auf Ihren Angehörigen zukommt. Meist wird der Umzug in ein Heim kurzfristig nötig – dann ist es gut, bereits informiert zu sein, um nicht mit der erstbesten Einrichtung vorlieb nehmen zu müssen. Es ist zwar auch später immer noch möglich, in ein anderes Heim umzuziehen, doch bedeutet dies eine erneute Ein- und Umgewöhnung.

Früher wurden große Alten- und Pflegeheime vorzugsweise in Stadtrandlage gebaut. Heute zieht man kleinere Einheiten in verschiedenen Stadtteilen vor, damit die Bewohner ihre sozialen Kontakte leichter aufrechterhalten können. Für Neuankömmlinge im Heim besteht in der Regel die Möglichkeit, eigene Möbel mitzubringen und sich ihr Zimmer individuell einzurichten. Moderne Heime bieten meist Einzelzimmer mit eigenem Duschbad und WC, Ehepaare können kleine Apartments beziehen. Im besten Fall ist es möglich, statt auf einer „Station" in einer Gruppenwohnung mit eigener Küche zu leben (→ Seite 182). Im schlechtesten, auf herkömmlichen Pflege-

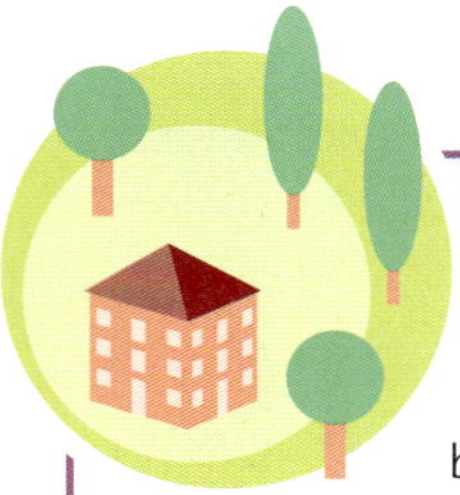

Altenheim und Seniorenresidenz

Das klassische Altenheim bietet hilfebedürftigen Senioren, die keinen eigenen Haushalt mehr führen können oder wollen, einen betreuten Platz zum Wohnen. Altenheimbewohnern steht in der Regel ein Einzelzimmer mit Bad, aber ohne Küche zur Verfügung. Die Hilfe- und Betreuungsleistungen sind umfangreicher als etwa beim Betreuten Wohnen (→ Seite 170), und das gesamte Angebot wird pauschal abgerechnet.

Seit Einführung der Pflegeversicherung wurden viele klassische Altenheimplätze in Pflegeplätze umgewandelt. Das traditionelle Altenheim verschwindet allmählich, denn Hilfebedürftige mit Pflegestufe werden heute überwiegend in Pflegeheimen betreut. Für Senioren ohne Pflegestufe ist das Betreute Wohnen häufig die bessere Alternative.

Als Luxusvariante des Altenheims können die privaten Wohnstifte oder Seniorenresidenzen gelten. Sie bieten ihren Bewohnern qualitativ hochwertige und meist sehr teure Wohnungen in bester Lage, hinzu kommen umfangreiche Betreuungs- und Serviceleistungen, Therapie- und Freizeitangebote. In den meisten Seniorenresidenzen können auch stärker Hilfebedürftige in ihren Wohnungen oder auf einer Pflegestation gepflegt werden.

Doch nicht immer halten die komfortabel gestalteten Residenzen, was sie in ihren Hochglanz-Prospekten, eindrucksvollen Internet-Auftritten und großformatigen Anzeigen versprechen. Auch unter den Betreibern von Wohnstiften gibt es schwarze Schafe, die zum Beispiel an der Qualifikation des Pflegepersonals sparen. Deshalb gilt bei der Auswahl eines Wohnstiftes genau wie bei der eines Heimes: Informieren Sie sich gründlich und prüfen Sie ganz genau, was Sie erwartet. Das betrifft auch das Preis-Leistungs-Verhältnis, vor allem bei eintretender Pflegebedürftigkeit.

Der pauschale „Pensionspreis" umfasst häufig sowohl die Betreuungs- wie die Mietkosten. Deshalb gelten für Wohnstifte in der Regel die Bestimmungen des Heimrechts. In manchen Häusern, vor allem in neuen Anlagen, verschieben sich allerdings die Grenzen zum Betreuten Wohnen: Hier wird ein Grundpaket aus Service- und Betreuungsleistungen angeboten, zusätzliche Dienstleistungen werden extra berechnet.

stationen leider noch häufigen Fall, müssen sich zwei Bewohnerinnen oder Bewohner ein Zimmer teilen. Dann ist auch der Platz für eigene Möbel und eine persönliche Gestaltung des Raumes begrenzt.

Ein gutes Heim ist vor allem ein menschlich gut geführtes Heim – was sich neben der Zufriedenheit der Bewohner auch an der des Personals bemerkbar macht. Mit der Betreuung steht und fällt die Lebensqualität in den Heimen. Doch hieran mangelt es vielerorts – schuld ist meist die chronische Personalnot. Diese ist vor allem das Ergebnis sozialpolitischer Entscheidungen (Stichwörter: Stellenpläne, Pflegesätze, Ausbildungssituation, Tariflohn); seltener trägt dafür einzig die Heimleitung die Verantwortung. Wichtig ist jedoch, wie diese mit den Problemen umgeht – ob sie lediglich den Mangel verwaltet oder versucht, auf einfallsreiche Weise das Beste aus den beschränkten Möglichkeiten zu machen. Ist die Arbeitsatmosphäre im Heim kollegial und motivierend, wird das Engagement der Mitarbeiterinnen und Mitarbeiter auch unter widrigen Umständen nicht so schnell erlahmen.

Wie finde ich ein gutes Pflegeheim?

Auskünfte über Heime vor Ort erhalten Sie bei der Gemeindeverwaltung, beim Sozialamt, bei den lokalen Büros der großen Wohlfahrtsverbände, bei ambulanten Pflegediensten sowie den Sozialdiensten der Krankenhäuser. Im jährlich aktualisierten „Altenheim-Adressbuch“ (Vincentz-Verlag → Seite 221) sind sämtliche bundesdeutschen Einrichtungen der stationären Altenhilfe verzeichnet. Die Daten finden Sie auch im Internet unter **www.altenheim-adressen.de**.

Informationen, Gespräche, Probewohnen

Rufen Sie als erstes bei mehreren, Ihnen geeignet erscheinenden Einrichtungen an, und bitten Sie um Informationsmaterial. Üblicherweise werden Sie einen Prospekt mit einer Selbstdarstellung des Heims und seines Leistungsspektrums bekommen. Fragen Sie auch nach einer Preisliste, nach der Pflegekonzeption sowie der Hausordnung. Treffen Sie anhand dieser ersten Informationen eine Vorauswahl. Achten Sie darauf, wie bereitwillig und umfangreich, freundlich und kompetent man Ihnen Auskunft gibt. Am besten verabreden Sie danach einen Gesprächs- und Besichtigungstermin mit den Leitungen der

Heime, die Sie in die engere Wahl ziehen. Bereiten Sie diese Termine gut vor, überlegen Sie, was für die Betreuung des Pflegebedürftigen besonders wichtig ist, und schreiben Sie sich die entsprechenden Fragen auf. Anhaltspunkte können die ab Seite 191 genannten Auswahlkriterien geben. Vereinbaren Sie die Besichtigung des Heims vor dem Gespräch, denn viele Fragen stellen sich erst vor Ort. Scheuen Sie sich nicht, einen weiteren Termin zu vereinbaren, wenn sich im Nachhinein weitere Fragen ergeben oder die Zeit nicht ausgereicht hat, um alles Wichtige zu klären.

Schauen Sie sich die in Betracht kommenden Heime genau an, möglichst zusammen mit dem Betreuten. Vielleicht können Sie gemeinsam an einer Mahlzeit teilnehmen, oder Sie besuchen eine vom Heim organisierte Veranstaltung. Viele Heime bieten künftigen Bewohnern inzwischen ein befristetes Probewohnen an. Auch eine vielleicht ohnehin notwendige Kurzzeitpflege (→ Seite 161) kann für Pflegebedürftige und Angehörige eine sehr gute Gelegenheit sein, ein Heim besser kennen zu lernen und zu erproben, wie man sich dort aufgehoben fühlt.

Was ist wichtig?

Das in allen Punkten ideale Heim wird es wahrscheinlich nicht geben – deshalb ist es sehr wichtig, Prioritäten zu setzen und darauf zu achten, einen guten Kompromiss zu finden. In den wesentlichen Dingen sollten Sie jedoch keine Abstriche hinnehmen. So sind die Qualität der Pflege und die menschliche Atmosphäre in jedem Fall wichtiger als ein großer schöner Garten oder die moderne, baulich und technisch perfekte Ausstattung des Heimgebäudes.

Entscheidend sind die Qualität der Betreuung und die menschliche Atmosphäre. Dazu gehört Rücksicht auf die persönlichen Vorlieben und Gewohnheiten der Bewohner.

Die Wahrung der Individualität der Bewohner ist ebenfalls ein entscheidender Punkt. Je gleichförmiger und starrer die täglichen Abläufe in einem Heim geregelt sind, desto weniger kann auf die Bedürfnisse Einzelner eingegangen werden. Wer selbst über einfachste Dinge des Lebens (wann sie oder er aufstehen, sich waschen, essen möchte) nicht mehr entscheiden kann, sondern sich völlig an die Strukturen und Regeln eines Heims anpassen muss, verliert allmählich den Sinn für persönliche Vorlieben und Abneigungen, Bedürfnisse und Interessen. Flexible Regelungen, zum Beispiel bei den Essens- und Ruhezeiten, erlauben dagegen Freiräume und wirken motivierend. Größtmögliche Flexibilität, Wahl-, Kontroll- und Entscheidungsmöglichkeiten für die Bewohner reduzieren die Gefahr der allmählichen Hospitalisierung, also des Abstumpfens, wie es in herkömmlichen Heimen oft zu beobachten ist.

Auswahlkriterien

- *(Stand-)Ort des Heims:* Ideal ist eine stadtteilbezogene Lage, möglichst in der Nähe der alten Wohnung, damit alte Freundschaften und Nachbarschaften nicht aufgegeben werden müssen. Die Lage des Altenheims sollte es Verwandten, Freunden und Bekannten nicht erschweren, „auf einen Sprung" vorbeizukommen. Außerdem erleichtert es die Umstellung auf das Heimleben, sich nicht auch noch außerhalb in einer völlig neuen Umgebung zurechtfinden zu müssen.
- *Träger des Heims:* Wenn das Heim von einem privaten Träger geführt wird, erkundigen Sie sich, wie es finanziert wird und ob der Träger mit den Pflegekassen einen Kostenübernahmevertrag abgeschlossen hat. Dies ist die Voraussetzung dafür, dass die Pflegekosten von der Pflegeversicherung übernommen werden. Fragen Sie nach den Qualifikationen der Heimleiterin oder des Heimleiters. Oft sind Leiter privater Heime Kaufleute und führen ihr Haus vorwiegend nach wirtschaftlichen Kriterien. Wenn dann noch qualifizierte Fachkräfte fehlen, ist Misstrauen geboten.
- *Qualität der Betreuung:* Hier ist vor allem die Personalausstattung wichtig, das heißt die Anzahl und die Qualifikation der Altenpflegerinnen und Altenpfleger. Es ist gesetzlich vorgeschrieben, dass die Hälfte des Pflegepersonals eine abgeschlossene Ausbildung haben muss.
- *Architektur und Innenausstattung:* Gefällt Ihnen das Haus mit seinen Zimmern und Gemeinschaftseinrichtungen? Hat es einen Garten, haben die Zimmer Balkone, gibt es einen Park in der Nähe? Ist die Anlage großzügig und freundlich gestaltet? Lassen sich die Zimmer individuell möblieren?

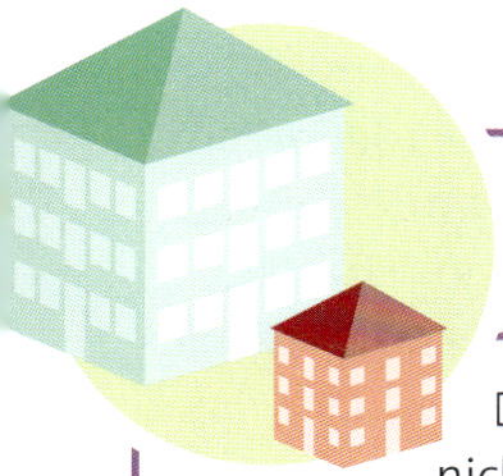

Größe und Bewohnerzahl

Diese Daten sagen zwar nicht viel über die Qualität der Versorgung aus, können aber je nach individueller Vorliebe über die Wahl eines Heims entscheiden. So gibt es private Miniheime, deren Bewohner in familiärer Atmosphäre versorgt werden. Das andere Extrem sind große Heimanlagen, die zwar anonymer sind, ihren Bewohnern aber in der Regel vielfältigere Leistungen bieten können.

- *Atmosphäre:* Eine angenehme, offene und lebendige Atmosphäre der Einrichtung sagt viel aus über die Lebensqualität im Haus. Achten Sie auf Ihr Gefühl: Wenn sich der Pflegebedürftige aus irgendeinem Grund nicht wohl fühlt, sollten Sie das ernst nehmen.
- *Wahrung der Intimsphäre und Individualität:* Bekommen die Bewohner eigene Haus- und Zimmerschlüssel? Können sie über ihr Taschengeld verfügen? Ist der Tagesablauf flexibel und richtet sich nach den Bedürfnissen der Bewohner? Wenn es eine schriftlich verfasste Heimordnung gibt: Ist sie angemessen, in freundlichem Ton verfasst oder schränkt sie die Bewohner unnötig ein?
- *Therapeutisches Angebot:* Woraus besteht es, und wird es von entsprechend ausgebildeten Therapeuten geleitet? Wichtig sind Möglichkeiten, die körperliche und geistige Beweglichkeit zu erhalten, also zum Beispiel Angebote wie Schwimmen, Gymnastik oder Bewegungsspiele, Gedächtnistraining oder Kreativkurse, regelmäßige Mobilisation bei Bettlägerigen. Die Betreuung Demenzkranker erfordert besondere Konzepte, wie zum Beispiel biografisch orientierte oder „erlebnisbezogene" Pflege.
- *Rehabilitation und fördernde Pflege:* Ist die Pflege im Heim darauf ausgerichtet, verlorengegangene Kräfte wiederzuerlangen? Wenn lediglich die Grundpflege gewährleistet ist, ist dies zu wenig. Können sich die Bewohner an alltäglichen, zum Beispiel hauswirtschaftlichen Tätigkeiten betei-

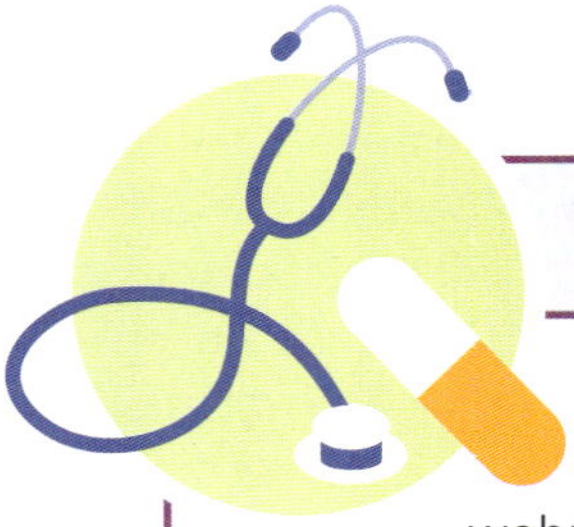

Ärztliche Betreuung

Die freie Arztwahl sollte möglich sein, also zum Beispiel die Betreuung durch den gewohnten Hausarzt. Die zusätzliche Betreuung durch einen geriatrisch ausgebildeten Arzt ist jedoch sinnvoll. Fragen Sie nach dem Umgang mit Medikamenten. Wenn positiv hervorgehoben wird, dass man versucht, möglichst wenig Medikamente zu geben, ist das ein gutes Zeichen dafür, dass Schwierigkeiten in diesem Heim anders gelöst werden als durch die Gabe von Beruhigungsmitteln.

Gemeinschaftseinrichtungen und Freizeitangebote

Fragen Sie nach den regelmäßig angebotenen Aktivitäten: Kurse, Gruppen, kulturelle Veranstaltungen, Gesprächskreise? Gibt es eine Bibliothek, einen Bewohnertreff wie zum Beispiel ein Café? Ist das Heim mit seinen Angeboten und Veranstaltungen auch für interessierte Besucher aus der Nachbarschaft offen? Auch wenn vielfältige Aktivitäten nicht für jeden Menschen gleich wichtig sind, sind sie doch ein guter Hinweis auf das Engagement des Heims für seine Bewohner.

ligen, werden ihre noch vorhandenen Fähigkeiten gefördert? Stehen den Bewohnern genügend geeignete Hilfsmittel (→ Seite 127) zur Verfügung, um möglichst viele Alltagsverrichtungen selbst erledigen zu können?

- *Seelsorgerische Betreuung:* Gibt es persönlichen Beistand? Ist eine Sterbebegleitung gewährleistet, werden Angehörige einbezogen?
- *Qualität der Mahlzeiten:* Der Speiseplan im Heim sollte abwechslungsreich sein und viel frisches Gemüse und Obst bieten. Auswahlmenüs und einigermaßen flexible Essenszeiten sind wünschenswert, „Extrawürste" wie das gewohnte Glas Bier zum Abend sollten möglich sein. Auswahlmenüs und flexible Essenszeiten sind angemessen. Die Existenz einer Diätassistentin lässt darauf schließen, dass für Diabetiker angemessen gesorgt wird.
- *Esskultur:* Die Mahlzeiten dienen nicht nur der Nahrungsaufnahme. Sie sind besonders im Heim ein wichtiges tages- und wochenstrukturierendes, aktivierendes und gemeinschaftsförderndes Element. Deshalb ist die Atmosphäre, in der gegessen wird, von großer Bedeutung: Ist der Speiseraum gemütlich und einladend, werden die Tische ansprechend gedeckt, ist das Essen appetitlich angerichtet?
- *Tierhaltung:* Ein Haustier ist für viele Pflegebedürftige eine wichtige Quelle der Freude und Anregung – die Möglichkeit, ein Haustier zu halten, spricht ebenfalls für das Heim.

- *Dienstleistungen:* Können die Bewohner im Heim Dinge des persönlichen Bedarfs einkaufen, zum Friseur gehen, eine Fußpflege bestellen?
- *Telefon und Medien:* Ist das Zimmer mit einem Telefon-, TV-, eventuell auch Internetanschluss ausgestattet? Die Verbindung zur Welt außerhalb des Heims sollte so problemlos und vielfältig wie möglich sein.

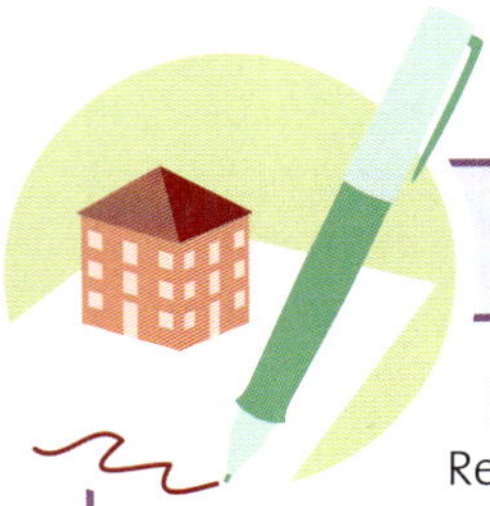

Der Heimvertrag

Im Heimvertrag sind die Rechte und Pflichten von Heimträger und Heimbewohner festgeschrieben. Er sollte klar und nachvollziehbar formuliert sein. In der Einleitung sollten das Selbstverständnis und die Grundlagen der Arbeit des Heims beschrieben sein, die Heimordnung dem Vertrag beigefügt sein.

Wie sich bei Überprüfungen immer wieder zeigt, entsprechen viele Klauseln in Heimverträgen aber nicht den Anforderungen des derzeitig noch geltenden bundeseinheitlichen Heimgesetzes, des Pflegeversicherungsgesetzes oder des Verbraucherschutzrechts. Ein häufiger Mangel ist die wenig detaillierte Beschreibung der Heimleistungen. Alle vom Heim zu erbringenden Leistungen sollten möglichst präzise und übersichtlich aufgeführt sein – denn was nicht vereinbart wurde, kann später auch nicht eingefordert werden. Bei allzu kurzen Heimverträgen ist deshalb Misstrauen angebracht.

Um zu überprüfen, ob der Vertrag keine rechtswidrigen Klauseln enthält, ist es ratsam, sich von der Verbraucherzentrale (Adressen in Wohnortnähe unter **www.verbraucherzentralen.de**) oder einem Anwalt beraten zu lassen.

Oft beanstandete Klauseln aus Heimverträgen sind zum Beispiel:

- *Abwesenheit des Heimbewohners:* Bei einer vorübergehenden Abwesenheit des Bewohners (von mehr als drei Tagen pro Abwesenheit) müssen ersparte Aufwendungen des Heims wie zum Beispiel Verpflegungskosten angerechnet werden.
- *Haftungsfragen:* Häufig versuchen Heimbetreiber, ihre Haftung einzuschränken, die der Heimbewohner dagegen auszudehnen. So sind Klauseln, wonach ein Heimbewohner für Schäden, die seine Gäste im Heim verursachen, Ersatz zu leisten hat, ungültig. Heimbewohner können nur für Schäden haftbar gemacht werden, die sie selbst verschulden. Eine Haftung für Dritte besteht nur in Ausnahmefällen. Ebenso unwirksam ist ein Ausschluss der Haftung für vom Personal verursachte Schäden durch leichte Fahrlässigkeit, wenn es sich um Körperverletzungen oder Gesundheitsschäden handelt.
- *Verwaltetes Vermögen:* Wenn die Heimleitung auf Wunsch des Heimbewohners Geldbeträge verwaltet, ist eine Aufrechnungsbefugnis unzulässig, das heißt, ausstehende Heimkostenforderungen

- *Angehörigenarbeit:* Wird das Engagement der Angehörigen vom Heim gefördert? Gibt es zum Beispiel einen Angehörigengesprächskreis oder -beirat, regelmäßige Angehörigenabende, Gästezimmer für entfernt wohnende Angehörige? Werden Angehörige in die Pflege einbezogen? Gibt es feste Ansprechpartner unter den Pflegekräften für Bewohner und ihre Angehörigen?

dürfen nicht aus dem verwalteten Vermögen beglichen werden.

- *Überweisungs- oder Verlegungsklausel:* Klauseln, mit denen der Heimbewohner pauschal zustimmt, dass er „bei Bedarf auf ärztliche Anweisung in ein Krankenhaus überwiesen werden kann", „bei Pflegebedürftigkeit mit einer Verlegung auf die dem Heim angeschlossene Pflegestation einverstanden" ist oder „der Bewohner mit einem Umzug in einen anderen Raum einverstanden ist, falls dies nach begründeter Erklärung des Heims aus zwingendem betrieblichen Anlass erforderlich ist", sind unwirksam. Ausnahme: Wenn ein Ehepartner eines gemeinsam in einem Doppelzimmer/Apartment untergebrachten Ehepaars stirbt, kann das Heim eine Verlegung anordnen, wenn das Einzelzimmer den bisherigen Räumen hinsichtlich Lage und Ausstattung gleichwertig ist.
- *Selbstbestimmungsrecht:* Klauseln wie „den Aufforderungen der Heimleitung ist Folge zu leisten" sind unzulässig, weil sie die Bewohner bevormunden.
- *Kostendarstellung:* Die zu zahlenden Entgelte sollten aufgeschlüsselt sein nach Pflegekosten (Pflegestufen), Hotelkosten (Unterkunft, Verpflegung), Investitionskosten (bauliche Maßnahmen), Ausbildungskosten. Es muss deutlich werden, für welche Kosten der Bewohner selbst aufkommen muss.
- *Erhöhung des Entgelts:* Nach der für alle Heimverträge verbindlichen Vorschrift des Paragrafen 7 Abs.1 HeimG kann das vertraglich vereinbarte Entgelt nur erhöht werden, wenn sich die bisher geltenden Berechnungsgrundlagen geändert haben und das erhöhte Entgelt „angemessen" ist.

  Eine Erhöhung muss vom Heimträger schriftlich geltend gemacht und begründet werden. Als Begründung reicht der pauschale Hinweis auf „allgemeine Kostensteigerungen" nicht aus. Es muss genau begründet und auf Verlangen auch nachgewiesen werden, welche Einzelleistungen sich in welchem Maße verteuert haben.
- *Ende des Vertragsverhältnisses:* Nach dem Heimgesetz endet das Vertragsverhältnis grundsätzlich mit dem Tod des Bewohners. Danach dürfen, sofern dies im Vertrag vereinbart wurde, allein die Unterkunfts- und Investitionskosten für längstens zwei Wochen weiterberechnet werden.

- *Mitspracherecht:* Fragen Sie nach den Aktivitäten des Heimbeirats, nach Mitbestimmungs- und Beschwerdemöglichkeiten der Bewohner.
- *Ausprobieren:* Ist ein Probewohnen möglich, zum Beispiel im Rahmen einer Kurzzeitpflege (→ Seite 161)? Wie reagiert die Heimleitung auf kritische Fragen? Wenn sie sie detailliert beantwortet und sich entgegenkommend verhält, sodass Sie sich mit Ihrem Bedürfnis nach Information ernst genommen fühlen, können Sie davon ausgehen, dass die Qualitätsansprüche des Heims nicht nur auf dem Papier bestehen.

Kosten der Pflege im Heim

Die Pflegeheimsätze liegen im Bundesdurchschnitt mittlerweile bei monatlich um die 3 000 Euro. Viele Pflegebedürftige müssen deshalb damit rechnen, dass bei einem Umzug ins Heim ihre gesamte Rente verbraucht wird und sie vorhandenes Vermögen zur Deckung der Heimkosten einsetzen müssen. Die Gesamtkosten schwanken je nach Pflegestufe, Standort und Ausstattung des Heims.

Die Pflegeversicherung bezuschusst nur die pflegebedingten Kosten, je nach Pflegestufe also monatlich bis zu 1 470Euro (ab 1.1.2010 1 510, ab 1.1.2012 1 550 Euro). Bei der Heimpflege schließen diese auch die Kosten für die medizinische Behandlungspflege ein, im Gegensatz zur Vergütung bei der ambulanten Pflege. Die Kosten für die Unterbringung und die Verpflegung, meistens auch ein Beitrag zu den Investitionskosten des Heims sowie für Zusatzleistungen müssen selbst getragen werden.

Wenn die Pflegekosten den von der Kasse gezahlten Betrag übersteigen und der Restbetrag zusammen mit den „Hotelkosten" höher ist als die Rente, springt das Sozialamt ein, wenn kein eigenes Vermögen eingesetzt werden kann und auch die Kinder des Pflegebedürftigen den fehlenden Betrag nicht übernehmen können. Die Kinder können nur bis zu einem maximalen Betrag herangezogen werden, der sich nach ihrem Einkommen bemisst. Ihre Belastung muss zumutbar sein. Bereits bestehende Unterhaltsverpflichtungen

TIPP

Pflegewohngeld

Die Sozialämter einiger Bundesländer (Schleswig-Holstein, Hamburg, Nordrhein-Westfalen, Saarland) gewähren Bedürftigen ein Pflegewohngeld zur Deckung der Investitionskosten stationärer Einrichtungen. Genaue Informationen hierzu erteilen die zuständigen Sozialämter.

anderen gegenüber, zum Beispiel geschiedenen Partnern und gemeinsamen Kindern, senken die Unterhaltspflicht gegenüber den Eltern. Da sich die Unterhaltspflicht von Angehörigen nur auf Kinder und Eltern bezieht, können gut verdienende Schwiegertöchter oder -söhne vom Sozialamt nicht herangezogen werden.

Einstufung des Pflegebedarfs im Heim

Wer in einem Pflegeheim lebt, gilt nicht automatisch als pflegebedürftig im Sinne des Pflegeversicherungsgesetzes. Die Pflegebedürftigkeit wird im Heim genauso wie zu Hause oder in einer ambulant betreuten Wohngemeinschaft durch ein Gutachten des Medizinischen Dienstes der Krankenkassen (MDK) festgestellt beziehungsweise eingestuft. Die Mitarbeiter des MDK besuchen die Pflegebedürftigen im Heim. Die Situation unterscheidet sich formal kaum vom Hausbesuch. Auch im Heim überprüft der MDK neben dem Grad der Pflegebedürftigkeit die Bedingungen der Pflege, eben das „häusliche Umfeld" der Einrichtung. Für die Beurteilung der Pflegestufe zieht er auch die Pflegedokumentation der Station heran.

Durch den Umzug in ein Pflegeheim ändert sich zunächst auch nichts an einer vorher bereits erfolgten Einstufung. Eine eventuell notwendige Höherstufung muss stets neu beantragt werden. Lediglich bei Pflegebedürftigen der Pflegestufe III zahlt die Pflegekasse die Sätze für die stationäre Pflege ohne besondere Prüfung.

Damit die Sätze für eine stationäre Pflege bewilligt werden, muss der MDK auch feststellen, dass eine stationäre Versorgung überhaupt notwendig ist. Dabei spielen die persönliche Situation des Pflegebedürftigen und die seiner Angehörigen eine entscheidende Rolle. Kriterien für eine stationäre Versorgung sind:

- wenn der Hilfebedürftige alleinstehend ist (beziehungsweise niemanden hat, der ihn pflegen kann) und auch mit ambulanter Unterstützung nicht mehr in der Lage, sich selbst zu versorgen;
- wenn eine häusliche Pflege von vornherein nicht möglich ist, weil sich die Wohnung dafür nicht eignet;
- wenn es Anzeichen von Verwahrlosung oder Selbst- und Fremdgefährdung gibt;
- wenn die bisherige Pflegeperson nicht mehr in der Lage ist, die Pflege zu Hause weiterzuführen.

Pflegebedürftige, die in ein Pflegeheim ziehen wollen, obwohl sie ambulant zu Hause versorgt werden könnten, haben lediglich Anspruch auf einen Zuschuss zu den Kosten der Heimpflege in Höhe der Sätze für Pflegesachleistungen ihrer jeweiligen Pflegestufe (→ Seite 116).

Die Kassen und das Sozialamt übernehmen die Heimkosten nur, wenn eine ambulante Pflege nicht mehr möglich ist. Übernimmt das Sozialamt die Kosten, wird die gesamte Rente monatlich an das Sozialamt abgeführt. Den Heimbewohnern bleibt lediglich ein Taschengeld. Vorhandene Vermögenswerte können bis zu einer bestimmten Grenze zur Zahlung des Heimplatzes eingefordert werden. Sparbeträge bis zu 2 600 Euro sind geschützt, ebenso Familienerbstücke.

Möglichkeiten und Grenzen

Gute Pflegeheime sollten eine umfassende persönliche Betreuung in freundlicher Atmosphäre und Umgebung bieten. Auch wenn die Situation auf den Pflegestationen vielerorts noch weit vom Ideal entfernt ist: Die berüchtigte „Satt-und-sauber"-Pflege in nüchterner Krankenhausatmosphäre gehört zunehmend der Vergangenheit an.

Die größten Probleme ergeben sich nach wie vor aus dem Personalmangel. Die rigide Sparpolitik im Gesundheits- und Pflegebereich erschwert eine engagierte und aktivierende, an den persönlichen Bedürfnissen der Heimbewohner orientierte Pflege. Vor allem die so wichtige psychologisch-soziale Betreuung bleibt auf der Strecke, wenn zu wenig Personal zu viele Pflegebedürftige versorgen soll.

Angehörige von Heimbewohnern sollten weiterhin für ihre pflegebedürftigen Nächsten da sein, sich für sie verantwortlich fühlen, sie möglichst oft besuchen und sich für ihr Wohlergehen einsetzen. Wer als Pflegebedürftiger im Heim immer seltener Besuch bekommt, wird sich zu Recht „abgeschoben" fühlen.

Die Zeitknappheit durch Personalmangel macht es den Pflegekräften oft unmöglich, wirkliche Ansprechpartner für die Bewohner zu sein, für Sorgen und Nöte ein offenes Ohr zu haben, Beistand leisten zu können. Wo nur das Nötigste erledigt werden kann, bleibt keine Zeit mehr für persönliche Zuwendung und Gespräche.

Umso wichtiger ist es, dass Angehörige von Heimbewohnern weiterhin für ihre pflegebedürftigen Nächsten da sind, auch wenn sie nicht mehr bei ihnen leben. Für sie da zu sein bedeutet, sich weiterhin verantwortlich zu fühlen, sie oft zu besuchen und sich für ihr Wohlergehen einzusetzen: aufmerksam zu beobachten, wie es ihnen im Heim geht und bei Missständen beherzt einzugreifen. Darüber hinaus können sich Angehörige auch im Heimbeirat engagieren (→ Seite 200).

Überforderung der Pflegenden kann nicht nur in der Familie, sondern auch im Pflegeheim zur „gefährlichen Pflege“ führen (oder gar zu Gewalthandlungen), einer Unterversorgung, die den Pflegebedürftigen schadet. Einige derartige Fälle haben als Heimskandale traurige Berühmtheit erlangt.

Der Umgang mit dem Tod sagt viel über ein Pflegeheim aus. Noch immer wird der Tod im Pflegeheimalltag häufig ausgeblendet, obwohl er hier doch so nah ist. So ist das Pflegepersonal nur selten wirklich darauf vorbereitet, seelischen Beistand zu leisten oder Schwerkranken ihre letzten Tage durch eine angemessene Schmerzbehandlung zu erleichtern. Es kommt immer noch vor, dass Sterbende aus Zeitmangel oder Hilflosigkeit alleingelassen werden.

Statt Sterbende von den anderen Bewohnern zu isolieren, wäre es wichtig, diese über den nahen Tod eines Mitbewohners zu informieren, damit sie von ihm Abschied nehmen können. Rituale wie Andachten oder Abschiedszeremonien für verstorbene Bewohner helfen, der Trauer Ausdruck zu geben.

Allein unter vielen

Viele Menschen, die ins Heim umziehen, tun sich – nach oft jahrelangem Alleinleben oder in der vertrauten Nähe des Partners oder der Familie – schwer damit, relativ eng mit vielen anderen und zunächst fremden Menschen in einem Gebäude zusammenzuleben. Die Alltags- und Freizeitaktivitäten im Heim bieten zwar Gelegenheiten, erste Kontakte zu knüpfen und mit der Zeit vielleicht sogar neue Freundschaften aufzubauen. Doch nicht immer gelingt es, persönliche Beziehungen zu anderen Heimbewohnern herzustellen, und auch unter vielen anderen Menschen ist man vor Einsamkeitsgefühlen nicht unbedingt gefeit. Erschwerend kommt hinzu, dass viele Bewohner von Pflegeheimen an Demenzerkrankungen leiden oder bettlägerig sind, sodass sie kaum ansprechbar und nicht in der Lage sind, auf andere zuzugehen.

Besuche von draußen, von Verwandten, Freunden und Bekannten, bleiben für Pflegeheimbewohner besonders wichtig. Sie sind die Verbindung zum Leben außerhalb der ganz eigenen Welt des Heims und zum normalen Alltag. Gespräche mit und Zuwendung von vertrauten Menschen sind niemals zu ersetzen, auch nicht durch eine noch so gute professionelle Betreuung.

Rechte und Mitbestimmung im Heim

Alle Heime, ob staatlich, freigemeinnützig oder privat, unterliegen dem Heimgesetz und darauf basierenden Verordnungen (zum Beispiel Heimmitwirkungs-, Heimmindestbau- und Heimpersonalverordnung).

Das Gesetz soll die Interessen der Heimbewohner schützen und ihre Selbstständigkeit und Selbstverantwortung wahren und fördern, außerdem die Einhaltung der Pflichten des Heimträgers und die Mitwirkung der Heimbewohner sichern. Es enthält außerdem gesundheitspolizeiliche, gewerbe- und ordnungsrechtliche Bestimmungen. Die Heimmindestbauverordnung regelt bauliche Anforderungen, die ein Heim erfüllen muss, die Heimpersonalverordnung enthält Vorschriften zur Qualifikation der Beschäftigten und der Heimleitung. Das Heimgesetz regelt auch die Ausgestaltung der Heimverträge und schreibt ein angemessenes Preis-Leistungs-Verhältnis vor.

Für die Beachtung des Heimgesetzes sind die Heimaufsichtsbehörden der Länder zuständig. Kontrollen einzelner Heime finden jedoch eher selten statt. Auch die Pflegekassen sind gehalten, Qualitäts- und Wirtschaftlichkeitsprüfungen durchzuführen. Da es Abrechnungsmanipulationen nicht nur im Bereich der ambulanten Pflege, sondern auch bei den Pflegeheimen gibt, sollten auch Angehörige von Zeit zu Zeit prüfen, ob das Heim korrekt abrechnet.

Laut Heimgesetz soll in jedem Heim aus den Reihen der Bewohner ein Heimbeirat gewählt werden, der die Interessen der Heimbewohner gegenüber der Heimleitung vertritt und beispielsweise Verbesserungsvorschläge macht, was die Freizeitgestaltung, das Essen oder die pflegerische Versorgung anbelangt. Er kann auch Veranstaltungen organisieren oder an Umgestaltungen mitwirken.

Der Heimbeirat hat allerdings keine wirklichen Mitbestimmungsrechte. Das im Gesetz definierte Recht zur Heimmitwirkung bewegt sich zwischen Informations- und Anhörungsrecht und Mitbestimmung.
In der Praxis hängt es vom Wohlwollen und der Kooperationsbereitschaft der Heimleitung ab, wie viel Mitgestaltungsmöglichkeiten dem Beirat zugestanden werden – und vom Engagement der Beiratsmitglieder, wie sie diese Möglichkeiten nutzen. Wenn sich in einem Heim keine aktiven Bewohner finden, die ein solches Amt ausüben möchten oder können, besteht auch die Möglichkeit, Angehörige oder Mitglieder einer Seniorenvertretung in den Heimbeirat zu wählen.

Weitere Informationen finden Sie in der Broschüre des Bundesministeriums für Familie, Senioren, Frauen und Jugend *Ihre Rechte als Heimbewohnerinnen und Heimbewohner*. Sie kann kostenlos bestellt werden beim BmFSFJ, 11018 Berlin, Service-Telefon: 0 180 1/90 70 50, oder im Internet unter **www.bmfsfj.de** (Stichwort „Publikationen“) heruntergeladen werden.

Das Pflegeheim nimmt den Angehörigen die Versorgung ihrer hilfebedürftigen Nächsten ab. Das setzt Kräfte und Zeit frei, die für Besuche genutzt werden können. Wer als Pflegebedürftiger im Heim immer seltener Besuch bekommt, wird sich zu Recht abgeschoben fühlen. Jeder, der Verwandte oder Freunde hat, die in einem Heim leben, sollte deshalb möglichst häufig bei ihnen vorbeischauen, sie vielleicht auch zu sich nach Hause einladen oder mit ihnen etwas außerhalb des Heimes unternehmen.

Engagement als Angehöriger

Versuchen Sie, Ihre Besuche im Heim aktiv zu gestalten, also die Besuchszeit nicht nur passiv abzusitzen – es sei denn, Ihr Angehöriger zieht es ausdrücklich vor, in Ruhe mit Ihnen zusammenzusein und vielleicht einfach miteinander zu schweigen. Bringen Sie andere Besucher mit, animieren Sie Verwandte, Freunde und Bekannte immer wieder zu Besuchen. Über den Besuch von Kindern freuen sich viele Pflegebedürftige besonders.

Abgesehen von Gesprächen, gemeinsamen Spaziergängen, Spielen und Besuchen im Café können Sie sich vielleicht an der Pflege beteiligen, zum Beispiel beim Essen helfen oder zusammen Bewegungsübungen machen. Sprechen Sie mit den betreuenden Pflegekräften darüber, was Sie tun können – über das ehrlich gemeinte Engagement von Angehörigen freuen sich diese immer.

Das Verhältnis zwischen Angehörigen und Pflegekräften in Heimen gestaltet sich nicht immer spannungsfrei. Häufig bestehen gegenseitige Vorurteile, kennen die Angehörigen nicht den Arbeitsalltag im Pflegeheim, und die Pflegekräfte nicht die Situation der Angehörigen. Manche Angehörige kämpfen zum Beispiel mit Schuldgefühlen, weil sie ihre pflegebedürftige Mutter oder ihren Ehemann nicht selbst zu Hause pflegen (können). Sie stellen daher an die Pflegekräfte höchste Ansprüche, die diese gar nicht erfüllen können, und reagieren überkritisch auf deren „ungenügende“ Bemühungen. Manche Pflegekräfte wiederum fassen die Sorge der Angehörigen um ihre Nächsten als unbegründete Nörgelei und Undank auf. Berechtigte Kritik anzunehmen, Missverständnisse offen miteinander zu klären und gegenseitiges Verständnis aufzubringen, fällt dann schwer. Im Interesse des Pflegebedürftigen ist es jedoch wichtig, dass sich beide Seiten um ein gutes Verhältnis zueinander bemühen. Als Angehörige sollten Sie vorschnelle Urteile und Besserwisserei vermeiden. Fragen Sie bei Problemen freundlich und sachlich nach, bewahren Sie sich Offenheit und Anteilnahme gegenüber der Situation und den vielfachen Belastungen der Pflegenden. Wenn Sie spüren, dass diese Ihnen mit Vorbehalten begegnen, sollten Sie auch Ihr eigenes Verhalten selbstkritisch prüfen.

Gehen Sie Konflikten aber nicht aus dem Weg. Klären Sie diese in offenen Gesprächen mit der Pflegekraft, mit der Sie Meinungsverschiedenheiten haben. Wenden Sie sich erst an Dritte, wenn keine Einigung gelingt.

Manche Heime tun von sich aus etwas für eine gute Zusammenarbeit und Verständigung mit Angehörigen: Sie bieten zum Beispiel regelmäßige Angehörigenabende an, in denen auch Probleme angesprochen werden können und gemeinsam nach Lösungen gesucht wird.

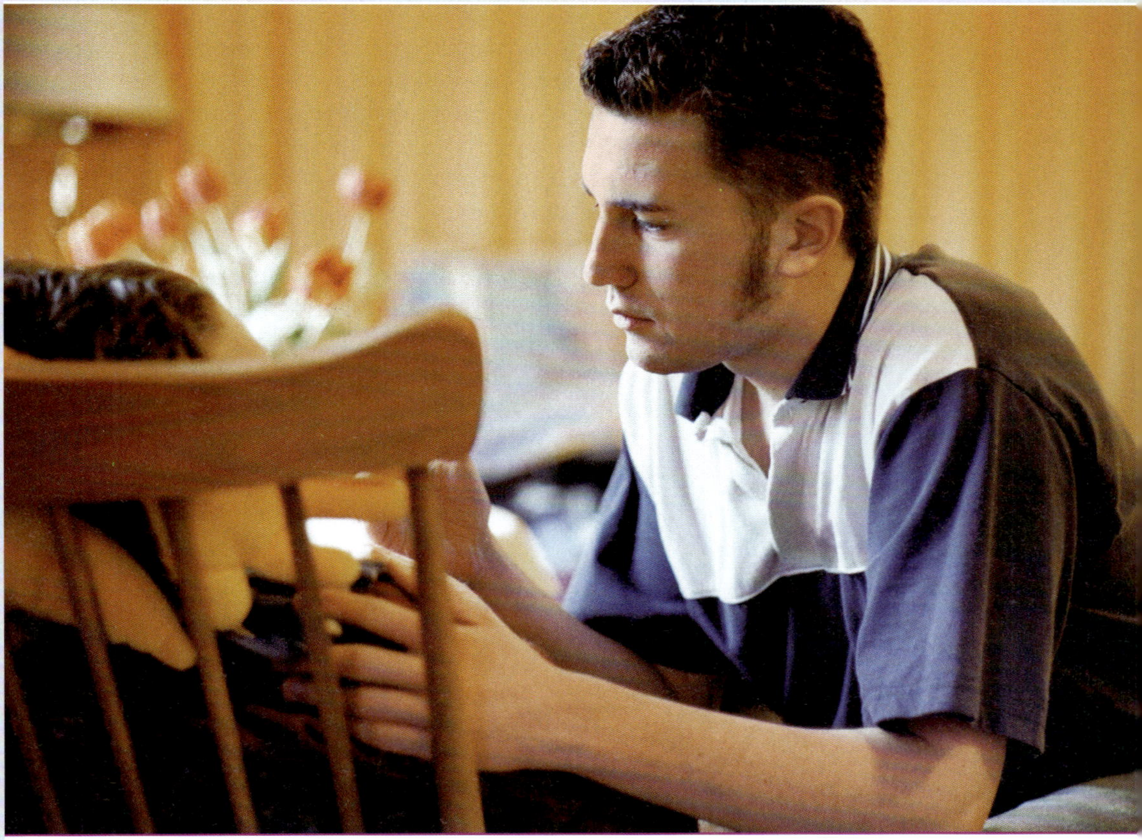

Sterben, Tod und Trauer

Wer einen nahestehenden Menschen über lange Zeit betreut hat, möchte ihn meist auch beim Sterben begleiten. Diese letzte Phase der Pflege miteinander zu erleben kann helfen, sich zu verabschieden und den Verlust zu verarbeiten (Trauerarbeit → Seite 213).

Einem Sterbenden beizustehen, erfordert Einfühlsamkeit, Kraft und auch Mut. Dabei ist die Furcht vor dem Tod im Grunde die Furcht vor dem Sterben, als letztem Akt des Lebens. Wohl jeder Mensch wünscht sich, ihn schmerzlos, in Frieden und Geborgenheit zu erfahren. Das, was danach kommt, geht über die Grenzen unserer Vorstellungskraft hinaus.

Heute erleben immer weniger Menschen den Tod eines Angehörigen direkt mit, denn die meisten Menschen sterben im Krankenhaus oder im Pflegeheim, nur selten zu Hause im Kreis der Familie. Doch auch im Krankenhaus, im Pflegeheim oder im Hospiz ist eine Sterbebegleitung durch Angehörige möglich und wird von den dort arbeitenden Fachkräften unterstützt.

Um einen Todkranken zu Hause pflegen zu können, sind Kenntnisse über die richtige Pflege Sterbender ebenso wichtig wie ein geeignetes Zimmer, ein Pflegebett und die nötigen Hilfsmittel. Die verlässliche Betreuung durch den Hausarzt sollte ebenso gewährleistet sein wie eine ausreichende Schmerzbehandlung. Die praktische und seelische Unterstützung von anderen Angehörigen oder Freunden erleichtert diese schwere Phase. Eine wichtige entlastende Hilfe können auch Mitarbeiter ambulanter Hospizgruppen sein (→ Seite 210).

Mit dem Sterben leben

Wer eine häusliche Pflege übernehmen möchte, sollte von Beginn an darauf gefasst und auch dazu bereit sein, sich mit der Nähe des Todes und möglicherweise auch der Sehnsucht nach dem Sterben auseinanderzusetzen. Denn die Pflege eines unheilbar Kranken oder eines sehr alten, gebrechlichen oder verwirrten Menschen geschieht stets vor dem Hintergrund des möglicherweise nahen Todes – auch wenn sich die Pflege vielleicht über lange Zeit erstreckt. In der Pflege demenzkranker Menschen wird dies besonders deutlich, denn im Verlauf einer Demenz versinkt die Persönlichkeit des Erkrankten allmählich. Die Pflege ist dann wie ein langsamer Abschiedsprozess vom früher so vertrauten Menschen, die Trauerarbeit beginnt schon lange vor seinem Tod.

Während der Pflege wird es immer wieder Phasen geben, in denen die Hoffnung auf Besserung das Wissen um den unausweichlichen Tod verdrängt. Es kann zu emotionalen Wechselbädern kommen zwischen dem Wunsch, der Betreute möge noch lange leben und wieder gesunden, und dem Wunsch, sein Leiden möge bald ein Ende haben. Je schlechter es dem Pflegebedürftigen geht, desto stärker wird meist der Wunsch nach dem erleichternden Tod, auch wenn dies nur schwer einzugestehen ist.

Es kann für Pflegende aber auch schwierig zu akzeptieren sein, wenn sich ein alter oder sehr kranker Mensch trotz bestmöglicher Fürsorge den Tod als Erlösung wünscht. Ein Gefühl der Vergeblichkeit, auch der Nichtanerkennung der eigenen Mühe schleicht sich dann leicht ein.

Die Konflikte und Ängste, die Angehörige während der letzten Phase der Pflege bewegen, sollten sie nicht „mit sich allein ausmachen". Beratung und Gespräche mit erfahrenen pflegerischen oder psychologischen Fachkräften, Mitarbeitern von Hospizgruppen, Seelsorgern oder auch mit anderen Betroffenen in Angehörigen- und Selbsthilfegruppen können wichtige Unterstützung bedeuten und neue Kraft geben.

Sterbebegleitung

Einen Menschen liebevoll unterstützend aus dem Leben hinaus zu begleiten, ist nicht nur ein letzter Liebesdienst an dem Sterbenden. Er erleichtert es auch den Angehörigen, bewusst Abschied zu nehmen und den Verlust besser zu bewältigen. Es ist eine Aufgabe, vor der jedoch viele Menschen zurückschrecken, weil sie Angst macht. Sie bedeutet, sich mit dem Tod – nicht nur des anderen, sondern auch dem eigenen – auseinanderzusetzen, ihn akzeptieren zu lernen, Schmerz und Trauer zuzulassen und zu verarbeiten. Es bedeutet auch Hingabe: sich selbst, die eigenen Sorgen, den Alltag, für eine Weile zurückzustellen und ganz für den anderen da zu sein. Sterbebegleitung bedeutet, das seelische wie das körperliche Leid des anderen durch die eigene Präsenz zu lindern, aber auch, es selbst zu ertragen.

Wenn Angehörige einen Todkranken bei sich zu Hause behalten möchten, wird ihnen diese Entscheidung meist nicht leicht gemacht. Nicht selten verlässt auch langjährige Laienpfleger in dieser Situation der Mut. Sie fürchten, bei der Pflege des Sterbenden zu versagen – und sie haben die Hoffnung, dass eine Behandlung im Krankenhaus vielleicht doch noch ein Wunder vollbringen und das Leben verlängern oder dem Sterbenden zumindest Leiden ersparen könnte. Leider wird daraus manchmal das Gegenteil: Sterbepatienten im Krankenhaus laufen Gefahr, noch sinnlose medizinische Eingriffe über sich ergehen lassen zu müssen.

Vor allem die Vorstellung, der Kranke könnte sterben, weil man ihn zu Hause behalten hat, macht Angst. Ärzte verstärken diese Angst, wenn sie deutlich machen, dass nur die sofortige Einlieferung ins Krankenhaus den Tod in den nächsten Stunden oder Tagen verhindern kann. Auch wenn Angehörige wissen, dass der Tod in den nächsten Wochen ohnehin eintritt, wird es ihnen schwerfallen, durch ihre Entscheidung für eine Sterbebegleitung zu Hause vielleicht einen schnelleren Tod in Kauf zu nehmen. Die Entscheidungsnot in dieser schwierigen Situation verhindert oft, dass ein Todkranker in Ruhe zu Hause sterben kann.

Die meisten Krankenhäuser sind heute auf die Sterbebegleitung durch Angehörige eingestellt.

Wenn der Kranke bereits in der Klinik liegt, kann es auch sein, dass er gar keinen erneuten Transport mehr wünscht, dass er sich im Krankenhauszimmer aufgehoben fühlt, sich innerlich vielleicht schon von der Familie verabschiedet hat oder auch neue Unruhe fürchtet. Starke Schmerzen und Symptome wie Atemnot lassen sich in der Klinik zudem tatsächlich oft besser lindern als zu Hause.

Wenn der Verlauf der Krankheit nicht absehbar ist und Sie sich mit der Vorstellung, den Kranken zu Hause zu pflegen, überfordert fühlen, können Sie ihn guten Gewissens auch im Krankenhaus begleiten. Die meisten Häuser sind heute auf die Sterbebegleitung durch Angehörige eingestellt. In der Regel wird dies gern gesehen und vom ärztlichen und pflegerischen Personal unterstützt. Sprechen Sie rechtzeitig mit den behandelnden Ärzten und Pflegekräften darüber, in welcher Form Sie Hilfe leisten können und welche Unterstützung Sie selbst dabei erfahren.

Den letzten Weg gemeinsam gehen

Auf die Grenzsituation im Angesicht des nahen Todes reagiert jeder Mensch anders. Die größte Angst auch derjenigen, die ihren Tod akzeptiert haben, ist die, leidvoll und unter Schmerzen zu sterben. Wenn Sie einen Sterbenden begleiten, sollten Sie ihm vor allem diese Sorge nehmen. Reden Sie mit den Ärzten, setzen Sie sich für eine ausreichende Schmerzbehandlung ein. Wenn es gelingt, eine vertrauensvolle Beziehung zu den behandelnden Ärzten und Pflegekräften aufzubauen, bedeutet das eine wichtige Hilfe.

Während der Sterbebegleitung brauchen auch Sie Unterstützung und Trost. Wenn möglich, wechseln Sie sich mit anderen nahestehenden Personen ab, und sprechen Sie mit Vertrauten über Ihre Gefühle. Während der Zeit, die Sie mit dem Sterbenden verbringen, sollten Sie ganz für ihn da sein. Richten Sie sich nach ihm und seinen Bedürfnissen – achten Sie aber auch auf die Grenzen Ihrer Belastbarkeit.

Nehmen Sie Ihrem Angehörigen die Sorge Schmerzen zu erleiden, indem Sie sich für eine ausreichende Schmerzbehandlung einsetzen.

Zu Hause fällt es leicht, für eine angenehme Atmosphäre im Zimmer des Sterbenden zu sorgen. Doch auch ein Krankenhauszimmer lässt sich etwas individueller und wärmer herrichten: mit persönlichen Dingen, die der Sterbende gern um sich hat, vielleicht mit Bildern, frischen Blumen oder Kerzen. Auch Musik kann einen wichtigen Trost bedeuten und sehr wohltuend wirken.

Das Bedürfnis, sich mit ihren Nächsten auszutauschen, ist bei Todkranken oft sehr hoch, dann sind Gespräche von entscheidender Bedeutung. Geben Sie dem Sterbenden Gelegenheit, über alles zu sprechen, was ihm wichtig ist – ohne schwierige Themen auszublenden oder abzublocken. Versuchen Sie, einfach zuzuhören und offen zu sein für alle Dinge, die ihn bewegen. Weichen Sie existenziellen Fragen nicht aus, versuchen Sie nicht, Verzweiflung zu beschwichtigen, sondern nehmen Sie Anteil. Todkranke sollten frei sein, alles zu äußern, was ihnen wichtig ist. Vermitteln Sie das Gefühl, dass alle aufbrechenden Empfindungen in Ordnung sind, dass Sie bereit sind, sie mitzutragen. Dazu gehört auch, gelassen zu bleiben, wenn sich Aggressionen – aus Angst, Verzweiflung, Hilflosigkeit – plötzlich gegen Sie richten.

Wenn der Sterbende den Tod herbeiwünscht, sollten Sie den Gedanken der Befreiung zulassen. Es kann ihm den Abschied erschweren, wenn er spürt, dass Sie sich an ihn klammern, ihn nicht gehen lassen wollen. Versuchen Sie, ihn im „Loslassen" zu unterstützen, wenn er gegen den Tod ankämpft. Zeigen Sie jedoch auch Ihre eigene Trauer, „verschonen" Sie den Sterbenden nicht damit. Schmerz und Trauer gemeinsam zu erleben, zu versuchen, sie zusammen zu bewältigen, schafft große Nähe und erleichtert es beiden, Abschied zu nehmen.

Darüber zu reden, wie es nach dem Tod weitergehen soll, kann ebenfalls sehr hilfreich sein. Fragen Sie den Sterbenden danach, was er sich für seine Lieben wünscht, wie er sich die Dinge vorstellt. Solche Zwiesprache kann auch Ihnen dabei helfen, das Leben wieder neu zu beginnen. So wichtig diese letzten gemeinsamen Gespräche sind: der Austausch ohne Worte ist es nicht weniger. Schenken Sie dem Todkranken Ihre Zärtlichkeit, streicheln Sie ihn, halten Sie seine Hand.

Wenn er Halluzinationen hat, die ihm Angst machen, ist es wichtig, dass Sie Ruhe ausstrahlen, ihn sanft berühren und immer wieder versichern, dass Sie da sind und dass nichts pas-

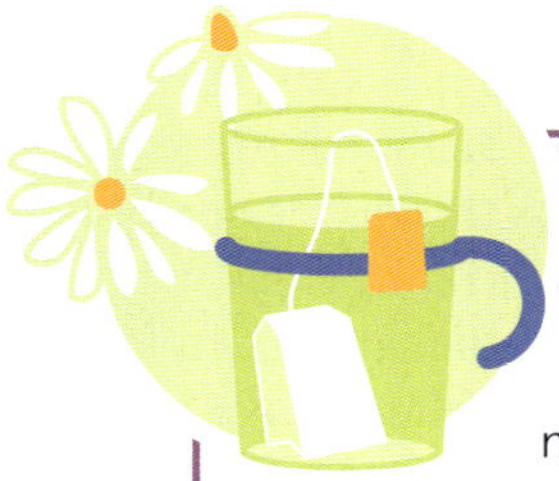

Appetitlosigkeit

Viele Sterbende haben keinen Appetit mehr, manchmal möchten sie auch nichts mehr trinken. Meist ist zunehmende Schwäche und Müdigkeit der Grund. Versuchen Sie herauszufinden, ob es Speisen und Getränke gibt, die der Sterbende vielleicht doch noch annimmt. Überreden oder zwingen Sie ihn jedoch keinesfalls zum Essen und Trinken.

Wenn der Sterbende nichts oder nur noch wenig zu sich nehmen möchte, ist es wichtig, seine Lippen und die Schleimhäute der Mundhöhle regelmäßig zu befeuchten. Eine behutsame Mundpflege mit beruhigenden Tees aus Kamille oder Salbei lindert Beschwerden, die eine Austrocknung begleiten. Auch kleine Eisstückchen aus Wasser oder gefrorenem Fruchtsaft zum Lutschen kühlen und lindern – vorausgesetzt, der Sterbende akzeptiert diese und kann noch schlucken.

sieren kann. Reden Sie ihm mögliche „Erscheinungen" – zum Beispiel die bereits Verstorbener – nicht aus. Versuchen Sie, mit ihm darüber zu sprechen, was sie ihm bedeuten.

Die meisten Todkranken, die noch bei Bewusstsein sind, spüren, wann sie sterben werden. Sie sollten nicht versuchen, solche Vorahnungen zu beschwichtigen oder auszureden. Falls der Sterbende nach geistlichem Beistand verlangt, ist dieser Wunsch in jedem Fall zu erfüllen, auch wenn Sie selbst nicht religiös sind.

Wenn das Sprechen schwerfällt oder nicht mehr möglich ist, können Sie sich mit Handzeichen oder Berührungen verständigen. Formulieren Sie Fragen am besten so, dass sie mit „nein" oder „ja" oder mit Gesten beantwortet werden können. Auch Sterbende, die im Koma liegen, spüren Ihre Anwesenheit und liebevolle Zuwendung. Ihre Stimme und Ihre Berührungen wirken beruhigend. Versuchen Sie, sich ganz auf nonverbale Signale und einen „inneren Dialog" zu konzentrieren und sich einzufühlen.

Es passiert relativ häufig, dass Sterbende genau in dem Moment den Tod finden, wenn ihre Angehörigen gerade einmal kurz abwesend sind. Wenn Ihnen dies geschieht, sollten Sie sich keine Vorwürfe machen. Es könnte sein, dass der Moment des Alleinseins es dem Sterbenden ermöglicht hat „loszulassen".

Wenn der Tod eingetreten ist, kann es den endgültigen Abschied erleichtern, den Verstorbenen noch einmal zu umarmen. Ihm die Augen zu schließen und ihn zu betten hilft, seinen Tod auch sinnlich zu begreifen. Auch die früher üblichen Rituale – den Toten selbst zu waschen, anzukleiden und Totenwache zu halten – haben ihren tröstenden Sinn: Sie lassen Zeit für das letzte, ganz persönliche Abschiednehmen.

Die Hospizbewegung

Die englische Ärztin und Krankenschwester Cicely Saunders richtete 1967 in London das erste Hospiz ein. Ausgehend von ihren Ideen entstand die Hospizbewegung, die in Deutschland erst in den 1980er Jahren aktive Unterstützung fand. Die Grundprinzipien einer Sterbebegleitung im Sinne des Hospizgedankens sind: wenig Technik, keine künstlich lebensverlängernden Maßnahmen, aber ausreichende Schmerzbehandlung; viel

Zuwendung und anteilnehmende Begleitung „aus dem Leben heraus“, sodass die Angst vor dem Sterben vermindert wird.

Die Hospizbewegung versteht sich auch als Antwort auf die Diskussion um die aktive Sterbehilfe. Sie unterstützt ambulante Helfergruppen, die Einrichtung von Klinikabteilungen, die speziell die Bedürfnisse Sterbender berücksichtigen (Palliativstationen) oder von Hospizen.

In *ambulanten Hospiz-Gruppen* arbeiten Fachleute (Ärzte, Schmerztherapeuten, Psychologen, Sozialpädagogen, Seelsorger) und speziell geschulte Ehrenamtliche, die Angehörige bei der Sterbebegleitung zu Hause, im Krankenhaus oder im Pflegeheim unterstützen. Sie helfen den Angehörigen auch bei der Verarbeitung ihrer Trauer. Sind keine Angehörigen da, können die Mitarbeiter die Sterbebegleitung übernehmen. In der Regel ist dieses Angebot kostenlos.

Palliativstationen sind Spezialabteilungen von Kliniken, die dafür eingerichtet sind, unheilbar Kranken das Endstadium ihrer Krankheit zu erleichtern. Hier geht es nicht um Therapie zur Heilung, sondern um Linderung zum Beispiel durch eine adäquate Schmerzbehandlung – und darum, den Zustand des Kranken so weit zu stabilisieren, dass er zu Hause sterben kann, wenn dies gewünscht wird und möglich ist. Angehörige werden in die Therapie einbezogen und bekommen selbst Unterstützung.

Ein *Hospiz* schließlich ist kein Krankenhaus, sondern ein Haus, in dem Sterbende von einem Team aus Ärzten, Psychologen und Pflegekräften begleitet werden. Eine zusätzliche seelsorgerische Betreuung ist möglich. Die Häuser sind meist klein (bieten in der Regel nicht mehr als zwölf Betten), die Zimmer wohnlich eingerichtet. Angehörige und Freunde können im Hospiz in Gästezimmern übernachten.

Kosten der Hospizbetreuung

Im Herbst 2006 gab es in der Bundesrepublik 126 stationäre Hospize und 105 Palliativstationen (nach Daten der Bundesarbeitsgemeinschaft Hospiz). Die Tagessätze in Hospizen sind mit etwa 200 bis 260 Euro (2008) höher als in Kliniken oder Pflegeheimen, da die Betreuung hier viel intensiver ist. Vom jeweiligen Tagessatz übernimmt der Träger des Hospizes grundsätzlich 10 Prozent. Die Krankenkasse gibt einen Zuschuss

> **TIPP**
>
> **Weitere Informationen**
>
> - Der von der Verbraucherzentrale herausgegebene Ratgeber „Ein Lebensende in Würde“ enthält viele hilfreiche Informationen und guten Rat für die Sterbebegleitung, im Trauerfall und rund um die Bestattung. Sie erhalten ihn im Buchhandel oder direkt bei der Verbraucherzentrale (Bezugsadresse → Seite 220).
> - Das test Spezial „Bestattungen“ der Stiftung Warentest informiert über alle Aspekte, die im Todesfall beachtet werden müssen. Es klärt über notwendige Formalitäten auf. Methoden der Trauerbewältigung werden ebenso dargestellt wie Fragen zum Erbrecht.

von etwa 125 bis 150 Euro pro Tag (Voraussetzung: Endstadium einer tödlichen Erkrankung, Attest des behandelnden Arztes). Die Pflegekasse bezuschusst die Pflegekosten je nach Pflegestufe. Der Eigenanteil beträgt je nach Höhe des jeweiligen Tagessatzes und Pflegestufe zwischen etwa 10 und 45 Euro täglich, ohne Pflegestufe bis zu 80 Euro.

Kann der zu zahlende Eigenanteil nicht aufgebracht werden, kann man die Kostenübernahme durch das Sozialamt beantragen (→ Seite 129).

Da Hospize meist gut belegt sind, ist es sinnvoll, sich bei einem absehbaren Bedarf frühzeitig nach einem geeigneten Hospizplatz umzusehen. Bei der Klärung der Kostenübernahme, die unbedingt vor Aufnahme geschehen sollte, hilft das Hospiz.

Sterbehilfe

Das griechische Wort Euthanasie, dieser in Deutschland mit so viel Grauen besetzte Begriff, bedeutet im ursprünglichen Sinne nichts anderes als „guter Tod“. Heute versteht man darunter einen sanften, schmerzlosen Tod. Sterben ohne zu leiden, im Frieden mit sich und der Welt, das ist der letzte Wunsch, den die meisten Menschen für sich selbst am Ende ihres Lebens haben. Ihre größte Furcht ist das Gegenteil: einen langsamen, qualvollen Tod zu sterben und diesem Schicksal hilflos ausgeliefert zu sein. Nicht mehr leben zu wollen, aber leben zu müssen, weil man am Leben erhalten wird, ohne sich dagegen wehren zu können.

Wer eine letzte Lebensspanne voller Schmerzen nicht mehr erleben will und sich nach dem Tod als Erlösung sehnt, würde sich vielleicht selbst töten, wenn er die Kraft dazu hätte. Doch die eigene Schwäche und die medizinische Überwachung im Krankenhaus machen dies unmöglich. Ob Angehörige, Pflegekräfte oder Ärzte in einer solchen Situation helfen dürfen, darum geht es in der Sterbehilfedebatte. Die Befürworter der aktiven Sterbehilfe argumentieren mit dem Recht auf einen selbstbestimmten Tod. Die Gegner befürchten, dass ein „Recht auf Tod“ das Recht auf Leben gefährde: Wenn eine „Tötung auf Verlangen“ legal und von der Gesellschaft akzeptiert wäre, könnte von Sterbenskranken oder schwer Pflegebedürftigen schließlich erwartet werden, dass sie ihrem Leiden – und der Belastung ihrer Angehörigen – ein Ende machen.

Aktive Sterbehilfe – die Hilfe zur Selbsttötung oder auch das Herbeiführen des Todes durch den Arzt – ist in Deutschland verboten. Die passive Sterbehilfe – der Verzicht auf lebensverlängernde Maßnahmen – wird trotz aller Kontroversen um die Sterbehilfe praktiziert. Auch sie verlangt schwerwiegende ethische Entscheidungen von Angehörigen wie Ärzten. Niemand kann genau sagen, wann zum Beispiel eine operative Maßnahme tatsächlich zur Verbesserung beitragen kann oder zur sinnlosen Quälerei wird. Es ist nur ein Abwägen von Wahrscheinlichkeiten möglich, bei dem der Aspekt der verbleibenden Lebensqualität und der eines würdevollen, menschlichen Todes im Vordergrund stehen sollte.

Zu Hause zu sterben, bedeutet die Chance, medizintechnischen Zwängen nicht so stark ausgeliefert zu sein. Die Möglichkeiten der Apparatemedizin entwickeln allzu leicht eine Eigen-

Ärztliches Ethos und menschenwürdiges Sterben

Ärzte sind dazu ausgebildet, Menschen zu heilen. Das ärztliche Ethos verpflichtet dazu, das Leben eines Menschen mit allen zur Verfügung stehenden Mitteln zu erhalten. Wenn der Tod eines Patienten bevorsteht und medizinische Maßnahmen sinnlos werden, weil sie das Leben und damit auch die Leiden der oder des Patienten künstlich verlängern, kann diese Verpflichtung mit der Menschenwürde kollidieren. In Ruhe und Frieden zu sterben ist nicht möglich, wenn das Ende durch medizintechnische Geräte hinausgezögert wird. Die ärztliche Verpflichtung, Leben zu erhalten, führt manchmal auch dazu, dass Sterbenden ausreichende Mengen an Schmerzmitteln vorenthalten werden – um auszuschließen, dass deren Nebenwirkungen den Tod beschleunigen könnten.

Ein Arzt ist nur dann nicht zu lebensverlängernden Maßnahmen verpflichtet, wenn der Patient diese ausdrücklich ablehnt. Ist der Patient nicht mehr in der Lage, seinen Willen zu äußern, wird es problematisch. Dieser Situation lässt sich nur mit einer Patientenverfügung vorbeugen (→ Seite 30), die eine wertvolle Entscheidungshilfe für den Arzt bedeutet.

dynamik. Ein Hausarzt kann medizinische Maßnahmen leichter „unterlassen“ als ein Klinikarzt, und er hat auch von vornherein weniger Möglichkeiten, eingreifend zu reagieren. Nicht jeder Hausarzt ist jedoch bereit, Patienten bis zum Ende zu begleiten – manche Ärzte engagieren sich kaum noch, wenn sie wissen, dass es nichts mehr zu therapieren gibt, oder überweisen sofort in die Klinik. Sprechen Sie deshalb über dieses Thema rechtzeitig mit dem Hausarzt, der Ihren pflegebedürftigen Angehörigen betreut.

Trauer

Die Zeit der Trauer ist ein Prozess der Ablösung. Er besteht aus kleinen Schritten und dauert so lange, bis der Tod eines geliebten Menschen innerlich akzeptiert ist, bis der erlittene Schmerz nicht mehr alles überschattet und daran hindert, das Leben neu zu beginnen. In der Psychologie heißt diese Phase „Trauerarbeit“.

Um den Verlust zu bewältigen, ist Ruhe nötig, eine Zeit des Rückzugs, in der Raum bleibt zum Nachdenken über das, was geschehen ist und über die gemeinsame Zeit, die nun vorüber ist. Sich bewusst zu erinnern, sich in die gemeinsame Vergangenheit zu „versenken“, mag zu Anfang schmerzlich sein, hilft jedoch sehr. Auch der Austausch mit anderen, die den Verstorbenen kannten, ist wichtig: über ihn zu reden, seine Persönlichkeit, Stärken und Schwächen. Sich über die gelebte Beziehung auszusprechen, die Momente des Glücks wie auch das, was nicht miteinander möglich war.

Nach dem Ende einer langen Pflegebeziehung fällt es den pflegenden Angehörigen meistens nicht sehr schwer, den Tod ihres Schützlings zu akzeptieren, weil der innerliche Abschied von ihm oft schon lange vorher begonnen hat. Wenn der Pflegebedürftige schwer krank war und lange leiden musste, wird der Tod oft als Erlösung empfunden. Und doch kann der endgültige Verlust des geliebten Menschen manchmal mit unerwarteter Wucht treffen – wenn die Leere, die er hinterlassen hat, so richtig bewusst wird.

So kann zum Beispiel der Tod der Mutter oder des Vaters bei den selbst längst nicht mehr jungen Kindern heftige Verlassenheitsgefühle auslösen und Emotionen, die in der Pflegesituation nicht bewältigt werden konnten, noch einmal aufsteigen lassen: nicht erfüllte Hoffnungen auf Nähe, Anteilnahme und Zuneigung, auch Reue über nicht geführte Gespräche, ungelöste Konflikte. Die Erkenntnis, dass es nun ein für allemal zu spät ist, dass sich nichts mehr nachholen lässt, ist nicht leicht anzunehmen.

Mit dem Tod des Pflegebedürftigen ist für kaum einen pflegenden Angehörigen „alles vorbei". Die Trauerarbeit beginnt. Die Belastungen der Pflegesituation wirken nach und müssen bewältigt, der Alltag muss wieder neu strukturiert werden. Viele Pflegende fragen sich, ob sie alles richtig gemacht haben und kämpfen mit Schuldgefühlen, wenn sie den Tod des Angehörigen nach langer Krankheit und Pflege neben aller Trauer auch als Erlösung empfinden.

Es ist möglich, dass Sie sich während der Zeit der Pflege danach gesehnt haben, endlich einmal wieder mehr Zeit für sich zu haben, Sie aber nach dem Ende nun unerwartet eine schmerzliche Lücke empfinden. Wenn es Ihnen schwerfällt, sie zu füllen, kann es hilfreich sein, sich weiterhin ehrenamtlich in der Pflege zu betätigen oder eine Angehörigengruppe zu besuchen. Sie können Ihre eigene Erfahrung und Ihre Kenntnisse nutzen und sie anderen Pflegenden weitervermitteln, ihnen mit Rat und Tat zur Seite stehen. Sie werden dabei erfahren, wie viel wertvolle Arbeit Sie geleistet haben und können neue Kontakte knüpfen.

Die Phasen der Trauer

Die bekannte Psychologin und Sterbeforscherin Elisabeth Kübler-Ross hat vier „Reaktionsphasen" beobachtet, die bei vielen Trauernden ähnlich ablaufen, aber ganz unterschiedlich ausgeprägt sein und verschieden lange dauern können:

1. *Betäubtheit.* In der ersten Zeit unmittelbar nach dem Verlust fühlen sich viele Trauernde wie unter Schock. Es fällt schwer zu begreifen, dass der geliebte Mensch tatsächlich tot ist. Manche Trauernden wirken für eine Weile apathisch und nehmen die Geschehnisse um sie herum auch selbst wie verschleiert wahr. Diese betäubte Reaktion auf eine existenzielle Bedrohung, wie sie der Tod des Lebenspartners bedeuten kann, schützt den Organismus und die Psyche vor einem Zusammenbruch. Erst allmählich wird der Verlust deutlich wahrgenommen; so hat die verletzte Psyche die Chance, das

zunächst Unfassbare in kleinen Schritten zu realisieren. Diese Phase ist besonders ausgeprägt, wenn der Tod plötzlich und unvorhersehbar eingetreten ist.

2. *Emotionale Schwankungen zwischen Verzweiflung und Wut.* Die Trauernden hadern mit sich und der Welt, klagen an: Warum hast Du mich verlassen? Warum musste mir das passieren? Sie sind fassungslos darüber, dass das Leben der anderen scheinbar unverändert weitergeht, während ihnen selbst Normalität und Halt verlorengegangen sind.
3. *Realisierung der Endgültigkeit des Verlustes.* Allmählich kann der Tod des geliebten Menschen als Wirklichkeit begriffen werden. Dieser Prozess geht mit tiefer Traurigkeit einher: Nichts ist mehr so wie vorher, aber es ist nicht mehr zu ändern.
4. *Reorganisation des eigenen Lebens.* Der Verstorbene lebt in der Erinnerung weiter; in der Gegenwart ist es notwendig und möglich geworden, neue Orientierungspunkte zu suchen.

Die Reaktionsphasen todkranker Patienten (von der Mitteilung der Diagnose bis zur Einsicht, dass sie sterben müssen) verlaufen nach Kübler-Ross ganz ähnlich:

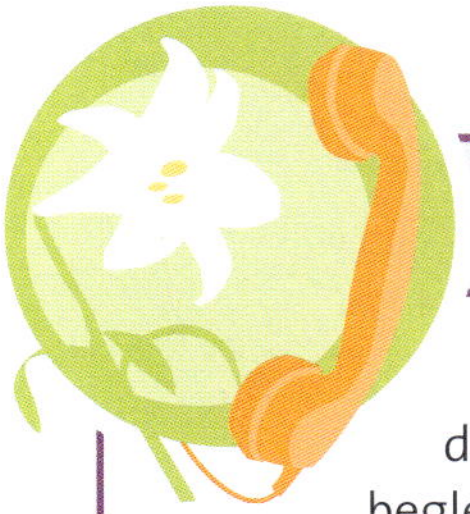

Trauerberatung

Wenn es nicht oder nur sehr schwer gelingt, den Verlust eines geliebten Menschen mit der begleitenden Hilfe von Angehörigen und Freunden zu bewältigen, kann eine Trauerberatung eine wertvolle Unterstützung bieten. Spezielle Trauerberatungsstellen sind in der Bundesrepublik derzeit noch selten. Sie können sich an Ihrem Wohnort jedoch an eine Familien- und Lebensberatungsstelle (→ Seite 46) wenden, die Sie über Möglichkeiten vor Ort (zum Beispiel kirchliche Gruppen, Selbsthilfegruppen) informieren, Ihnen durch eine Beratung weiterhelfen und bei Bedarf über therapeutische Hilfen informieren kann. Auch die Telefonseelsorge (→ Seite 42) hilft, wenn Sie verzweifelt sind und nicht mehr weiter wissen.

1. *Leugnung* des nahenden Todes, Rückzug in sich selbst.
2. *Zorn, Verzweiflung,* Suche nach Schuldigen (Wut auf Nahestehende, die weiterleben dürfen; auf den Arzt, der die Diagnose gestellt hat).
3. *Verhandeln um Aufschub.* Versuch, gegen die Krankheit anzukämpfen. Radikale Verhaltensänderungen, Ausprobieren verschiedener (manchmal auch extremer „Außenseiter"-) Therapien.
4. *Einsicht ins Unabänderliche.* Es wird deutlich, dass keine Heilung mehr möglich und die eigene Lebensspanne nur noch kurz ist. Diese Einsicht ist begleitet von Depression und tiefer Traurigkeit.
5. *Akzeptanz.* Im Angesicht des nahen Todes beginnt der Sterbende „loszulassen", seine Dinge zu ordnen, von seinen Liebsten und der Welt Abschied zu nehmen und versucht, Frieden zu finden.

Adressen und Kontakte (eine Auswahl)

Hilfe und Pflege

Wohlfahrtsverbände

Die örtlichen Stellen der aufgeführten Wohlfahrtsverbände finden Sie auf den jeweiligen Homepages:

AWO Arbeiterwohlfahrt Bundesverband e.V.
Heinrich-Albertz-Haus
Blücherstraße 62/63, 10961 Berlin
Tel. 0 30/26 30 90, www.awo.org

Bundesarbeitsgemeinschaft der Freien Wohlfahrtspflege e.V.
Oranienburger Straße 13-14, 10178 Berlin
Tel. 0 30/24 08 90, www.bagfw.de

Deutscher Paritätischer Wohlfahrtsverband
Oranienburger Straße 13-14, 10178 Berlin
Tel. 030/24 63 60, www.paritaet.org

Zentralwohlfahrtsstelle der Juden in Deutschland
Hebelstraße 6, 60318 Frankfurt am Main
Tel. 0 69/9 44 37 10, www.zwst.org

Weitere Einrichtungen und Verbände

Arbeiter-Samariter-Bund Deutschland e.V. Bundesgeschäftsstelle
Sülzburgstraße 140, 50937 Köln
Tel. 02 21/47 60 50, www.asb.de

Bundesarbeitsgemeinschaft für Alten- und Angehörigenberatungsstellen (BAGA) e.V.
Berliner Platz 8, 97080 Würzburg
0931/284357, www.baga.de

Bundesarbeitsgemeinschaft Wohnungsanpassung e.V.
c/o Koordinierungsstelle rund ums Alter
Mühlenstraße 48, 13187 Berlin
Tel. 0 30/47 53 17 19
www.wohnungsanpassung.de

Unter www.wohnungsanpassung.de/adressen/rahmenkontakt.htm finden Sie die Adressen der regionalen Ansprechpartner der BAG Wohnungsanpassung sowie eine Adressenliste aller bekannten örtlichen Wohnberatungsstellen.

Bundesverband Ambulante Dienste und Stationäre Einrichtungen (bad) e.V.
Krablerstraße 136, 45326 Essen
Tel. 02 01/35 40 01, www.bad-ev.de

Deutsche Malteser gGmbH
Kalker Hauptstraße 22-24, 51103 Köln
Tel. 02 21/98 22 01
Malteser-Servicetelefon:
0 18 05/62 58 37 37 (14 Cent/Min.)
malteser@maltanet.de, www.malteser.de

Deutscher Caritasverband e.V.
Karlstraße 40, 79104 Freiburg im Breisgau
Tel. 07 61/20 00, www.caritas.de

Deutsches Netzwerk für Qualitätsentwicklung in der Pflege (DNQP)
Fachhochschule Osnabrück
Caprivistraße 30a, 49076 Osnabrück
Tel. 05 41/9 69 20 04, www.dnqp.de
Die Homepage der DNQP enthält u. a. auch für Laien interessante Informationen über Ex-

→

pertenstandards (Leitlinien) zu bestimmten Pflegethemen.

Deutsches Rotes Kreuz
Carstennstraße 58, 12205 Berlin
Tel. 0 30/85 40 40, www.drk.de

Diakonisches Werk der Evangelischen Kirche in Deutschland e.V.
Stafflenbergstraße 76, 70184 Stuttgart
Tel. 07 11/21 59-0, www.diakonie.de

Kuratorium Deutsche Altershilfe
An der Pauluskirche 3, 50677 Köln
Tel. 02 21/93 18 47-0, www.kda.de
Unter www.hilfe-und-pflege-im-alter.de hat das Kuratorium einen umfangreichen Online-Ratgeber mit Informationen für ältere Menschen und pflegende Angehörige ins Netz gestellt.

Medizinischer Dienst der Spitzenverbände der Krankenkassen e.V.
Lützowstraße 53, 45141 Essen
Tel. 02 01/83 27-0, www.mds-ev.org

Sozialverband Deutschland e.V. (Reichsbund)
Stralauer Straße 63, 10179 Berlin
Tel. 0 30/72 62 22-0, www.sovd.de

Volkssolidarität Bundesverband e.V.
Bundesgeschäftsstelle
Alte Schönhauser Straße 16, 10119 Berlin
Tel. 0 30/27 89 70, www.volkssolidaritaet.de

Häufige Erkrankungen

Alzheimer Angehörigen-Initiative
Reinickendorfer Straße 61, 13347 Berlin
Tel. 0 30/47 37 89 95, www.alzheimerforum.de

Bundesarbeitsgemeinschaft „Demenz-WGs"
Freunde alter Menschen e.V.
Hornstraße 21, 10963 Berlin
Tel. 030/6 91 18 83
www.freunde-alter-menschen.de

Deutsche Alzheimer Gesellschaft e.V.
Selbsthilfe Demenz
Friedrichstraße 236, 10969 Berlin
Tel. 0 30/25 93 79 50
Alzheimertelefon: 0 18 03/17 10 17 (9 Cent/Min., Mo.-Do. von 9-18 Uhr, Fr. 9-15 Uhr)
www.deutsche-alzheimer.de

Deutsche Kontinenz Gesellschaft e.V.
Friedrich-Ebert-Straße 124, 34119 Kassel
Tel. 05 61/78 06 04
info@kontinenz-gesellschaft.de
www.kontinenz-gesellschaft.de

Deutsche Krebshilfe e. V.
Buschstraße 32, 53113 Bonn
Tel. 02 28/7 29 90-0, www.krebshilfe.de

Deutsche Parkinson Vereinigung e.V.
Moselstraße 31, 41464 Neuss
Tel. 0 21 31/74 02 70, Mo-Fr von 8-14 Uhr
www.parkinson-vereinigung.de

Deutsche Rheuma-Liga Bundesverband e.V.
Maximilianstraße 14, 53111 Bonn
Tel. 02 28/76 60 60, www.rheuma-liga.de

Stiftung Deutsche Schlaganfall-Hilfe
Carl-Miele-Straße 210, 33311 Gütersloh
Tel. 0 18 05/09 30 93 (14 Cent/Min., Mo bis Fr von 9 bis 17 Uhr)
www.schlaganfall-hilfe.de

Suche nach Pflegediensten oder stationären Einrichtungen im Internet

www.altenheim-adressen.de
www.haeusliche-pflege-adressen.de
www.pflegedienstsuche.info
www.pflege-partner.de
www.seniorplace.de

Sterbebegleitung und Trauerberatung

Bundesarbeitsgemeinschaft Hospiz
Aachener Straße 5, 10713 Berlin
Tel. 030/83 22 38 93, www.hospiz.net

Deutsche Hospiz Stiftung
Europaplatz 7, 44269 Dortmund
Tel. 02 31/7 38 07 30, www.hospize.de

OMEGA – Mit dem Sterben leben e.V.
Dickampstraße 12, 45879 Gelsenkirchen
Tel. 02 09/9 13 28 22 oder -21
www.omega-ev.de

T.A.B.U. (Trauer – Abschied – Begleitung – Unterstützung) e.V.
Goethestraße 1, 45128 Essen
Tel. 02 01/32 87-77 oder -57
www.tabu-team.de

Ehrenamtliche Hilfe und Selbsthilfe

Bundesarbeitsgemeinschaft der Senioren-Organisationen BAGSO e.V.
Bonngasse 10, 53111 Bonn
Tel. 02 28/24 99 93-0, www.bagso.de

Bundesarbeitsgemeinschaft Selbsthilfe e.V.
(Bundesarbeitsgemeinschaft Selbsthilfe von Menschen mit Behinderung und chronischer Erkrankung und ihren Angehörigen)
Kirchfeldstraße 149, 40215 Düsseldorf
Tel. 02 11/31 00 60, www.bag-selbsthilfe.de

Bundesarbeitsgemeinschaft Seniorenbüros e. V. (BaS)
Graurheindorfer Straße 79, 53111 Bonn
Tel. 02 28/61 40 74, www.seniorenbueros.org

Bundesinteressenvertretung und Selbsthilfeverband der Bewohnerinnen und Bewohner von Altenwohn- und Pflegeeinrichtungen (BIVA) e.V.
Vorgebirgsstraße 1, 53913 Swisttal
Tel. 0 22 54/70 45, www.biva.de

NAKOS
Nationale Kontakt- und Informationsstelle zur Anregung und Unterstützung von Selbsthilfegruppen
Wilmersdorfer Straße 39, 10627 Berlin
Tel. 0 30/31 01 89 60, www.nakos.de

Lesetipps

Die nachfolgend aufgeführten Ratgeber und Infobroschüren der Verbraucherzentralen sind erhältlich bei:

Verbraucherzentrale NRW
Mintropstraße 27, 40215 Düsseldorf
Tel. 0 180/5 00 14 33 (14 Cent/Min.)
Fax 02 11/3 80 92 35, www.vz-nrw.de
(Stichwort: → Ratgeber → Gesundheit und Pflege)

- Pflegefall – was tun?
  Leistungen der Pflegeversicherung und anderer Träger verständlich gemacht. 2008 (auch im Buchhandel erhältlich).
- Pflegegutachten.
  Die Einstufung durch den Medizinischen Dienst. 2007. 4. Auflage Ergänzend dazu: Pflegetagebuch.
- Ambulante Pflegedienste. Die beste Pflege für uns zu Hause finden. 2008.
- Gute Pflege im Heim und zu Hause. Pflegequalität erkennen und einfordern. 2008.
- Patientenverfügung. Vorsorgevollmacht und Betreuungsverfügung. 2008 (auch im Buchhandel erhältlich).
- Ein Lebensende in Würde. Ratgeber für Sterbebegleitung und Trauerfall. 2005 (auch im Buchhandel erhältlich).

Kostenlos erhältliche Ratgeber-Broschüren der Bundesregierung:

Bundesministerium für Familie, Senioren, Frauen und Jugend (Hrsg.):

Ihre Rechte als Heimbewohnerinnen und Heimbewohner. Berlin 2008.

Broschüre erhältlich beim BmFSFJ, 11018 Berlin. Service-Telefon: 0 18 0/1 90 70 50 (4 Cent/Min.), oder im Internet unter www.bmfsfj.de Stichwort: → Publikationen (auch als Download).

Bundesministerium für Gesundheit (Hrsg.):

- Ratgeber Pflege: Alles was Sie zur Pflege wissen müssen. Bonn 2008.
- Pflegen zu Hause.
  Ratgeber für die häusliche Pflege.
  Bonn 2008. Viele praktische Tipps für den Pflegealltag.
- Wenn das Gedächtnis nachlässt. Bonn 2008. Ratgeber für die häusliche Betreuung Demenzkranker.

Bestellung:
Publikationsversand der Bundesregierung
Postfach 481009, 18132 Rostock
oder im Internet: www.bmg.bund.de
Stichwort: → Publikationen → Pflege

Deutsche Rentenversicherung (Hrsg.):
Info-Broschüre „Rente für Pflegepersonen", kostenlos erhältlich in den Geschäftsstellen der Rentenversicherungsträger (BfA, Landesversicherungsanstalten) oder als Download unter www.deutsche-rentenversicherung.de Stichwort: → Formulare und Publikationen → Info-Broschüren

Bücher der Stiftung Warentest (im Buchhandel und im Internet unter www.test.de erhältlich oder über Bezugsadresse → Seite 224):

Bopp, A., Herbst, V.: *Handbuch Medikamente,* 7. Auflage, Berlin, 2009.

Brüser, E.: *Wieder besser hören.* Wege aus der Isolation. Berlin, 2005.

Keller, S.: *Leben und Wohnen im Alter.* Berlin, 2006.

Niklewski, G., Nordmann, H., Riecke-Niklewski, R.: *Demenz.* Hilfe für Angehörige und Betroffene. Berlin, Stiftung Warentest in Zusammenarbeit mit der Verbraucherzentrale NRW, 2009.

Niklewski, G., Riecke-Niklewski, R.: *Depressionen überwinden,* 4. Auflage, Berlin, 2008.

Weitere Lektüretipps

Barden, I., Vogel, A.,Wodraschke, G.: *Der große TRIAS-Ratgeber Hauskrankenpflege.* Stuttgart, Trias Verlag, 2006.

Bertelsmann Stiftung, Kuratorium Deutsche Altershilfe (Hrsg.:): *Ambulant betreute Wohngruppen – Arbeitshilfe für Initiatoren.* Gütersloh/Köln, KDA, 2006.

Dannecker, W., Schützendorf, E.: *Die liebe Last.* Altenpflege in der Familie. Frankfurt am Main, Fischer Verlag, 2001.

Gröning, K., Kunstmann, A.-C., Rensing, E., Röwekamp, B. (Hrsg.): *Pflegegeschichten.* Pflegende Angehörige schildern ihre Erfahrungen.Frankfurt am Main, Mabuse-Verlag, 2004.

Käsler-Heide, H.: *Wenn die Eltern älter werden.* Ein Ratgeber für erwachsene Kinder. Weinheim, Beltz Verlag, 2008.

Kuratorium Deutsche Altershilfe (Hrsg.): *Do's und Dont's in der Dekubitusprophylaxe.* „Pro Alter"-Sonderdruck, Köln, 2006. (Unter www.kda.de/Veröffentlichungen/ Downloads/Pflegestandards als kostenloser Download erhältlich.)

Schützendorf, E.: *Das Recht der Alten auf Eigensinn.* Ein notwendiges Lesebuch für Angehörige und Pflegende. München, reinhardt verlag, 2004.

Specht-Tomann, M., Tropper, D.: *Bis zuletzt an deiner Seite.* Begleitung und Pflege schwerkranker und sterbender Menschen. München, mvg Verlag, 2008.

Tausch, A.-M. und R.: *Sanftes Sterben.* Was der Tod für das Leben bedeutet. Reinbek, Rowohlt Verlag, 1991.

Uhlmann, M. und P.: *Was bleibt...* Menschen mit Demenz. Portraits und Geschichten von Betroffenen. Frankfurt am Main, Mabuse-Verlag, 2006.

Vincentz Verlag (Hrsg.): *Altenheim-Adressbuch 2009.* Alle Einrichtungen der stationären Altenhilfe. Hannover, Vincentz Verlag, (erscheint jährlich aktualisiert). Die Daten sind auch unter www.altenheim-adressen.de (Online-Suchservice) zu finden.

Zegelin, A.: *Festgenagelt sein.* Der Prozess des Bettlägerigwerdens. Bern, Huber Verlag, 2005.

→

Stichwortverzeichnis

Impressum

Herausgeber und Verlag
Stiftung Warentest
Lützowplatz 11–13
10785 Berlin
Tel. 0 30/26 31-0
Fax 0 30/26 31-25 25
www.test.de

Vorstand
Dr. jur. Werner Brinkmann

Weiteres Mitglied der Geschäftsleitung
Hubertus Primus (Publikationen)

Vertrieb Bücher
Christian Wagner

Autorin
Sabine Keller, Dipl. Soz., Medizinjournalistin

Lektorat
Nikolas Dewitz (Leitung)
Ursula Rieth
Heike Plank

Fachliche Beratung
Dieter Lang, Referent Pflege, Verbraucherzentrale Bundesverband e. V. (vzbv), Berlin
Dorothee Soehlke-Lennert, test
Christine Sowinski, Dipl. Psych. und Krankenschwester Pflegereferentin, Kuratorium Deutsche Altershilfe, Köln
Ulrike Steckkönig, Finanztest

Fachliche Unterstützung (Medikamente)
Prof. Dr. rer. nat. Gerd Glaeske, Universität Bremen, Zentrum für Sozialpolitik (ZeS); pharmafacts, Berlin/Freiburg

Titel
Susann Unger, Berlin

Bildauswahl
Sylvia Heisler

Bildnachweis Titel: plainpicture/Folio images Corbis: Stephanie Maze (S. 9), Ausloeser/zefa (S. 93); BSIP: Chagnon (S. 49), Mendil (S. 173); epd-bild/Werner Krüger (S. 139); Claudia Thoelen (S. 203), 4. US: gettyimages/Sabine Fritsch.

Illustrationen
Kati Hammling

Layout und Satz
Sylvia Heisler
Oxana Rödel, PTP-Berlin
Protago-TEX-Production GmbH

Litho
tiff.any GmbH, Berlin

Produktion
Vera Göring

Verlagsherstellung
Rita Brosius (Leitung)
Susanne Beeh

Gesamtherstellung
Firmengruppe APPL, aprinta druck, Wemding

Einzelbestellung
Stiftung Warentest
Vertrieb, Postfach 81 06 60; 70523 Stuttgart
Tel. 0 180 5 /00 24 67; Fax 0 180 5 /00 24 68
(jeweils 14 Cent /Minute aus dem Festnetz)
www.test.de

Redaktionsschluss: März 2009